学前教育专业创新型精品教材
“双创”型人才培养优秀教材
21世纪应用型人才培养优秀教材

幼儿卫生与保健

张 丹 管思怡 高静静 主编

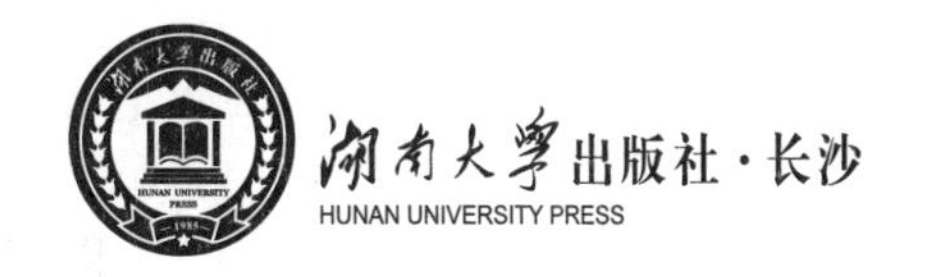

湖南大学出版社·长沙
HUNAN UNIVERSITY PRESS

图书在版编目（CIP）数据

幼儿卫生与保健／张丹，管思怡，高静静主编．—
长沙：湖南大学出版社，2023. 9
学前教育专业创新型精品教材
ISBN 978-7-5667-3083-1

Ⅰ.①幼…　Ⅱ.①张…②管…③高…　Ⅲ.①幼儿—
卫生保健—幼儿师范学校—教材　Ⅳ.①R174

中国国家版本馆 CIP 数据核字（2023）第 118355 号

幼儿卫生与保健
YOUER WEISHENG YU BAOJIAN

主　　编：张　丹　管思怡　高静静
责任编辑：刘雨晴
印　　装：廊坊市国彩印刷有限公司
开　　本：889 mm×1194 mm　1/16　**印　　张**：14　**字　　数**：414 千字
版　　次：2023 年 9 月第 1 版　**印　　次**：2023 年 9 月第 1 次印刷
书　　号：ISBN 978-7-5667-3083-1
定　　价：49. 00 元

出 版 人：李文邦
出版发行：湖南大学出版社
社　　址：湖南・长沙・岳麓山　**邮　　编**：410082
电　　话：0731-88822559（营销部），88821343（编辑室），88821006（出版部）
传　　真：0731-88822264（总编室）
网　　址：http：//www. hnupress. com
电子邮箱：jblbook@ 163. com

前言

本书根据当下时代发展的需要，依据教育部《高等职业学校专业教学标准》《幼儿园保育教育质量评估指南》《幼儿园教师专业标准（试行）》等相关文件要求，并以《幼儿园工作规程》为指导进行编写，注重培养学生扎实的专业知识和技能，同时结合职业学校学生的特点设置课程结构，便于巩固教材内容。

本书共分八个模块，每个模块设置"学习目标""思维导图""案例导入""学习探究""本章小结""课后习题"六大板块。帮助学生尽可能地掌握学前儿童卫生保健的基础知识，理解幼儿保教工作的意义，提高学生在幼儿园一日活动中做好保育工作和运用疾病预防、安全防护与救助的基本方法和技能的能力，保护学前儿童健康发展。

当前幼儿卫生保健课程面临的最大的问题就是局限于理论灌输，而忽略学生的实践能力、思维能力与心理素质的培养，这与学前教育专业培养复合型人才的发展目标不相符，所以在本书的编写过程中加入了课程思政的元素，充分考虑不同学生的认知特点、能力水平及发展需求，力求实现知识传授、价值塑造和能力培养的多元统一，为学生未来更高层次的学习和更加具体的实践打下坚实的基础。

本书有以下特点：

第一，本教材的编写都是参考最新的学前教育专业的相关文件，依据《3～6岁儿童学习与发展指南》，参考《幼儿园教育指导纲要（试行）》，有针对性地增加了适应当下幼儿园教育改革需要的内容，并引入了当下时代精神对学前教育专业所提出的要求。

第二，本教材以学生为主体，根据学习者的特点，按照幼儿生长发育的顺序安排学习内容，结构清晰，案例丰富，课后思考由易到难，便于知识的理解、操作能力的提升。

第三，本教材的编写中融入了课程思政的元素，力求通过有限的课堂时间，实现学生更高层次的发展需求。

由于时间较仓促及编者水平有限，书中难免有不足之处，敬请专家、同行及广大读者在使用的过程中提出宝贵的意见和建议，以便于我们在日后的修订中加以完善。

编　者

编委会

主　编　张　丹　管思怡　高静静

副主编（排名不分先后）

姚师洵　王　莹　李　楠

陈东吉　于　挥　汪窝牛

黎水边　田　梦　陈泊佳

参　编（排名不分先后）

廖潇晗　熊　智　吴秋锋

黄丽丹　谢　筠　麦珮琳

目　录

模块一　幼儿生理解剖特点及卫生保健 001

单元一　认识人体 002
单元二　幼儿运动系统的生理解剖特点和卫生保健 008
单元三　幼儿呼吸系统的生理解剖特点和卫生保健 016
单元四　幼儿消化系统的生理解剖特点和卫生保健 021
单元五　幼儿泌尿系统的生理解剖特点和卫生保健 028
单元六　幼儿内分泌系统的生理解剖特点和卫生保健 032
单元七　幼儿循环系统的生理解剖特点和卫生保健 036
单元八　幼儿神经系统的生理解剖特点和卫生保健 042
单元九　幼儿生殖系统的生理解剖特点和卫生保健 047
单元十　幼儿皮肤的生理解剖特点和卫生保健 050
单元十一　幼儿感觉器官的生理解剖特点和卫生保健 054

模块二　幼儿的生长发育及健康评价 059

单元一　幼儿的生长发育 060
单元二　幼儿生长发育的健康评价 066

模块三　幼儿营养与膳食卫生 074

单元一　幼儿营养的卫生要求 075
单元二　幼儿膳食计划的卫生要求 085
单元三　幼儿膳食管理的卫生要求 090

模块四　幼儿常见疾病及预防 094

单元一　幼儿常见传染病的预防与护理 095
单元二　幼儿常见疾病的预防与护理 111

模块五　幼儿意外事故的预防和急救 119

单元一　幼儿常见的安全事故急救 120
单元二　常用护理技术 126
单元三　幼儿常见安全事故的处理 131
单元四　幼儿常见安全事故的预防 140

模块六　幼儿的心理健康 …… 145

单元一　幼儿心理健康概述 …… 146

单元二　幼儿常见心理问题和心理疾病的表现及矫治 …… 151

模块七　幼儿园的卫生保健制度 …… 159

单元一　幼儿园卫生保健工作的意义和任务 …… 160

单元二　幼儿园一日活动卫生保健 …… 164

单元三　幼儿园常见的各项卫生保健制度 …… 174

模块八　幼儿园的环境卫生 …… 184

单元一　幼儿园环境 …… 185

单元二　幼儿园物质环境的创设 …… 187

单元三　幼儿园精神环境的创设 …… 196

附录：托儿所幼儿园卫生保健工作规范 …… 200

参考文献 …… 218

模块一　幼儿生理解剖特点及卫生保健

学习目标： 了解人体的基本形态、基本结构及人体基本的生理特征

掌握幼儿八大系统及皮肤、感觉器官的生理解剖特点和相应的卫生保健措施

思维导图

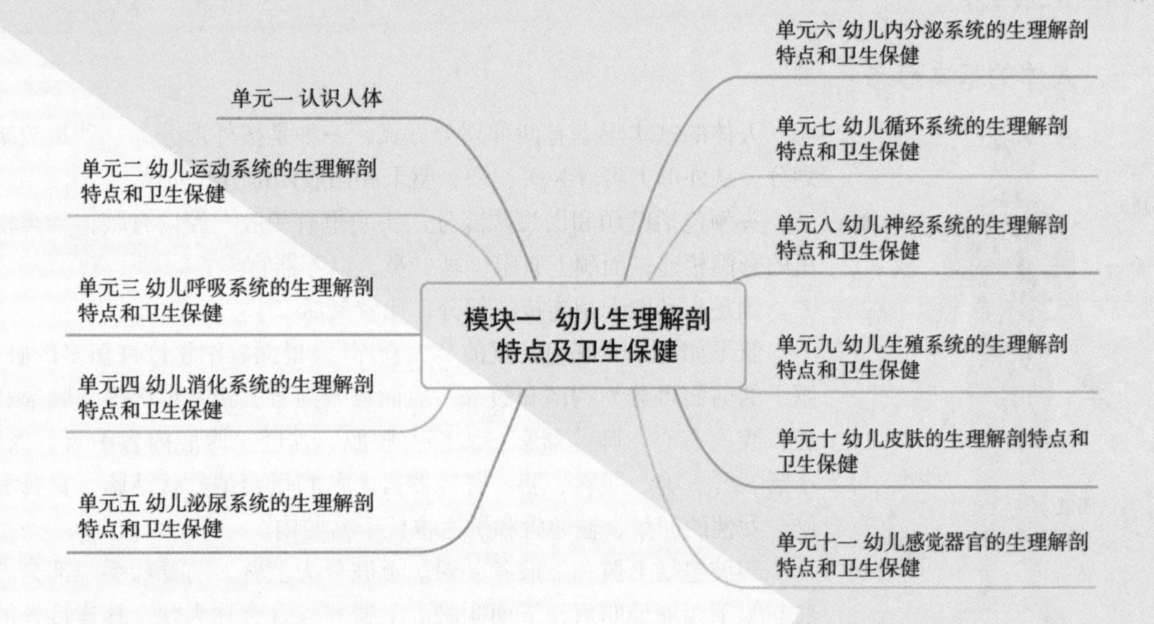

人体从出生到成熟，在生理解剖方面会发生许多明显的变化。新生儿期就已经具有人体的基本结构和生理功能，正如俗话所说："麻雀虽小，五脏俱全。"但幼儿并不是成人的缩小版，他们有其独特的生理特征。本模块主要介绍幼儿的生理解剖特点，阐述符合幼儿身体八大系统和皮肤、感觉器官生长发育规律的卫生保健措施。本模块内容是本教材的重要理论基础。

导学视频

单元一　认识人体

【案例导入】

儿歌《我的身体》中唱道："我的头，我的肩，这是我的胸；我的腰，我的腿，这是我的膝盖。小小手，小小手，小手真可爱，上面还有我的十个手指头。我的头，我的肩，这是我的胸；我的腰，我的腿，这是我的膝盖。小小脚，小小脚，小脚真可爱，上面还有我的十个脚指头。"

幼儿因受认知发展水平的限制，对自己的身体认识不足，需要教师从幼儿身心发展的特点出发，采取幼儿能接受的方式，借助儿歌、幼儿舞蹈、游戏等形式，让幼儿科学认识人体。接下来让我们进入本单元的学习。

一、人体的基本形态

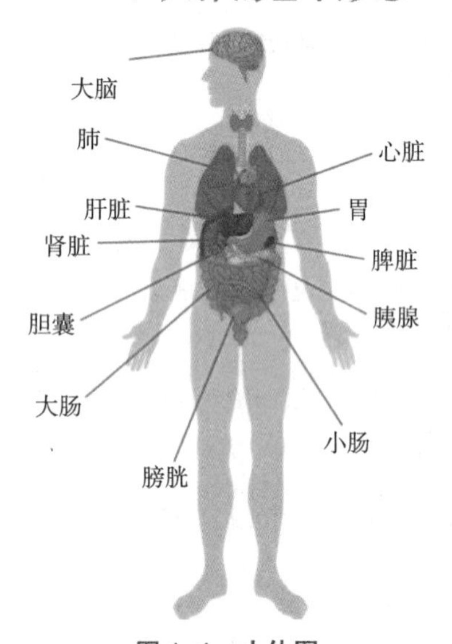

图 1–1　人体图

人体的基本形态有两种划分方式，一种是按外形分，一种是按结构划分。从外形上可分为头、颈、躯干和四肢四部分。

头颅包括脑颅和面颅两部分。头颅里有颅腔，腔内有脑，脑与椎管里的脊髓相连；面颅上有眼、耳、鼻、口等器官。

颈是头和躯干相连接的部分，比较灵活。

躯干如同一个既扁又宽的"大仓库"，里面容纳了许许多多的脏器。躯干的前面可分为胸部和腹部，后面可分为背、腰、臀部等。胸部有胸腔，腔内有心、肺等器官。腹部有腹腔、盆腔。腹腔内容纳胃、大肠、小肠、肝、脾、胆囊、胰、肾等器官。盆腔里容纳乙状结肠、直肠和膀胱。女性的卵巢、输卵管和子宫也位于盆腔内。

四肢包括上肢和下肢各一对。上肢分为上臂、前臂和手三部分。上肢与躯干相连处叫肩，下面叫腋。上臂和前臂合称为臂，其连接处的后部叫肘，前臂和手相连处叫腕。下肢分为大腿、小腿和足三部分。下肢和躯干相连的部分叫腹股沟，大腿和小腿相连的前面叫膝，后面叫腘。小腿和足相连处叫踝。身体背腰部下方，大腿上方隆起的部分叫臀（图 1–1）。

人体结构由表及里可分为皮肤、肌肉和骨骼等。躯干内容纳着许多内脏器官的腔称为体腔（图 1–2）。

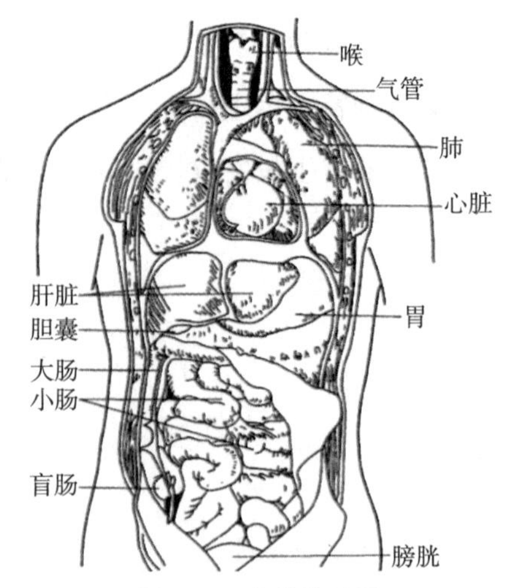

图 1–2　人体体腔图

二、人体的基本结构

人体是由细胞、组织、器官、系统构成的，这四者构成了人体的基本结构。构成人体的基本单位是细胞，其次是组织，然后是器官，最后是系统。

（一）细胞

细胞是人体形态、结构、生理功能与生长发育的基本单位。100

多年前，德国著名的病理学家魏尔肖留下一句名言："人体是细胞的王国。"这个王国的"公民"种类之多和数量之大，是世界上任何一个国家都不能与之相比的。一个人的全身大约有 75 万亿细胞，200 多个"种族"。细胞之所以能够进行一切生命活动，与它的化学成分密切相关。

组成细胞的化学元素共有 60 多种，其中含量较多而生理功能比较明确的约 20 种。氧、碳、氢、氮四种元素在体内含量最高，其中氧占人体总量的 65%，合起来占总量的 96% 左右。还有含量较少的钙、磷、钾、硫、钠、氯、镁等元素，以及铁、锌、氟、锰、铜、碘、钴等十多种微量元素。人体内所有元素都来自自然界，且是生命活动所不可缺少的。它们在细胞和组织内主要以化合物的形式存在。这些化合物可分为有机化合物和无机化合物两大类（图 1–3）。上述化合物构成原生质。原生质是细胞内的生命物质。一个细胞就是一团原生质。这一小团原生质又分化为细胞质和细胞核两部分。细胞表面的原生质形成一个薄膜，称为细胞膜。细胞膜由脂质双分子层构成基架，具有多种功能的蛋白质镶嵌其中（图 1–4）。

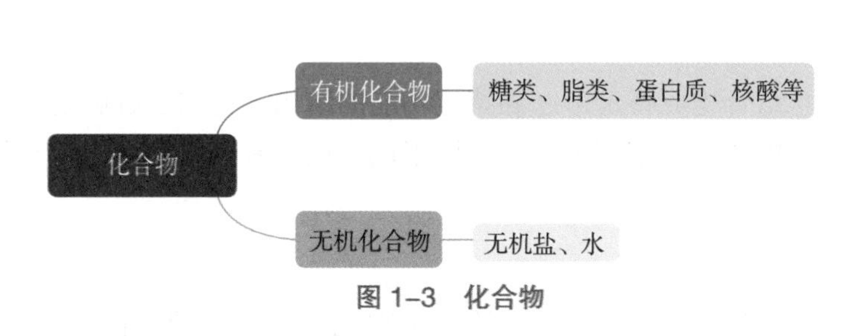

图 1–3　化合物

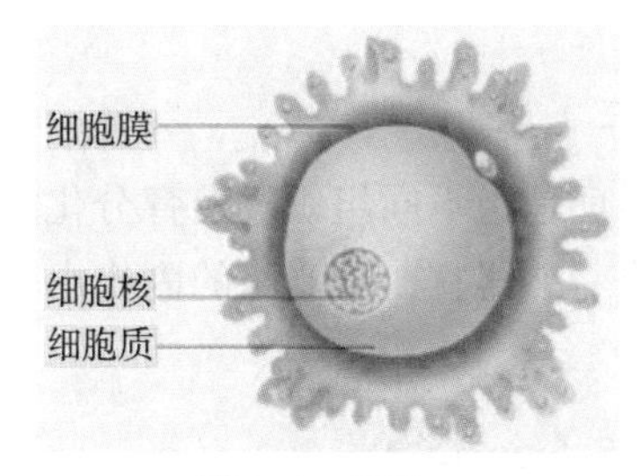

图 1–4　细胞

存在于细胞间的物质称为细胞间质，是细胞与细胞之间的联系物质，也是维持细胞生命活动的内环境。它对细胞起着支持、保护、联结和营养作用，参与构成细胞生存的微环境。

人体细胞的形态因细胞本身的功能、发育阶段和所在环境不同而有所差别，有的呈圆形，如红细胞；有的呈多边形，如上皮细胞。细胞的大小差异也很大，如成熟的卵细胞直径在 100μm 以上，而淋巴细胞直径只有 6μm。

（二）组织

组织是人体内由许多形态和功能相似的细胞和细胞间质组成的结构。人体的组织根据形态功能的不同，可分为上皮组织、结缔组织、肌肉组织和神经组织四大类。

1. 上皮组织

上皮组织覆盖于人体表面和体内各种管腔壁的内表面，由大量密集的细胞和少量的细胞间质组成，如被覆上皮、腺上皮等，具有保护、吸收、分泌和排泄等功能。

2. 结缔组织

由数量较少的细胞和大量的细胞间质组成。它的种类很多，广泛地分布于身体各部，几乎遍布所有器官，具有连接、保护、支持、营养等功能，如脂肪组织、肌腱、软骨组织、骨组织、血液和淋巴等。

3. 肌肉组织

由高度分化的肌细胞和少量的细胞间质构成。肌细胞细长如纤维，又叫肌纤维。肌细胞具有收缩和舒张的功能。肌肉的收缩和舒张可完成各种运动，如肠、血管及肢体运动等。按形态结构和功能的不同，分为平滑肌、骨骼肌和心肌三大类（图 1–5）。

4. 神经组织

由神经元（神经细胞）（图 1–6）、神经胶质和少量细胞间质组成，存在于脑、脊髓和周围神经系统中。神经元是神经组织的主要成分，具有感受刺激、传导神经冲动和整合信息的能力，是神经系统结构与功能的基本单位。神经胶质对神经元起支持、营养、保护和绝缘的作用。神经受刺激后能产生兴奋，并传导兴奋，对人体的各种生理功能具有调节作用。

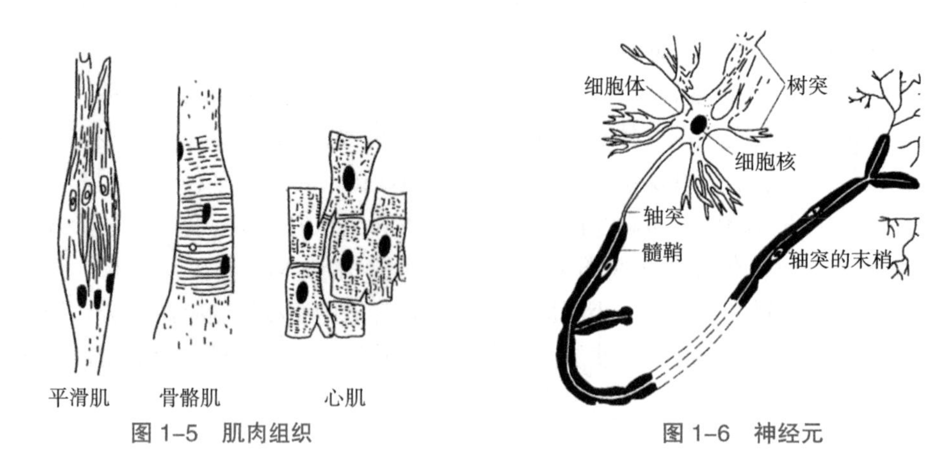

图 1–5 肌肉组织

图 1–6 神经元

（三）器官

器官是指不同组织经发育分化，并相互结合构成特定形态和特定功能的结构。比如心脏就是循环系统中的一个器官，其心腔的内皮由上皮组织构成，心壁则主要由心肌组成，还含有一些结缔组织和神经组织。

（四）系统

人体内，若干功能和结构相近的器官，共同执行某一完整的生理功能而组成系统。例如，口腔、咽、食管、胃、小肠、大肠、肛门、肝、胆、胰等器官，对食物有不同的消化和吸收作用，有的侧重机械破碎，有的侧重化学再分解，有的侧重于营养物质的吸收，它们结合在一起共同完成人体内完整的消化与吸收功能，形成消化系统。

人体全身可分为八大系统：运动系统、呼吸系统、消化系统、泌尿系统、内分泌系统、循环系统、神经系统和生殖系统。

三、人体的基本生理特征

人体具有新陈代谢、兴奋性、生殖等基本生理特征，其中新陈代谢是其他基本特征的基础。

（一）新陈代谢

新陈代谢是人体与外界环境之间的物质和能量的交换，以及人体内物质和能量的转变过程。人体内物质和能量的转变过程，也是人体自我更新的过程。它是生命存在的必要条件，也是各细胞、组织、器官生理活动的基础。

新陈代谢包括同化作用和异化作用（图 1–7）。同化作用是指人体不断从外界环境摄取营养物质，把它转化成机体自身的物质并贮存能量；异化作用是指机体把自身的物质不断进行分解，把分解产生的废物排出体外，并在物质分解时释放能量，供机体生命活动的需要。一般物质分解时释放能量，物质合成时吸收能量。后者所需要的能量正是由前者提供的，所以两者是密不可分的。一般来说，成年人的同

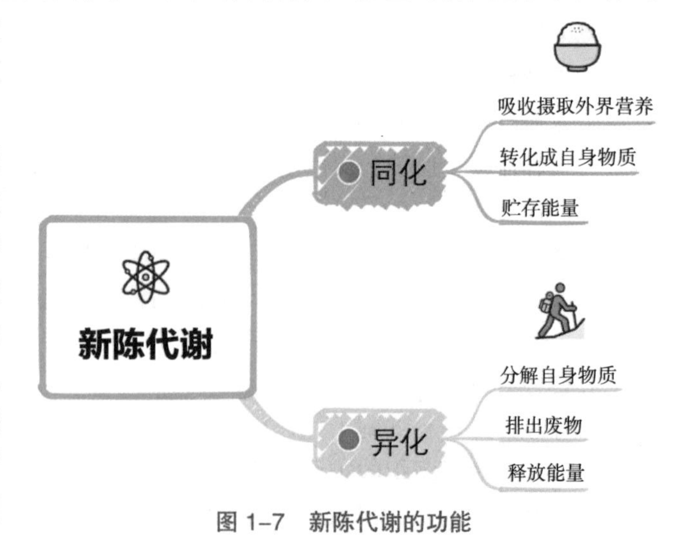

图 1–7 新陈代谢的功能

化作用和异化作用大体上相平衡，幼儿正处于生长发育期，同化作用一般大于异化作用。人体新陈代谢与各系统功能密切联系着，其中任何一种功能发生障碍，都会影响到人体新陈代谢的正常进行，从而引起疾病，甚至导致死亡。

人体内新陈代谢的过程包含许多生物化学反应，这些反应能在体内顺利进行是由于一种叫酶的生物催化剂在起作用。

酶是活细胞产生的具有催化能力的蛋白质，它的化学本质是蛋白质。这种催化能力称为酶的活性。人体内已发现近千种酶。酶的主要特点有如下几种。

1. 具有高度的专一性

一种酶只能催化一种或某一类化学反应，如消化液中的淀粉酶，只能催化淀粉的分解反应，而对其他物质的分解无效。

2. 酶的催化作用与温度和酸碱度有关

大多数酶在正常体温时，催化作用发挥最好，温度低了，化学反应变慢；生病发热体温升高时，化学反应速度加快，组织细胞内的物质消耗量增加，这时如果氧气供应不足，细胞功能就会发生障碍。此外，人体内大多数酶在近乎中性的环境中（pH 为 7）催化作用发挥最好，但也有例外，如消化液中的胃蛋白酶，只有在酸性环境中（pH 为 18）才能发挥良好的催化作用。

3. 酶的催化效率很高

酶的催化效率很高，远远超过一般的非生物催化剂。人体内如果缺乏酶或酶分泌不足时，就会导致代谢紊乱，引起疾病。据统计，人类有 120 多种疾病与先天性代谢缺陷有关，其中不少是酶缺乏症如白化病就是由于缺乏酪氨酸羟化酶所引起的一种先天性疾病。

四、人体的生理功能调节

人体有完整的调节机制。人体的生理功能调节主要包括神经调节、体液调节和自身调节三个方面。神经调节是指通过反射对各器官功能活动的调节，它的特点是：准确、迅速、局限和短暂。体液调节是由体内内分泌腺所分泌的各种激素来完成的。这些激素通过血液循环运送到全身各处，调节人体的新陈代谢、生长、发育、生殖等基本功能。器官、组织、细胞的自身调节是指不依赖于神经或体液调节而产生的适应性调节。例如，肌肉收缩力量在一定范围内与收缩前肌纤维的长度（初长）成比例，初长加大时收缩力量也增大。自身调节的范围较小，也不十分灵敏，但仍有一定的意义。

本章小结

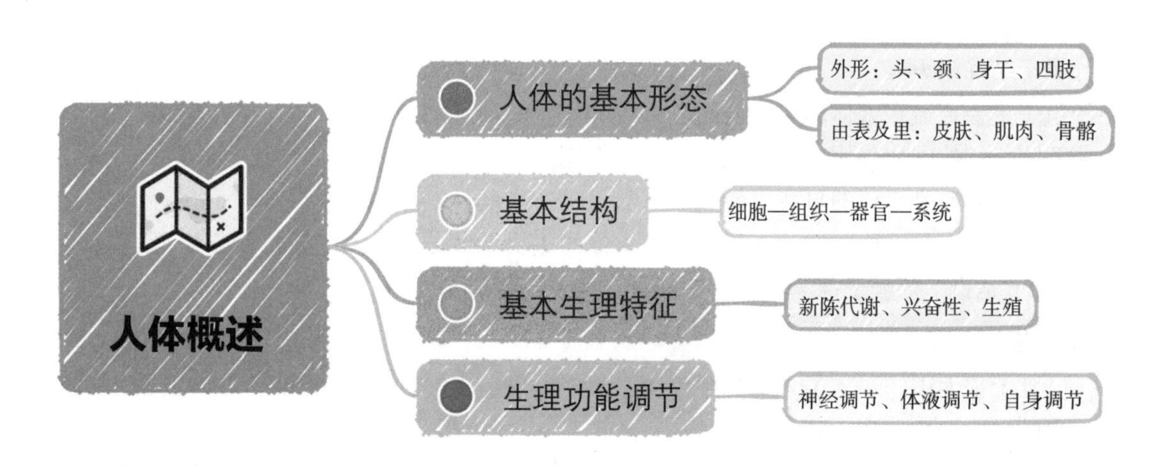

重点 1：四大组织的分布和功能各不相同

组织类型	组成	分布	功能
上皮组织	由大量密集的细胞和少量的细胞间质组成，如被覆上皮、腺上皮等	覆盖于人体表面和体内各种管腔壁的内表面	保护、吸收、分泌和排泄等
结缔组织	由数量较少的细胞和大量的细胞间质组成	它的种类很多，广泛地分布于身体各部，几乎遍布所有器官	连接、保护、支持、营养等功能，如脂肪组织、肌腱、软骨组织、骨组织、血液和淋巴等
肌肉组织	由高度分化的肌细胞和少量的细胞间质构成	存在于人体的心脏（心肌）、胃肠等器官的管壁（平滑肌）、附着于骨骼的肌肉（骨骼肌）	收缩、舒张
神经组织	由神经元（神经细胞）、神经胶质和少量细胞间质组成	存在于脑、脊髓和周围神经系统中	接受刺激、产生兴奋、传导兴奋，调节人体生理功能

重点 2：新陈代谢在人的生长发育阶段、成年阶段、老年阶段的状况不同

生长发育阶段（包括婴幼儿阶段）：同化作用大于异化作用

成年阶段：同化作用和异化作用大体平衡

老年阶段：异化作用大于同化作用

重点 3：人体的生理功能调节的方式、特点不同

调节类型	方式	特点
神经调节（主要）	反射	准确、迅速、局限、短暂
体液调节（主要）	激素	缓慢、广泛、持久
自身调节	适应性调节	范围较小、不灵敏、有意义

课后习题 1-1

一、判断题

1. 人的一生都在生长发育。 (　　)
2. 构成人体的“大厦之砖”是器官。 (　　)
3. 从形态上看，人体是由细胞、组织、器官和系统组成。 (　　)
4. 人体的细胞形态相似，功能也相似。 (　　)
5. 软骨属于结缔组织。 (　　)
6. 神经组织主要覆盖在人体内外的表面。 (　　)
7. 幼儿新陈代谢的同化作用一般来说大于异化作用。 (　　)
8. 新陈代谢的实质是机体的自我更新。 (　　)
9. 神经调节的特点是准确、迅速、短暂，是人体的主要调节方式。 (　　)
10. 自身调节是指不依赖于神经调节或体液调节的适应性调节。 (　　)

二、选择题

1. 人体的基本形态由（　　）几个部分构成。

①颈　②躯干　③头　④四肢

A. ①　　B. ①②　　C. ①②③　　D. ①②③④

2. 人体最重要的生理特征是（　　）。

A. 新陈代谢　　B. 兴奋性　　C. 应激性　　D. 适应性

3. 构成人体的基本单位是（　　）。

A. 细胞　　B. 组织　　C. 器官　　D. 系统

4. 下列说法正确的是（　　）。

A. 新陈代谢是人体内物质和能量交换的过程

B. 神经调节是人体的主要调节方式

C. 人体的生理特征和生理功能调节相同

D. 体液调节主要调节人体的新陈代谢功能

5.（　　）覆盖于人体表面和体内各种管腔壁的内表面，由大量密集的细胞和少量的细胞间质组成。

A. 结缔组织　　B. 肌肉组织　　C. 上皮组织　　D. 神经组织

三、案例分析

幼儿园王老师对“认识身体”这个教育活动十分反感，她说：“小朋友们长大了自然就认识了，为什么还要我们来教呢？而且也没什么用啊。”李老师说：“作为幼儿教师，了解幼儿的身体构造是必要的。因为我们要对幼儿进行科学保育，除此之外，我们还要让幼儿了解自己的身体构造，才能促进他们更好地成长。”

请问：你认为谁的观点是正确的？请说明原因。

单元二 幼儿运动系统的生理解剖特点和卫生保健

导学视频

【案例导入】

冬季，室外温度低，寒风阵阵，可阳光幼儿园还是每天组织幼儿进行户外活动。佳佳是某校学前教育专业的学生，正在该园的大中小班进行轮岗实习，她心疼小朋友，于是向实习指导老师提议说："天气那么冷，不要让小朋友出去了，在室内做做小游戏不就好了吗？"

陈老师却微笑着否认了佳佳的提议，并说："幼儿的运动系统和我们不一样，一定要积极锻炼，促进其发展。而室外活动对于促进运动系统及各系统的生长发育有着不可取代的作用。"

佳佳不免疑惑：幼儿园孩子的运动系统和我们有哪些不一样的地方？我们应该怎么保护他们的运动系统呢？

一、幼儿运动系统的特点

运动能促进机体的新陈代谢，保持人体健康。在神经系统的支配下，人体能够维持一定的姿势和进行各种运动，是由运动系统完成的。在运动中，人的动作以骨为杠杆，以关节为支点，骨由骨连结连接起来构成骨骼，骨骼肌附于骨面，通过肌肉收缩舒张，牵动骨骼产生运动。

运动系统由骨、骨连结和骨骼肌三部分构成。它们占人体体重的大部分，并构成人体的轮廓，起到支撑身体、执行动作、保护内脏、维持人体形态等作用。

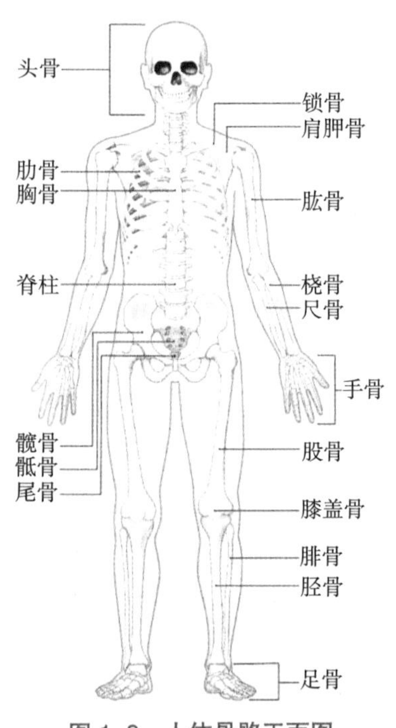

图 1-8 人体骨骼正面图

（一）骨

骨的形态 骨是人体中坚硬的组织形态。从骨的形态来看，分为长骨、短骨、扁骨和不规则骨四种。组成人体的骨骼共有 206 块，骨的形态各异（图 1-8）。

骨的构成 骨的基本构造包括骨膜、骨质和骨髓三部分，此外还有血管、淋巴管和神经（图 1-9）。

骨膜：一层结缔组织，有营养骨的作用，骨膜内的成骨细胞对骨的生长有重要作用。

骨质：包括骨松质和骨密质。其中，骨松质结构疏松，呈海绵状，一般在骨的内层和两端；骨密质结构致密、坚硬，耐压性强，分布在骨的外围和长骨的骨干部分。

骨髓：填充在骨髓腔和骨松质的空隙里，主要作用是造血，是人体的"造血工厂"。

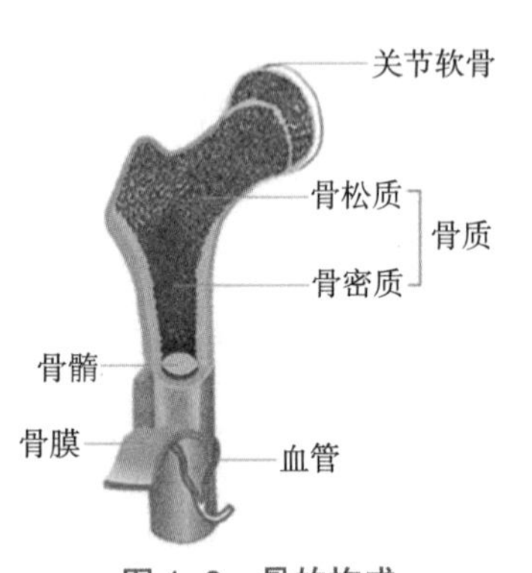

图 1-9 骨的构成

骨的成分 骨组织主要由有机物和无机物构成。有机物（主要是蛋白质）赋予骨弹性和韧性，无机物（主要是钙、盐）赋予骨硬度和脆度。

幼儿骨的特点：柔软的骨

1. 幼儿骨骼生长迅速，造血功能强

幼儿骨膜比较厚，血管丰富，骨膜内的成骨细胞会影响骨的生长及再生。幼儿新陈代谢旺盛，骨愈合能力较强。一般成人骨折后愈合需要 2 ~ 3 个月，幼儿则只要 1 ~ 2 个月就能痊愈。

幼儿的骨髓全是红色的，称红骨髓。红骨髓含有大量不同发育阶段的红细胞和白细胞。一般在 5 岁以前，人体的骨髓全是红骨髓，有造血功能；5 ~ 7 岁时，红骨髓内逐渐产生脂肪；成年后，除了长骨两端、短骨和扁骨的骨松质内的红骨髓终生保持造血功能外，其他骨髓腔里的骨髓均被脂肪组织替代，变成黄色，失去造血功能，只有当人体大量失血或患败血症时，黄骨髓才能恢复造血功能。

2. 幼儿骨骼弹性大，硬度小

相比成人骨，幼儿骨中有机物含量相对较多，无机物较少。因此，幼儿的骨较成人柔软，易弯曲，也易发生变形。但同时他们的骨韧性较大，不易发生骨折。一旦发生骨折，通常犹如植物的青嫩枝条，折而不断，因此被称为青枝骨折（图 1–10）。青枝骨折愈合不当，则易出现骨畸形。随着幼儿年龄的增长，骨内的无机物逐渐增加，骨的硬度也随之增强。

骨的生长需要大量的钙质，维生素 D 能促进人体对钙的吸收。幼儿时期缺乏钙质或维生素 D 会引起骨变形、佝偻病等，如胸廓会因缺钙造成鸡胸，影响心和肺的功能和发育；如果学会走路的幼儿缺钙，柔软的腿骨受到体重作用后会发生变形，从而造成 O 形腿或 X 形腿（图 1–11）。

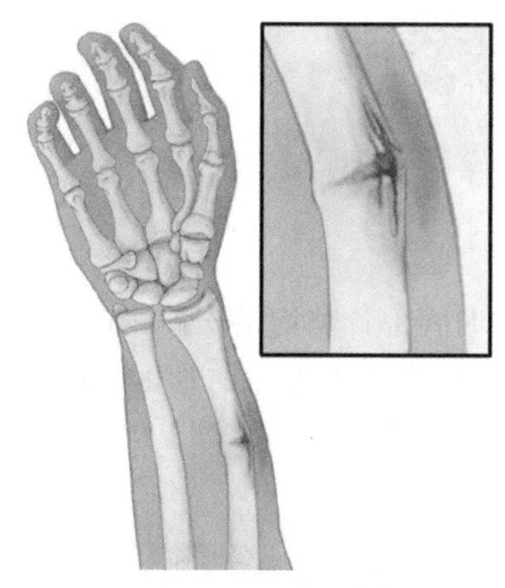

图 1–10　青枝骨折

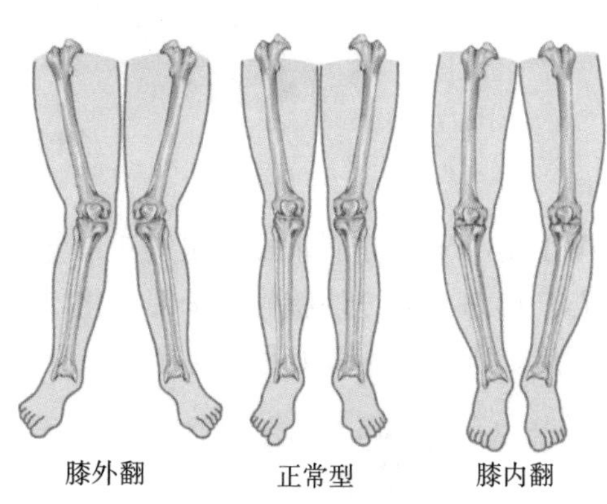

图 1–11　腿形

3. 幼儿软骨尚未完全骨化

出生后，人体内部分软骨将骨化为硬质骨。幼儿机体各部分骨组织也与成人不同，软骨骨化的发生部位主要位于腕部、脊柱、骨盆等。整个骨化过程直到 20 ~ 25 岁才能完成。骨的生长虽由遗传决定，但也易受到体内、体外环境的影响，如生长激素、维生素、运动和阳光均能改变骨组织的生长。

骨骼年龄能客观、精确地反映从出生到成熟过程中各阶段的发育水平，是预测儿童、少年的成年身高等的重要指标。

知识拓展：你知道吗？幼儿骨骼数量比成人多

一般情况下，幼儿有 217 ~ 218 块骨头，具体内容如下：

人体骨头组成通常分为头颅、躯干骨、上肢骨、下肢骨四部分，正常成年人的骨骼共有 206 块，而幼儿的骨头一般比成年人多 11 ~ 12 块，所以是 217 ~ 218 块骨头。幼儿的骨头比成年人多，主要是因为幼儿的身体还处于生长发育阶段，幼儿的骶骨和尾骨通常都有 4～5 块，随着幼儿身体发育，会逐渐分别合并，并且幼儿还有 2 块髂骨、2 块坐骨、2 块耻骨，这些骨头在幼儿成年后也会合并成 2 块髋骨，因此幼儿通常会有 217～218 块骨头。

婴幼儿几种重要的骨

（1）颅骨

新生儿的颅骨骨化尚未完成，头部的骨之间有很大缝隙。在颅顶前方和后方有两处仅有一层结缔组织膜覆盖，分别称前囟和后囟（图 1–12）。新生儿出生时，前囟门约 1.5 ~ 2cm，在颅顶中央，6 个月后逐渐骨化而变小，至 1 ~ 1.5 岁闭合；3 个月左右，后囟闭合。颅骨中的面骨、鼻骨及下颌骨的发育迟于头颅，以增长为主，至 1 ~ 2 岁后，面骨变长，下颌骨向前凸出，使面型与婴儿时有所不同。

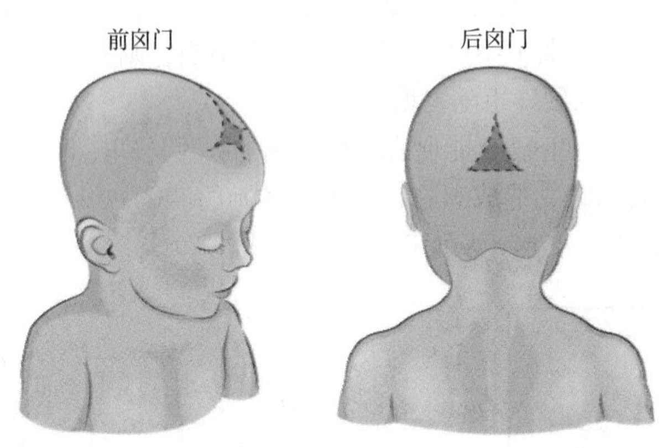

图 1–12　囟门

（2）腕骨

腕骨（图 1–13）是判定骨骼成熟最理想的部位。新生儿出生时腕部骨骼均是软骨，6 个月左右逐渐出现骨化中心，10 岁左右 8 块腕骨才全部钙化。由于婴幼儿的腕骨、指骨和掌骨的骨化没有完成，导致腕部的力量不足。所以，婴幼儿手腕负重能力差，不要让婴幼儿提拎重物。

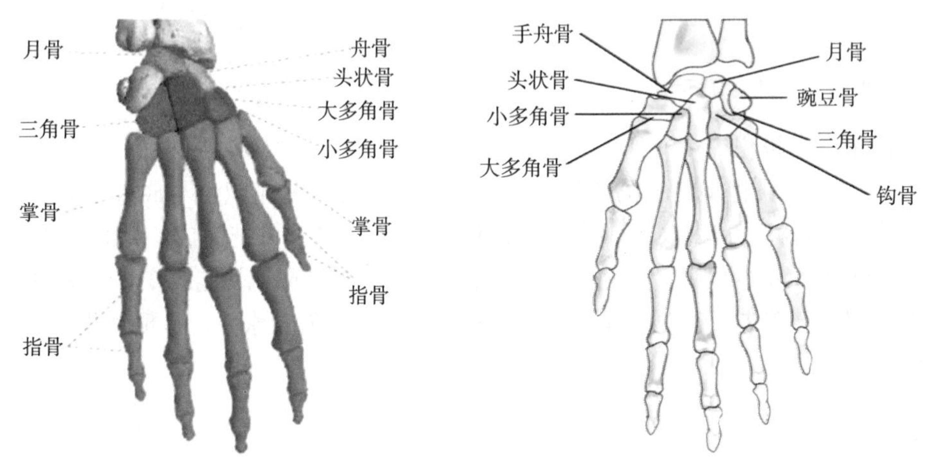

图 1–13　腕骨

（3）骨盆

骨盆由髋骨、骶骨、尾骨组成。其中，幼儿的髋骨是由髂骨、耻骨、坐骨依靠软骨相连而成，还没有形成一个整体，骨盆也尚未定型，一般到 20 ~ 25 岁完全骨化成完整的一块。如果幼儿从高处往硬地上跳，未完全骨化的髋骨遭受冲击，易发生错位。人体骨盆受到损伤后会影响到膀胱和生殖系统的正常功能和生长发育。

（4）脊柱

人体脊柱有四个生理弯曲（图 1-14），到 1 岁左右全部出现。四个生理弯曲分别是颈曲、胸曲、腰曲、骶曲，这些生理弯曲与人类直立行走有关，可以起到缓冲震荡和平衡身体的作用。幼儿脊柱软骨部分较多，弯曲不固定，几乎是直的。骶曲在胎儿期便开始形成；2 ~ 3 个月婴幼儿开始抬头，出现颈曲；6 ~ 7 个月婴幼儿会坐，出现胸曲；10 ~ 12 个月婴幼儿开始站立行走，出现腰曲。随着婴幼儿的生长发育，从抬头、坐立到行走时才初步形成脊柱的四个生理弯曲，并逐渐被固定，到 20 ~ 21 岁或更晚，脊柱才最后定型。幼儿时期的不良姿势易导致脊柱畸形，要注意积极预防。

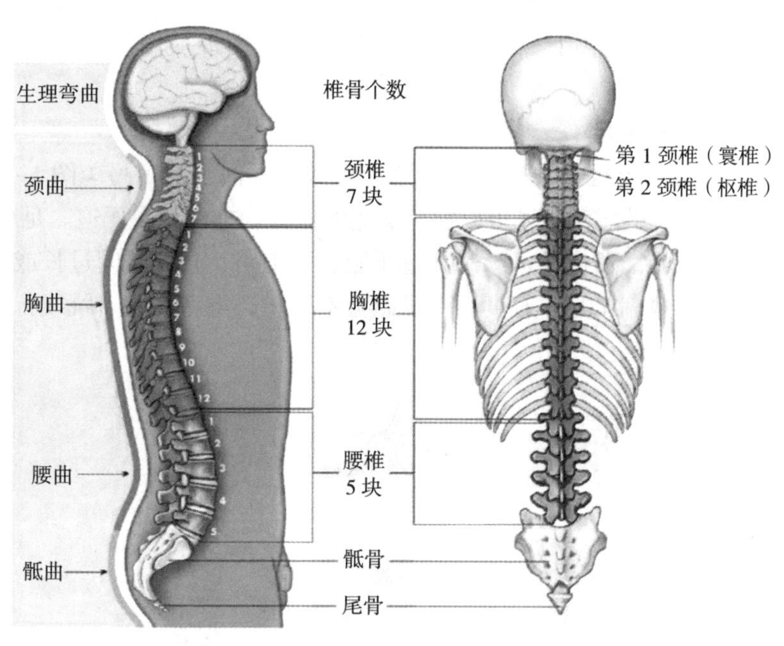

图 1-14　脊柱

（二）骨连结

骨与骨之间的连结叫骨连结（图 1-15）。骨连结分为直接连结和间接连结两种。

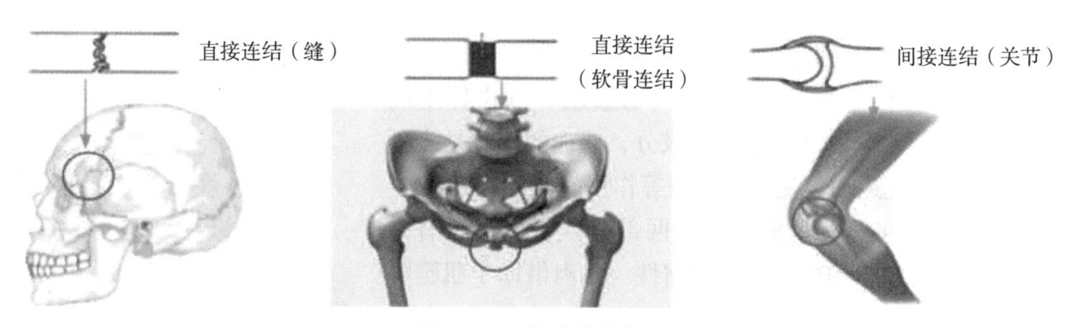

图 1-15　骨连结的类型

直接连结　主要借助致密结缔组织或软骨直接连结，有的不能活动，有的稍微能活动。如颅骨，骨与骨之间有骨缝，随年龄增长，骨缝逐渐骨化。

间接连结　又称关节，是骨连结的主要形式，如四肢骨之间及躯干骨之间的连结。关节由关节面、关节囊和关节腔组成。关节包括上肢关节（肩关节、肘关节、腕关节）和下肢关节（髋关节、膝关节、踝关节）。

关节面：即一凸一凹的两个相互适应的接触面，包括关节头和关节窝，表面都有软骨，可减少运动时的摩擦和震动。

关节囊：由坚韧的结缔组织构成，包围着关节面，起着保护关节的作用。

关节腔：是关节面与关节囊之间的间隙，关节腔内充满了关节囊内层分泌的滑液，可减少关节面之间的摩擦。

幼儿关节的特点：灵活的关节

1. 关节窝浅，牢固性差，易脱臼

幼儿的关节窝较浅，关节附近的韧带较松，肌肉纤维比较细长，所以关节和韧带的伸展性和活动范围比成人大，尤其是肩关节、脊柱和髋关节的灵活性和柔韧性明显地超过成人，但关节的牢固性较差，在外力作用下容易发生脱臼，并常伴有关节囊撕裂、韧带损伤，出现肿胀、疼痛，失去运动功能。

2. 足弓未完全发育，易扁平足

人的脚部关节多，足骨借坚强的韧带连结起来，形成突面向上的足弓（图 1–16）。足弓具有弹性，可以缓冲行走时对身体所产生的震荡，还可以保护足底的血管和神经免受压迫。足弓的形成一般在 4 ~ 6 岁，幼儿足弓周围的韧带较松、肌肉柔嫩，幼儿过于肥胖，走路、直立时间过长或负重过度，会导致足弓拱形减弱，足弓塌陷，形成扁平足。轻度扁平足感觉不明显，重者在跑、跳或行走时会出现足底麻木或疼痛。

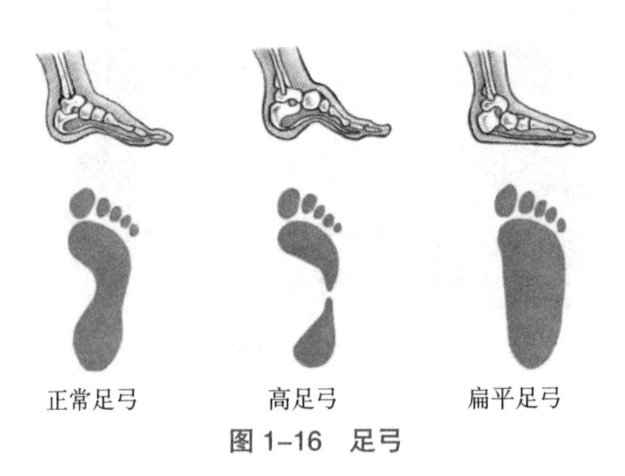

图 1–16　足弓

（三）骨骼肌

骨骼肌是运动的动力部分，在神经系统的支配下，能随着人的意志而收缩。人体全身的骨骼肌有 600 多块，约占体重的 40%。肌肉中 75% 是水分，25% 是固体成分，肌肉的形状是多种多样的，它在人体中起运动、支持、保护等作用。

肌肉（图 1–17）可分为肌腹、肌腱两部分。肌腹柔软有弹性，肌腱由致密结缔组织构成，没有收缩性。肌肉借助于肌腱附着在骨骼上，收缩时产生关节运动。

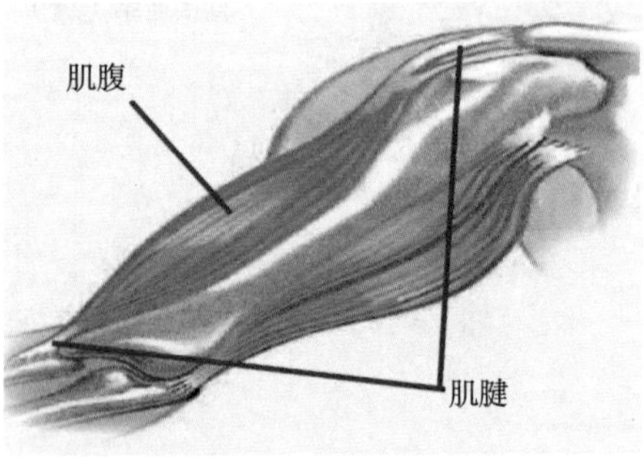

肌腹
肌腱

图 1–17　肌肉

幼儿骨骼肌的特点：易疲劳的骨骼肌

1. 易疲劳，但恢复快

幼儿肌肉嫩、柔软，肌纤维较细，肌腱宽而短。幼儿肌肉中水分多，含蛋白质、脂肪和无机盐较少。肌肉收缩力差，力量和耐力不足，容易疲劳或受损伤。但因为幼儿新陈代谢比较旺盛，氧气供应充足，疲劳的恢复比成人快。

2. 大肌肉发育早，小肌肉发育晚

中枢神经关系着幼儿的各器官发育。由于幼儿的神经系统发育不够完善，对骨骼肌的调节功能不强，所以肌肉的力量和协调性较差，大小肌肉群发育不同速。其中，控制大肌肉群的神经中枢发育早，它控制着大腿、手臂等肌肉活动。幼儿1岁左右学会走路，3岁左右四肢活动已较协调，奔跑、跳跃基本不费力。而小肌肉群如手指、腕部肌肉的发育相对较晚，3～4岁时幼儿握笔仍有一定困难，到5岁后小肌肉群开始发育完善，所以中大班的幼儿能较好地完成框内涂色的任务了。

二、幼儿运动系统的卫生保健

（一）培养正确的坐、立、行姿势

正确坐姿：整个身体的姿势保持自然状态，上身正直，两肩一样高，不驼背、不耸肩，胸部不要靠在桌子上，胸部脊柱不要向前弯，脚自然地放在地面上，小腿与大腿成直角。

正确站姿：头端平，两肩平，挺胸收腹，肌肉放松，双手自然下垂，两脚站直，两足并行，前面略分开。幼儿应做到十个字：头正、身直、胸舒、臂开、足安。

正确行姿：走路时，抬头挺胸，双眼平视前方，不弯腰驼背，不乱晃身子。

（二）合理地组织体育锻炼和户外活动

合理的体育锻炼和户外活动可以促进全身的新陈代谢，加速血液循环，使肌肉更健壮有力，刺激骨的生长，使身体长高，并促进骨中无机盐的积淀，使骨更坚硬。《幼儿园教育指导纲要》指出：幼儿园必须把保护幼儿的生命和促进幼儿的健康放在工作的首位。开展丰富多彩的户外游戏和体育活动，培养幼儿参加体育活动的兴趣和习惯，增强体质，提高对环境的适应能力。户外活动时，幼儿在室外接受适宜的日光照射，可以使人体生成维生素D，促进钙、磷的吸收，每日幼儿的户外活动时间不少于两小时。运动时，人体需要消耗大量的氧气，良好天气状况下的户外活动能保证幼儿呼吸到新鲜的空气。

活动的开展要根据幼儿的年龄特点，选择适合的运动方式及运动量，使幼儿全身得到锻炼，不宜开展拔河、长跑、踢球等剧烈运动，也不宜让幼儿长时间站立。

（三）保证充足的营养和睡眠

运动系统的生长发育需要充足的营养。其中，骨的生长需要大量的钙质、维生素、蛋白质等；肌肉需要补充蛋白质、热量、无机盐等；韧带则需要蛋白质、维生素等营养素。缺钙幼儿会出现骨骼变形、烦躁不安、多汗、肌肉松软无力、抽筋等症状。幼儿缺乏蛋白质会有肌肉乏力、骨质疏松等问题。幼儿在夜间入睡后，生长激素才大量分泌，睡眠时间不够、睡眠不安会影响幼儿的身高。因此，均衡合理的营养和充足的睡眠才能保证幼儿身体各部分良好的生长发育。

（四）衣服和鞋子应宽松适度

婴幼儿不宜穿过于紧身的衣服，以免影响血液循环。衣服应宽松适度，如过于肥大，则影响运动，易造成意外伤害。幼儿鞋的大小要合脚，鞋头应宽松些，鞋腰要稍硬，鞋底要有一定高度（1～1.5cm）。幼儿的鞋过小则会影响足弓的正常发育。幼儿也不宜穿高跟鞋。幼儿走路时不可过度负重，站立和行走时间不宜过长，以防形成扁平足。

（五）注意安全，预防意外事故的发生

在组织活动时，要做好运动前的各项准备工作，避免用力过猛牵拉幼儿手臂，导致脱臼和肌肉损伤。女孩不宜从高处向硬的地面上跳，以免髂骨、耻骨和坐骨发生觉察不到的移位，影响骨盆发育和成年后的生育功能。还要注意幼儿不宜拎过重的东西，手做精细动作的时间宜短。

本章小结

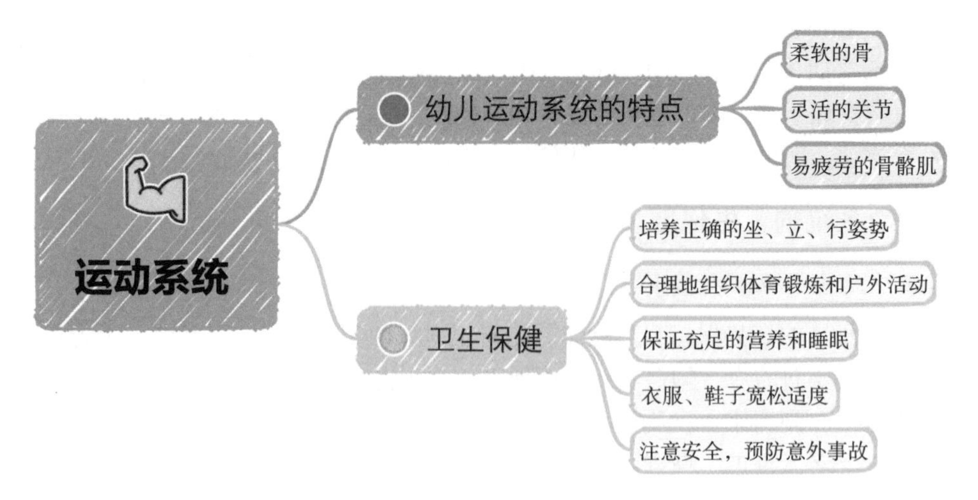

重点 1：骨膜对骨的生长和再生起重要作用

幼儿的骨膜较厚，血管丰富，对骨的生长及再生起重要作用。

重点 2：直接连结和间接连结不同

骨连结	方式	举例
直接连结	缝、软骨	头盖骨、髋骨等
间接连结（主要方式）	关节	上肢、下肢等

重点 3：幼儿骨骼肌力量小、易疲劳，但易恢复的原因

幼儿肌肉中含水分较多，含蛋白质、脂肪和无机盐较少，收缩力差，力量和耐力不足，容易疲劳。但由于新陈代谢比较旺盛，氧气供应充足，所以恢复快。

课后习题 1-2

一、判断题

1. 骨质对骨的再生起到重要作用。（　　）
2. 新生儿的腕骨都是软骨。（　　）
3. 幼儿骨受伤时，愈合速度比成人慢。（　　）
4. 头盖骨属于间接连结。（　　）
5. 家长为了节约资源，有利于幼儿的足弓发育，可以给幼儿穿大几码的鞋子。（　　）
6. 幼儿关节窝比较深，关节附近的韧带较松，关节柔韧性好，牢固性差，在外力作用下容易发生脱臼。（　　）
7. 拔河是一项适合幼儿的运动。（　　）
8. 幼儿骨骼内的无机盐含量比成人多，有机物含量也比成人多，所以骨骼硬度强。（　　）
9. 幼儿全身肌肉 600 多块，约占体重的 40%。（　　）
10. 幼儿肌肉中含水分多，新陈代谢较快，疲劳后能快速恢复。（　　）

二、选择题

1. 幼儿在（　　）前，不能手提重物。

A. 6 岁　　B. 8 岁

C. 10 岁　　D. 12 岁

2. 脊柱在（　　）或更晚，才会定型。

A. 17 ~ 18 岁　　B. 19 ~ 20 岁

C. 20 ~ 21 岁　　D. 21 ~ 25 岁

3. 运动系统是由（　　）构成的。

A. 骨、骨连结、骨骼肌　　B. 骨、骨连结、关节

C. 骨、骨髓、骨骼肌　　D. 骨、关节、肌肉

4. 幼儿每日的户外活动时间不少于（　　）。

A. 1 小时　　B. 2 小时

C. 3 小时　　D. 4 小时

5. 下列说法错误的是（　　）。

A. 幼儿骨骼弹性大、硬度小

B. 幼儿骨受压后易弯曲变形

C. 生理弯曲有平衡身体、加强脊柱弹性、缓冲震荡的作用

D. 新生儿的脊柱一出生就是弯曲

三、案例分析

苗苗幼儿园打算在秋季组织开展一次拔河比赛，主要原因是教师认为拔河特别能够体现团结精神，而且整个活动几分钟就完成了，比较简单。

请问：作为未来的幼儿教师，你觉得该园的教师想法正确吗？请说明原因。

单元三　幼儿呼吸系统的生理解剖特点和卫生保健

导学视频

【案例导入】

冬天快到了，王老师发现幼儿园里患感冒的小朋友多了起来，有的竟然发展成了鼻炎、结膜炎，甚至是中耳炎。王老师觉得很奇怪，为什么气温的变化会引起幼儿这么严重的后果。

一、幼儿呼吸系统的特点

人体在新陈代谢过程中，要不断地消耗氧气并产生二氧化碳。机体吸入氧气和呼出二氧化碳的过程称为呼吸。呼吸是通过呼吸系统的活动来实现的。

呼吸系统（图 1–18）是由呼吸道和肺组成。鼻、咽、喉统称为上呼吸道，气管、支气管称为下呼吸道，肺是气体交换的主要场所。

胸腔有节律地扩大和缩小称为呼吸运动。这是呼吸肌在神经系统支配下，进行有节律的收缩和舒张造成的。外界气体和肺泡内气体的交换是通过呼吸运动实现的。呼吸运动包括吸气和呼气两个过程。

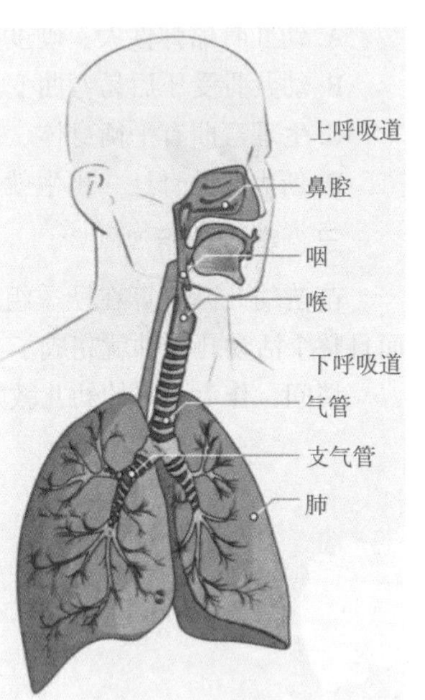

图 1–18　呼吸系统

（一）鼻

鼻是呼吸道的起始部分，是保护肺的第一道防线，也是嗅觉器官。鼻腔内有鼻毛和黏膜，黏膜能分泌黏液，鼻毛和黏液能阻挡、吸附灰尘和细菌，对吸入的空气有湿润和加温的作用。

幼儿鼻的特点：

（1）新生儿无下鼻道。幼儿面部发育不完全，鼻腔相对狭小，鼻中隔前下部毛细血管丰富。

（2）幼儿鼻黏膜柔嫩，还未长鼻毛，不能阻挡微生物和灰尘，易患上呼吸道感染。感染时易引起鼻黏膜充血、肿胀，造成呼吸困难，引起鼻炎或鼻窦炎。

（3）婴幼儿鼻泪管较短，呼吸道感染时，病菌易上行侵入结膜，引起结膜炎症。

（二）咽

咽是呼吸道和消化道的共同通道，与鼻腔、口腔、喉腔相通。鼻咽部后壁两侧上方，有一对咽鼓管开口，通过咽鼓管与中耳鼓室相通。

幼儿咽的特点：

（1）幼儿咽部相对狭小及垂直，咽鼓管较短且呈水平位，故易患中耳炎。中耳炎不能等待自行痊愈，需要及时治疗。

（2）幼儿咽部淋巴组织丰富，易患扁桃体炎。

（三）喉

喉是呼吸道最狭窄的部分，上通咽，下接气管，是呼吸与发音的重要器官。

振动喉部的声带可发出声音。喉腔的前上部有一块叶状的会厌软骨，吞咽时，喉上升，会厌软骨就会遮住喉的入口，防止食物进入气管。喉腔侧壁左右各有一条声带，两条声带之间的空隙叫声门裂，说话时声带拉紧，声门裂缩小，呼出的气流冲击声带，引起声带振动而发出声音。

幼儿喉的特点：

（1）幼儿喉腔狭窄，软骨柔软，黏膜嫩，声门短而窄，声带短而薄，因此声调较成人高。

（2）幼儿声带不够坚韧，声门肌肉易疲劳，若长时间发音、发音不得法、哭闹吼叫等，会使声带增厚、嘶哑。

（3）幼儿喉部会厌软骨发育不完全，在吃饭时说笑或哭泣，食物易呛入气管，危及生命。

知识拓展：海姆利克急救法

如果幼儿发生气管异物，可用海姆利克急救法来紧急处理。

可以将儿童处于倒立位，即头在下脚在上，将儿童在拎起来后，用手拍后背，以促进异物排出。对于小年龄儿童，可以用左手将头面部固定住后，拍胸腹部、后背，也可以促进异物排出。对于大年龄儿童，可以将其整个人呈仰卧位后，用手指按压其上腹部，使上腹部的横膈抬高，通过气流冲击将气道里的异物排除，可以反复进行2～3次，通常器官异物可以排出。

如果经过海姆立克法，气管异物还是没有排出，则需要赶快拨打120，寻求专业医生的帮助，必要时还可以通过支气管镜，将气管里中异物取出。儿童气道异物的急救，需要强调的就是时间，因为人脑缺氧只能维持5分钟，超过5分钟大脑功能可能丧失，家长需要赶快进行救治工作。

操作海姆利克急救法时，要保证操作规范、准确，避免在施救过程中导致儿童肋骨骨折、膈肌损伤，甚至导致心包损伤等。儿童将气管内的异物咳出后，要及时将其送到医院进行检查，完善包括胸部X线在内的相关检查，以免有少量的异物滞留于气管内，导致气管炎症的发生。

（四）气管与支气管

气管上接喉的下方，下端在胸腔内分为左、右支气管。气管和支气管管壁覆盖着有纤毛的黏膜，能分泌黏液，粘住空气里的灰尘和细菌。纤毛不断地向喉部摆动，把粘有灰尘和细胞的黏液推向喉头，最后咳出来的便称为痰。近年来还证明黏膜所分泌的黏液具有抑菌和抗病毒的作用，是机体防御系统的组成部分。

幼儿气管、支气管的特点：

（1）幼儿的气管与支气管管腔狭窄，管壁柔软，肌肉发育不完善，缺乏弹性组织。

（2）黏膜柔嫩，纤毛运动差，黏液分泌少，不易清除外来微生物，易发生感染，同时因气管管腔较小，炎症后易引发水肿、充血而导致阻塞，引起呼吸困难。

（3）幼儿气管位置较成人高，右侧支气管较直，支气管异物以右下肺为多见。

（五）肺

肺（图1–19）位于胸腔内，是呼吸系统的主要器官，是气体交换的场所。肺有分叶，左二右三，共五叶。左右支气管分别进入左右两肺，在肺内形成树枝状分支，愈分愈细，最后形成肺泡管，附有很多肺泡。外界气体和肺泡内的气体交换是通过呼吸运动实现的。呼吸运动包括呼气和吸气两个过程。

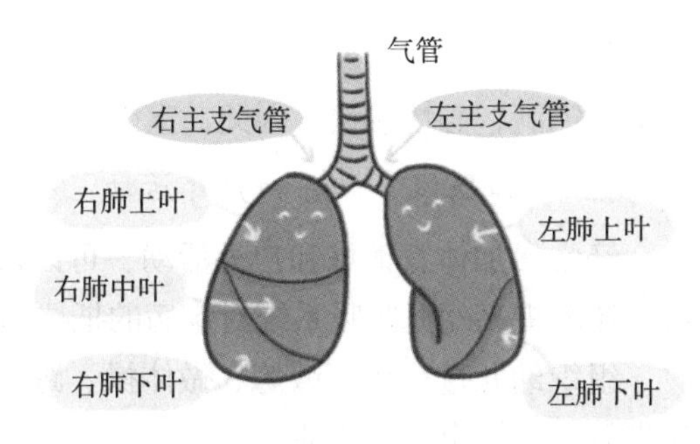

图1–19　肺

幼儿肺的特点：

幼儿肺组织发育尚未完善，肺泡数量少，弹力组织发育较差，气体交换面积不足，但间质发育良好，血管组织丰富，毛细血管与淋巴细胞间隙较成人宽，因此幼儿肺含气量少而含血量多，容易感染，感染时容易导致黏液堵塞，并易引起呼吸困难等。幼儿肺部发炎时，炎症蔓延，易引起间质性炎症、肺不张及坠积性肺炎。

幼儿呼吸运动的特点：

（1）幼儿呼吸浅、频率快。幼儿新陈代谢旺盛，在新陈代谢的过程中，以腹式呼吸为主，幼儿年龄越小，呼吸频率越快。

（2）幼儿呼吸不均匀。幼儿的呼吸中枢发育不完善，因此呼吸的调节功能较差，易出现呼吸节律不齐或间歇性呼吸乃至呼吸暂停等症状。呼吸频率（表1–1）随年龄和性别而异，一般女性比男性多1～2次。

表1–1　各年龄段呼吸频率

年龄	新生儿	1～3岁	3～7岁	7～14岁	成人
呼吸频率（次/分）	40～44	24～30	22～25次	20左右	16～18

知识拓展：你知道什么是腹式呼吸法吗？

腹式呼吸法（图1–20）可分为顺呼吸和逆呼吸两种，顺呼吸即吸气时轻轻扩张腹肌，在感觉舒服的前提下，尽量吸得越深越好，呼气时再将肌肉收缩。逆呼吸与顺呼吸相反，即吸气时轻轻收缩腹肌，呼气时再将它放松。

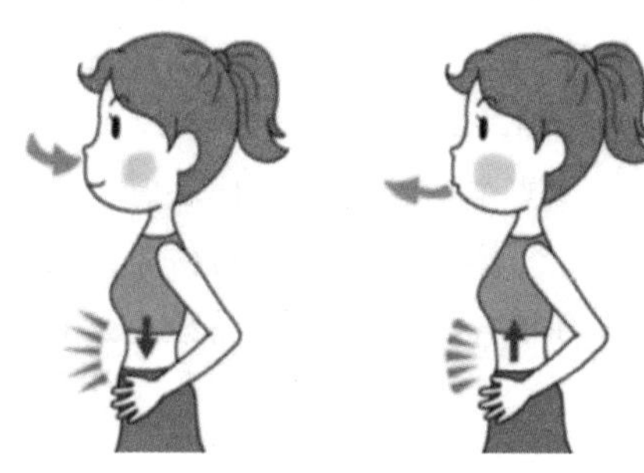

图1–20　腹式呼吸法

二、幼儿呼吸系统的卫生保健

（一）培养幼儿良好的卫生习惯

首先，要让幼儿养成用鼻呼吸的习惯，充分发挥鼻腔的保护作用。

其次，要教育幼儿不要用手挖鼻孔，以防鼻腔感染或鼻出血。

最后，要教会幼儿擤鼻涕的正确方法，方法是：轻轻捂住一侧鼻孔，擤完再擤另一侧。擤时不要太用力，不要把鼻孔全捂上使劲地擤。擤鼻涕时用力过大，就可能把鼻腔里的细菌挤到中耳、眼、鼻窦里．引起中耳炎、鼻泪管炎、鼻窦炎等疾病。还要教育幼儿养成打喷嚏时用手帕捂住口、鼻，不随地吐痰，不蒙头睡觉等好习惯。

（二）保持室内空气新鲜

新鲜的空气里病菌少并含有充足的氧气，能促进人体的新陈代谢，有利于幼儿呼吸系统健康，使幼儿情绪饱满，心情愉快。因此，室内应经常开窗，通风换气。

（三）加强体育锻炼和户外活动

经常参加体育锻炼和户外活动，可以加强幼儿呼吸肌的力量，促进胸廓和肺的正常发育，增加肺活量，还能提高幼儿呼吸系统对疾病的抵抗力，降低呼吸道疾病的发病率。

组织幼儿进行体育锻炼、做体操、跑步时，应注意配合动作，自然而正确地加深呼吸，使肺部充分吸进氧气，排出二氧化碳。

（四）保护幼儿声带

说话、唱歌主要是声带及肺的活动。教师应选择适合幼儿音域特点的歌曲和朗读材料，每句不要太长，音调不要过高或过低，唱歌或朗读的过程中要适当安排休息，以防声带过分疲劳。要避免幼儿大声唱歌或喊叫，鼓励他们用自然优美的声音唱歌、说话，成人与幼儿说话不要太大声，教会幼儿听到过大的声音捂耳或张口。当幼儿咽部有炎症时，应减少发音，直至完全恢复。

（五）严防异物进入呼吸道

培养幼儿安静进餐的习惯，吃饭时不要哭笑打闹，教育幼儿不要边吃边玩，以免将食物呛入呼吸道。年龄小的孩子吃东西不能整吞，否则食物容易滑入气管，引起气管阻塞，造成生命危险。如幼儿因吃果冻、汤圆等滑溜食物，导致气管堵塞的事时有发生。尤其婴幼儿，胸肌不发达，呼吸时几乎看不到胸部运动，要特别注意。

不要让幼儿玩扣子、硬币、玻璃球、豆类等小东西，教育他们不要把这些小物件和花生、瓜子等放入鼻孔。

本章小结

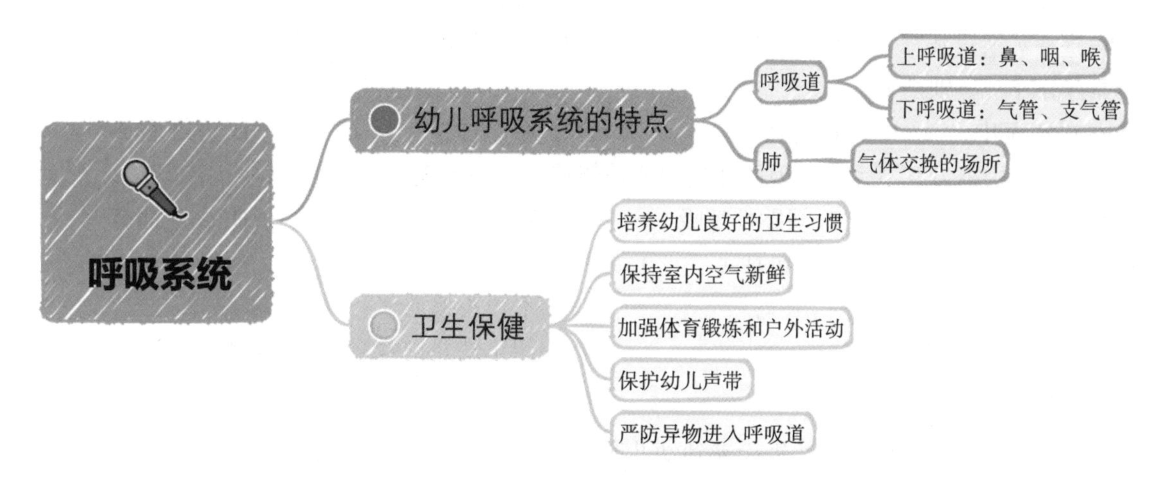

重点 1：幼儿易引发鼻炎或鼻窦炎、结膜炎、中耳炎的原因

鼻炎或鼻窦炎：幼儿鼻黏膜柔嫩，还未长鼻毛，不能阻挡微生物和灰尘，易患上呼吸道感染。感染时易引起鼻黏膜充血、肿胀，造成呼吸困难，引起鼻炎或鼻窦炎。

结膜炎：婴幼儿鼻泪管较短，呼吸道感染时，病菌易上行侵入结膜，引起结膜炎症。

中耳炎：幼儿咽部相对狭小及垂直，咽鼓管较短且呈水平位，故易患中耳炎。

重点 2：咽、喉的不同

咽是呼吸系统和消化系统的共同通道。喉是呼吸道中最狭窄的部分，是呼吸道的重要器官，也是发音的重要器官。

重点 3：支气管异物常以右下肺为多见

幼儿气管位置较成人高，右侧支气管较直，支气管异物以右下肺为多见。

课后习题 1-3

一、判断题

1. 鼻是呼吸道的起始部分，是保护肺的第一道防线。（　　）

2. 幼儿容易患中耳炎的原因是幼儿鼻泪管较短。 (　　)
3. 气管、支气管、肺称为下呼吸道。 (　　)
4. 幼儿声带不够坚韧，声门肌肉容易疲劳。 (　　)
5. 呼吸运动包括呼气和吸气两个过程。 (　　)
6. 幼儿年龄越小，呼吸频率越慢。 (　　)
7. 喉是气体交换的场所。 (　　)
8. 幼儿气管位置较成人低，左支气管较直，气管入异物后容易进入左下肺。 (　　)
9. 1 ~ 3 岁幼儿每分钟呼吸 40 ~ 44 次。 (　　)
10. 教师应选择适合幼儿音域特点的歌曲和朗读材料，中途适当安排休息。 (　　)

二、选择题

1. 幼儿上呼吸道包括（　　）。
A. 鼻、咽、喉　　B. 鼻、咽、气管
C. 气管、支气管　　D. 鼻、咽、肺

2. 下列属于幼儿易患中耳炎的原因是（　　）。
A. 鼻黏膜柔嫩，未长鼻毛　　B. 咽鼓管较短且呈水平位
C. 喉是呼吸道最狭窄的部位　　D. 肺是气体交换的场所

3. 肺有分叶，分别是（　　）。
A. 左右各两叶　　B. 左 1 右 2　　C. 左 2 右 3　　D. 左 3 右 2

4. 幼儿呼吸中枢发育不完善，因此呼吸调节功能较差，易出现（　　）。
A. 呼吸节律不齐　　B. 间歇性呼吸　　C. 呼吸暂停　　D. 以上都有

5. 幼儿呼吸系统的卫生保健不包括（　　）。
A. 擤鼻涕不要太用力　　B. 不蒙头睡觉
C. 避免大声唱歌或喊叫　　D. 纠正幼儿挑食、偏食的习惯

三、案例分析

悠悠刚上幼儿园觉得很兴奋，每天来到幼儿园后都很大声地回答老师。尤其是在唱歌时，更是扯着嗓子喊，生怕自己比别人声音小了。

如果你是悠悠的带班老师，你如何看待这一现象？

单元四　幼儿消化系统的生理解剖特点和卫生保健

导学视频

【案例导入】

4岁的安安是一名小班的幼儿，老师发现安安最近总是指着自己的嘴巴说牙疼。经了解，安安很喜欢吃糖，爷爷奶奶看他喜欢就一直给他吃。

如果你是安安的老师，你将如何和他沟通呢？

一、幼儿消化系统的特点

人体必须不断地从外界摄取营养物质，供给新陈代谢的需要，才能维持生命活动。营养物质来源于食物。食物中所含的营养成分如糖类、脂肪、蛋白质等是结构复杂的大分子有机物质，不能直接被人体吸收利用，只有经过消化系统的消化作用，才能被吸收进入血液循环，供人体组织使用。

消化系统（图1–21）由消化道和消化腺组成。消化道包括口腔、咽、食道、胃、小肠、大肠和肛门。消化腺包括大、小消化腺，是分泌消化液的腺体。大消化腺位于消化道之外，有导管和消化道相通，通过导管使消化液流入消化道，由唾液腺、肝脏和胰腺组成。小消化腺位于消化道各段的管壁内，如胃腺、肠腺等，其分泌液直接进入消化道的管腔中。

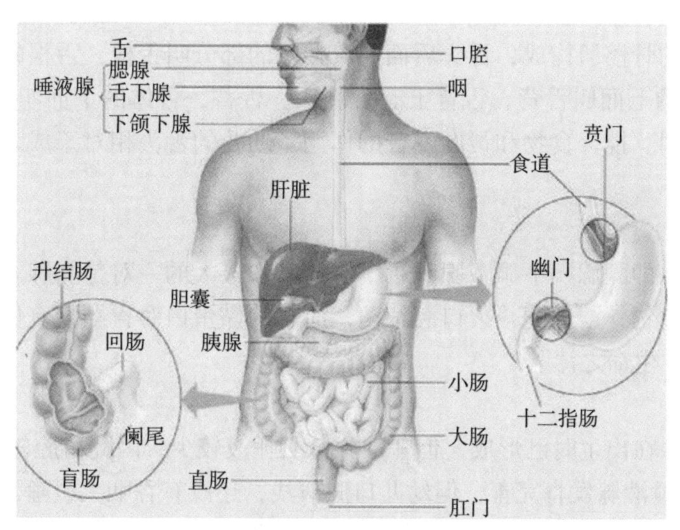

图1–21　消化系统

消化系统的功能主要是消化和吸收。消化是指在人体的消化道内，把食物的大分子物质变成可以被机体吸收的小分子物质的过程。吸收是指经过消化的食物中的营养成分通过消化管壁进入血液循环的过程。

（一）口腔

口腔是消化道的起始部分。口腔中有牙齿、舌和唾液腺。在整个幼儿期，幼儿的口腔小，黏膜柔嫩，血管丰富，易破损，易感染。

1. 牙齿

牙齿（图 1–22）是人体最坚硬的器官。钙、磷等无机盐是构成牙齿的原料。

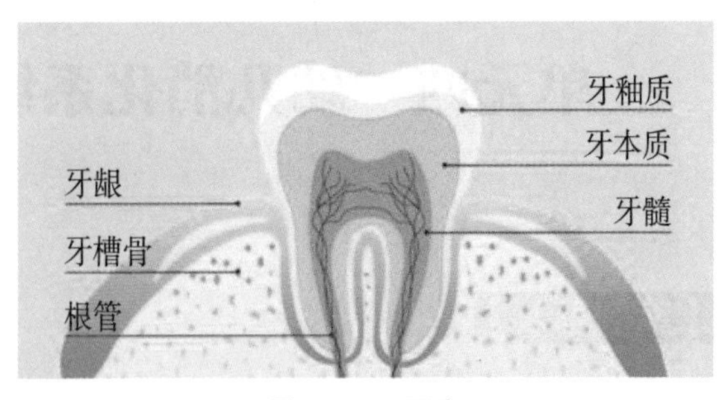

图 1–22　牙齿

牙齿的主要功能是切断、撕裂和磨碎食物，使食物和消化液混合，还有辅助发音的功能。

牙齿从形态上分，可分为牙冠、牙颈、牙根三部分牙齿；从结构上分，牙由牙本质、牙釉质、牙骨质和牙髓组成。牙本质是构成牙齿最主要的物质，颜色淡黄而有光泽，硬度较牙釉质低，牙本质中有神经末梢，受到刺激时有酸痛感；牙釉质覆盖在牙冠的最外层，是人体中最硬的一种组织；牙骨质是覆盖在牙根外层的组织；牙中央的空腔称为牙腔或牙髓腔，内有牙髓，有丰富的血管和神经。牙齿受龋蚀波及牙髓时伴有剧烈的疼痛。

幼儿牙齿的特点：

（1）人一生有两副牙齿：乳牙和恒牙。婴儿吃奶期间开始长出的牙称为乳牙，乳牙一般在 6 个月左右出牙，最迟不应晚于 1 岁。2 岁半左右出齐 20 颗乳牙。

（2）乳牙在萌出的过程中，恒牙已开始发育。乳牙因牙釉质薄、牙本质松脆，易生龋齿。乳牙存在时间虽短，却是婴幼儿主要的咀嚼器官，它对消化和吸收营养、刺激颌骨的正常发育、诱导恒牙的正常萌出及发育等都有重要的作用。

（3）幼儿在 5 ~ 6 岁开始乳牙脱落，在 6 岁左右进入换牙期，萌出第一颗恒磨牙，即六龄齿。恒牙共 28 ~ 32 颗。

2. 舌

舌头由舌内和舌外的骨骼肌构成，舌头后面连着喉咙的部分叫舌根，舌根的前面部分叫舌体，舌体的最前面叫舌尖，舌体的上面叫舌背，舌背上有舌乳头、舌苔，舌体的下面叫舌腹，舌腹上有舌系带、血管和突起。舌头有咀嚼、搅拌食物和帮助发音的作用。幼儿的舌头相对于成人来说，灵活性差，搅拌食物能力不足。

3. 唾液腺

人的唾液腺有三对，即腮腺、下颌下腺和舌下腺，其中最大的一对是腮腺。唾液腺分泌的唾液中含淀粉酶，帮助消化淀粉食物；溶菌酶杀灭口腔细菌，所含的黏蛋白对胃黏膜有保护作用，因此要教育幼儿不能随地吐痰，它是“生命之津”。

幼儿唾液腺的特点：

（1）婴幼儿的唾液腺在出生时已形成，但唾液腺分泌唾液较少，因此口腔较干燥。

（2）3 ~ 6 个月婴儿唾液腺发育完善，但幼儿口腔较浅，还没有吞咽大量唾液的习惯，因此唾液常常流出口腔外，这种现象被称为生理性流涎，可随年龄增长而消失。

（二）食道

食道是一种肌性管道，经过口腔初步消化的食物团通过吞咽进入食道，再由食道的蠕动将食物送入胃中。

食道主要有两个功能：一是推进食物和液体由口腔进入胃；二是防止吞咽时胃里的食物反流。

幼儿食道的特点：

（1）幼儿的食道呈漏斗状，黏膜纤弱，腺体缺乏，弹力组织及肌层尚不发达，控制能力差，容易漾奶，也常发生胃食道反流。

（2）幼儿的食道较成人的短而狭窄，黏膜薄嫩，管壁肌肉组织及弹性纤维发育较差，容易损伤。

（三）胃

胃（图1–23）在左上腹部的位置，是消化道中最宽大的器官，上端的入口贲门与食管相接，下端的出口幽门与十二指肠相通。胃壁内表面为黏膜层，可分泌胃液。胃液中的主要成分有胃蛋白酶、盐酸、黏液、黏蛋白等。

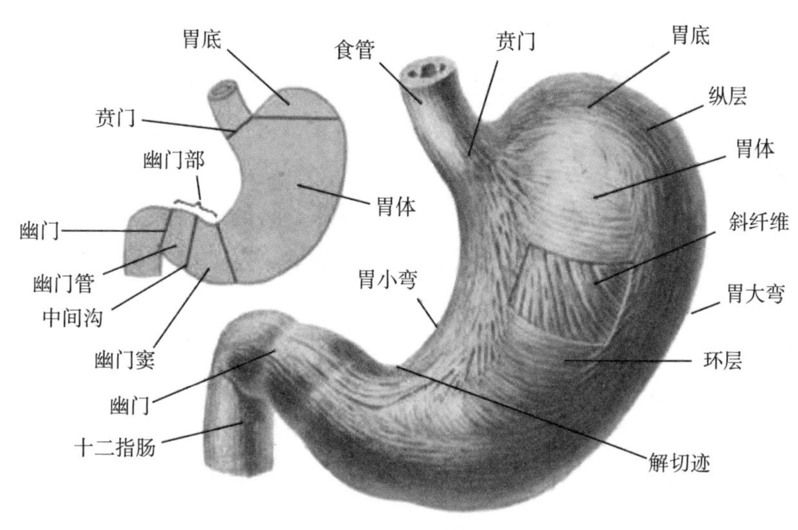

图1–23 胃

胃的主要功能是暂时贮存和初步消化食物。

胃排空时间与食物的质量有关。流质食物比固体食物排空快。胃排空后，会产生饥饿感。

幼儿胃的特点：

（1）婴幼儿的胃呈水平位，喂奶时婴儿吞咽下空气，奶就容易随着打嗝排出口外，又称溢奶。当幼儿开始走路时，其胃的位置逐渐变为垂直。

（2）幼儿胃黏膜血管丰富，胃壁肌肉薄，发育不完善，伸展性和蠕动性较差，胃液的分泌量较少且酶活力低，因此消化能力较弱。

（3）幼儿年龄越小，胃的容量越小（表1–2），随年龄增长，胃容量逐渐扩大。新生儿胃容量约为30～50ml，1～3个月约为90～150ml，1岁时250～300ml。新生儿喂食应少量多次。

表1–2 幼儿的胃在舒张时的容量

年龄	新生儿	3个月	1岁	3岁	4岁	5岁	6岁
胃的容量/ml	30～50	150	250	680	760	830	890

知识拓展：你知道吗？对婴幼儿来说，食物排空需要多长时间？

对婴儿来说，母乳排空需要2～3小时，牛乳需要3～4小时，水需要1～1.5小时。

对幼儿来说，水需要10分钟；糖类需要2小时以上；蛋白质较慢，脂肪更慢，需要5～6小时。对于一般的混合型食物，胃的排空时间需要4～5小时。

（四）肠道

肠道分成小肠和大肠。

小肠上起胃的幽门，下接大肠中的盲肠，是消化道中最长的一段，是消化食物、吸收养料的最重要的部分。小肠内的消化液有胆汁、胰液、肠液，含有各种消化酶。食物到了小肠以后，其中的糖类、脂肪和蛋白质等大分子有机物，在各种消化酶的作用下，被分解成葡萄糖、甘油和脂肪酸、氨基酸等可以被吸收的小分子。小肠吸收完大部分的营养物质后，剩余部分随小肠蠕动进入大肠。

大肠分为盲肠、阑尾、结肠、直肠和肛门五部分。大肠的功能是吸收水分、无机盐和部分维生素，贮存经过消化吸收后剩余的食物残渣，并形成粪便，由肛门排出体外。盲肠上有段细小盲管叫阑尾，易被细菌、食物残渣和寄生虫卵侵入而引发阑尾炎。

幼儿肠的特点：

（1）吸收能力强。幼儿小肠管的总长度相对比成人长，新生儿肠的长度是身长的 8 倍，幼儿肠的长度大约是身长的 6 倍，而成人肠的长度只有身长的 4 倍。幼儿肠黏膜发育较好，有丰富的血管和淋巴管，因此幼儿小肠的吸收机能比成人强。

（2）消化能力差。幼儿小肠壁肌肉和弹性纤维发育不好，肠的蠕动能力较弱，植物性神经调节能力较差，容易发生肠道功能紊乱，加上小肠内的各种消化液质量较差，因此幼儿小肠的消化能力较弱，容易发生便秘。

（3）肠位置固定能力差。幼儿的肠系膜柔软而细长，黏膜下组织松弛，所以，幼儿肠位置固定能力较差，如坐便盆或蹲的时间过长，容易出现脱肛现象。幼儿肠壁薄固定性差，若腹部受凉、饮食突然改变、腹泻等，可使肠蠕动加强并失去正常节律，从而请发肠套叠。幼儿肠壁肌肉组织和弹性组织发育较差，肠蠕动能力较成人弱，幼儿乙状结肠和直场相对较长，黄便中的水分易被过度吸收，因此食物停留在大肠时间过长，易造成便秘。

（五）肝脏

肝脏是人体最大的消化腺，位于腹腔的右上部。

肝脏的主要功能是合成、分泌胆汁，促进胰液和肠液对脂肪的消化，还有代谢、贮存糖原和解毒等功能。

幼儿肝脏的特点：

（1）幼儿肝脏相对较大，成人肝脏约占体重的 2.8%，5 ~ 6 岁幼儿的肝脏约占体重的 3.3%，新生儿肝脏重量为体重的 4%。

（2）幼儿肝细胞发育不全，肝功能不完善，分泌的胆汁少，脂肪消化吸收能力差。幼儿糖原贮存能力较弱，饥饿时易发生低血糖。

（3）幼儿肝细胞和肝功能不成熟，肝脏的解毒功能也较差，因此用药剂量应酌情减少，要注意准确，以免发生危险。

（六）胰腺

胰腺位于胃的后面，分泌胰液进入小肠，中和胃酸，保护肠黏膜，帮助消化食物。胰腺内还有特殊细胞群，称为胰岛，能分泌胰岛素和胰高血糖素，它们不经导管而直接进入血液，调节血糖浓度，保持血糖相对稳定。

幼儿胰腺的特点：

幼儿的胰腺富有血管和结缔组织，实质细胞较少，分化不全，对淀粉类和脂肪类的消化能力较弱，且极易因炎热气候和各种疾病的影响而被抑制，引起消化不良。

二、幼儿消化系统的卫生保健

（一）保护牙齿

口腔是人体消化系统的第一关，牙齿是咀嚼的工具。乳牙要使用 6 ~ 10 年，因此必须贯彻预防为主的方针，具体做到以下几点：

（1）预防龋齿，定期检查。预防龋齿最重要的措施是保持口腔卫生，并非只有恒牙才会发生龋齿，幼儿的乳牙更容易受害。原因是乳牙钙化程度低，耐酸性能差，而幼儿所吃食物软、黏稠、糖分高，易产酸，加之婴幼儿睡眠时间长，口腔较多处于静止状态，唾液分泌少，自洁能力差，利于细菌生长，龋齿发病率高，所以幼儿要注意少吃甜食，吃甜食后及时漱口或刷牙，并定期检查牙齿，应每半年检查一次，发现龋齿及时进行适当处理。

（2）做好口腔卫生首要的是养成幼儿早晚刷牙、饭后漱口的习惯。要教会幼儿刷牙的正确方法，顺着牙上下刷。应为幼儿选择头小和刷毛较软、较稀的儿童牙刷。从2岁半开始应养成早晚刷牙的习惯。

（3）让幼儿勤于咀嚼，不吃过冷过热的食物。要让幼儿常吃含纤维素较多的食物，如蔬菜、水果、粗粮等可以清洁牙齿。高度的咀嚼功能是预防牙列畸形的最有效、最自然的方法之一。

（4）纠正幼儿某些不良习惯。为保证幼儿牙齿的正常发育，防止牙列不齐，应注意不要让幼儿吸吮手指、托腮、咬下嘴唇、咬手指甲、咬其他硬物如铅笔和尺子等。

（二）建立合理的饮食制度，培养良好的卫生习惯

消化器官与身体其他器官一样，活动是有规律的，所以不能让幼儿暴饮暴食，要少吃多餐，必须养成他们定时定量进餐的习惯。为幼儿做的饭菜要新鲜，无污染，营养要丰富且易于消化。要注意饮食的清洁卫生，饭前便后要洗手，平时还要注意做好幼儿的食品、食具、物品工具的消毒，防止病从口入。应培养幼儿细嚼慢咽、不吃汤泡饭、少吃零食及不挑食的好习惯。饭后擦嘴、漱口，吃完零食及时漱口，不要边吃边说笑，更不要边玩耍边吃零食。

（三）饭后不做剧烈运动

适当参加一些体育运动和体力劳动，能促进消化，增进食欲，但是饭后剧烈运动会抑制消化，也易导致阑尾炎。饭前应安排幼儿在室内进行较安静的活动。饭后宜轻微活动，不宜立即午睡，最好组织幼儿散步15～20分钟再入睡。

（四）培养幼儿定时排便的习惯

让幼儿养成定时排便的习惯，婴幼儿过了半岁，便可以培养定时排便的习惯，最好早饭后排便，不管幼儿有无便意，都让幼儿坐便盆或者蹲坑5～10分钟，刺激排便，不要让幼儿憋着大便，以防形成习惯性便秘。组织幼儿经常参加运动，多吃蔬菜、水果，搭配着吃点粗粮，多喝开水，预防便秘。

本章小结

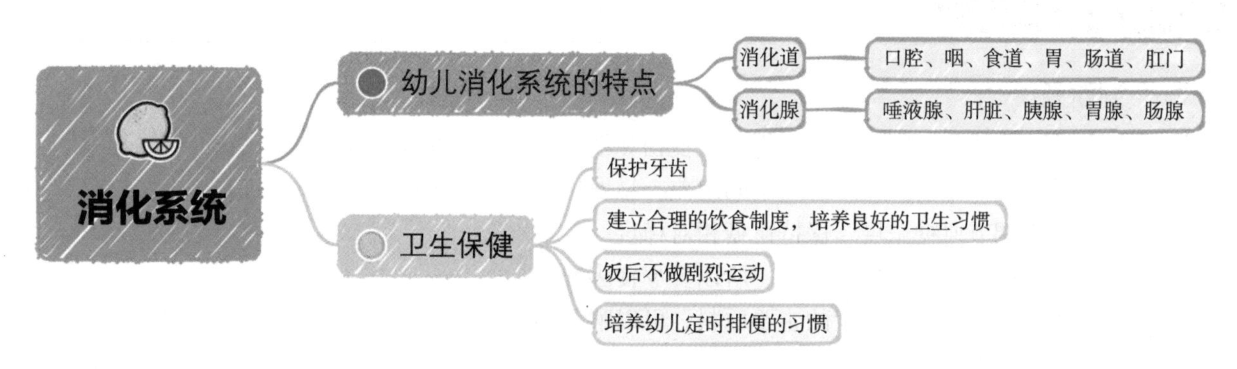

重点1：幼儿牙齿的特点及卫生保健

幼儿牙齿的特点：

（1）人一生有两副牙齿：乳牙和恒牙。婴儿吃奶期间开始长出的牙称为乳牙，乳牙一般在6个月左

右出牙，最迟不应晚于1岁。2岁半左右出齐20颗乳牙。

（2）乳牙在萌出的过程中，恒牙已开始发育。乳牙因牙釉质薄、牙本质松脆，易生龋齿。乳牙存在时间虽短，却是婴幼儿主要的咀嚼器官，它对消化和吸收营养、刺激颌骨的正常发育、诱导恒牙的正常萌出及发育等都有重要的作用。

（3）幼儿在5～6岁开始乳牙脱落，在6岁左右进入换牙期，萌出第一颗恒磨牙，即六龄齿。恒牙共28～32颗。

卫生保健：

（1）保护乳牙和六龄齿。预防龋齿，定期检查。注意少吃甜食，并每半年检查一次。

（2）避免受到外伤。

（3）做好口腔卫生，养成漱口和刷牙的好习惯。幼儿两岁左右，饭后可以用清水漱口，待乳牙出齐后，可以让幼儿学习早晚刷牙和饭后漱口。

重点2：婴儿容易漾奶的原因及处理方法

原因：婴儿的胃呈水平位，喝奶时容易吞咽空气，喝完后，奶容易随着打嗝喷出口外，即为漾奶。

处理方法：为了减少漾奶，喂奶后可以让婴儿伏在成人的肩头，轻轻拍他的后背，由下而上，让婴儿打嗝排出吞咽的空气。

重点3：区分消化系统的消化功能和吸收功能

消化系统	消化或吸收	消化或吸收的主要特质
口腔	只消化不吸收	无
咽、食道	无消化、无吸收	无
胃	初步消化、吸收	只吸收少量的无机盐、水、酒精
小肠	消化、吸收的主要场所	吸收糖、氨基酸、甘油、脂肪酸、大部分水、维生素、无机盐
大肠	只吸收、无消化	吸收少量水、维生素、无机盐
肛门	无消化、无吸收	无

课后习题1-4

一、判断题

1. 牙齿的主要功能是咀嚼、磨碎食物，使食物和消化液混合，并辅助发音。（ ）
2. 幼儿肠的位置不稳定，结肠与后壁固定差，易发生肠套叠、脱肛等疾病。（ ）
3. 胰岛素可以调节血糖浓度，保持血糖相对稳定。（ ）
4. 幼儿的小肠的吸收能力比成人弱，所以要少食多餐。（ ）
5. 钙、磷等无机盐是构成牙齿的主要原料，可以晒太阳获取。（ ）
6. 肝脏是人体最大的消化腺。（ ）
7. 婴儿一出生就有20颗恒牙的牙胚。（ ）
8. 舌头以骨骼肌为主，表面覆盖黏膜，具有搅拌食物、辅助吞咽、协助发音和感知味觉的作用。（ ）

9. 幼儿饭前 15 分钟不应吃零食。（　　）

10. 唾液腺有三对，其中最大的是腮腺。（　　）

二、选择题

1. 下列关于幼儿消化系统的表述中，正确的是（　　）。

A. 婴幼儿在 4 ~ 10 个月左右出齐 20 颗乳牙

B. 婴幼儿的食管呈漏斗状，常发生胃食管反流

C. 幼儿的胃容量随年龄的增长而减小

D. 幼儿肠的总长度比成人短

2.（　　）是消化管道的末端，主要功能是贮存经消化吸收后剩余的食物残渣，还能吸收水分、无机盐和部分维生素。

A. 膀胱　　B. 小肠　　C. 大肠　　D. 肾

3. 为了预防幼儿龋齿，要定期检查牙齿，（　　）检查一次。

A. 每一年　　B. 每半年　　C. 三个月　　D. 两个月

4. 混合型食物在幼儿胃里排空的时间是（　　）。

A. 1 ~ 2 小时　　B. 4 ~ 5 小时　　C. 3 ~ 4 小时　　D. 5 ~ 6 小时

5. 肝脏的功能不包括（　　）。

A. 分泌胆汁　　B. 促进胰液和肠液对脂肪的消化

C. 代谢、贮存糖原和解毒　　D. 糖原贮存能力弱

三、案例分析

周老师发现牛牛吃饭很快，吃完咬硬硬的碗，周老师发现了之后，制止了他咬碗的习惯，同时告诉他一些护牙知识，并组织活动教幼儿学习如何保护牙齿，找来牙科医生和幼儿做游戏。

请问：你认为该老师做法对吗？为什么？你有什么方法可以帮助幼儿保护牙齿呢？

单元五　幼儿泌尿系统的生理解剖特点和卫生保健

导学视频

【案例导入】

小海今年四岁了，在幼儿园里经常尿裤子、尿床，对于这个情况，该班的老师实在忍受不了了，采取了以下做法：（1）经常提醒他上厕所；（2）在幼儿园里让他少喝水；（3）用惩罚的方式让他克服尿裤子、尿床。

你认为，该老师的做法是否恰当？

一、幼儿泌尿系统的特点

人体新陈代谢过程中最终产物如二氧化碳、尿素、尿酸、水和无机盐，这些在人体内积存过多是有害的，必须及时排出体外。二氧化碳和一部分水是由呼吸系统通过呼气排出，一部分废物由皮肤通过汗液排出，大部分废物则是由尿液排出体外。

泌尿系统（图 1–24）包括肾脏、输尿管、膀胱和尿道。

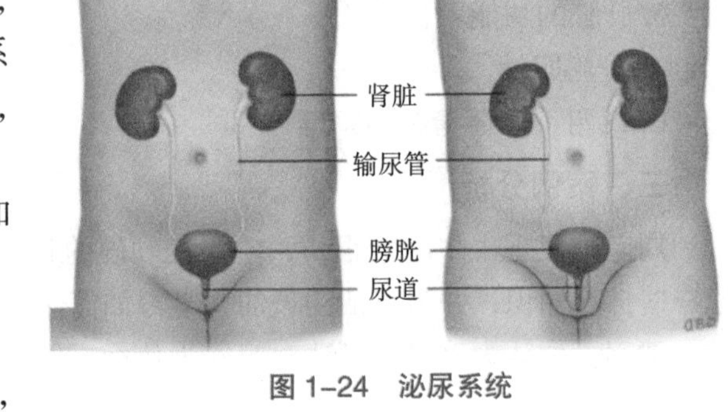

图 1–24　泌尿系统

（一）肾脏

肾脏是主要的泌尿器官，形状似蚕豆，左右各一，它与输尿管相通。尿液在肾内形成，通过输尿管，流入膀胱暂时贮存。肾脏以尿的形式排出大量的各种代谢终产物，如果肾脏的功能发生障碍，代谢的终产物将积聚在体内，破坏体内酸碱平衡，最终会发展成为尿毒症。

幼儿肾脏的特点：

（1）幼儿的肾脏相对较大，以后逐渐长至成人水平。出生后肾脏位置较低，随着躯体长高，肾脏位置逐渐升高，最后到达腰部。

（2）幼儿肾脏的储备能力差。幼儿年龄越小，肾小管越短，其吸收和排泄功能越差。在喂养不当、疾病或应急状态时易出现水肿、脱水、尿毒症等疾病。

（二）输尿管

输尿管的主要功能是输尿，上接肾盂，下连膀胱，是一对细长的管道，呈扁圆柱状，管径平均为 5 ~ 7 厘米。成人输尿管全长 25 ~ 27 厘米，位于腹膜后，沿腰大肌内侧的前方垂直下降进入骨盆。输尿管有三个狭窄部：一个在肾盂与输尿管移行处（输尿管起始处）；一个在越过小骨盆入口处；最后一个在进入膀胱壁的内部。这些狭窄部是结石、血块及坏死组织容易停留的部位。女性输尿管则越过子宫颈外侧至膀胱。输尿管膀胱连接处有一种特殊结构，即瓦耳代尔鞘，它能有效地防止膀胱内尿液反流到输尿管。

幼儿输尿管的特点：

幼儿的输尿管相对较成人宽，管壁肌肉和弹力组织发育不全，紧张度较低，弯曲度较大，因此容易引发尿流不畅和尿路感染。

（三）膀胱

膀胱是一个储尿器官。在哺乳类动物中，它是由平滑肌组成的一个囊形结构，位于骨盆内，其后端开口与尿道相通。膀胱与尿道的交界处有括约肌，可以控制尿液的排出。

幼儿膀胱的特点：

幼儿因新陈代谢旺盛，尿总量较多，而膀胱容量小，黏膜柔弱，肌肉层及弹性组织不发达，储尿功能差，因此，年龄越小，排尿次数越多。出生后 1 周的新生儿，每天排尿 20 ~ 25 次，1 岁时每天排尿 15 ~ 16 次，3 ~ 7 岁的幼儿每昼夜排尿 7 ~ 10 次。

（四）尿道

尿道的主要功能是排尿，是从膀胱通向体外的管道。男性尿道细长，长约 18 厘米，起自膀胱的尿道内口，上于尿道外口，行程中通过前列腺部、膜部和阴茎海绵体部，男性尿道兼有排尿和排精功能。女性尿道粗而短，长约 5 厘米，起于尿道内口，经阴道前方，开口于阴道前庭。男性尿道在尿道膜部有一环行横纹肌构成的括约肌，称为尿道外括约肌，由意识控制。女性尿道在会阴穿过尿生殖膈时，有尿道阴道括约肌环绕，该肌为横纹肌，也受意志控制。

幼儿尿道的特点：

（1）排尿的调节能力差。由于幼儿神经系统发育不健全，3 岁以下的幼儿主动控制排尿的能力较弱，会发生不自觉地排尿，幼儿年龄越小，这种表现越突出，常会出现遗尿现象。

（2）幼儿尿道短，女婴的尿道更短。幼儿尿道黏膜柔嫩，弹性组织发育也不完全，尿路黏膜容易损伤和脱落。女孩的尿道开口接近肛门，不注意保持外阴部清洁就很容易发生尿道感染。感染后，细菌可以经尿道上行引发泌尿系统的其他炎症。

二、幼儿泌尿系统的卫生保健

（一）培养幼儿及时排尿的习惯。

（1）在组织活动及睡觉之前均应提醒幼儿排尿，但注意不要太频繁地让幼儿排尿，否则会影响正常的贮尿功能而引起尿频。

（2）不要让幼儿长时间憋尿，这样不仅难以及时清除废物，还容易发生泌尿道感染。

（3）不要让婴幼儿长时间坐便盆，以免影响正常的排尿反射。

（4）对于有尿床习惯的幼儿，要做好遗尿的防范工作，要为其安排好合理的生活制度。一旦发生尿床，应及时为幼儿更换内裤，切勿责怪惩罚幼儿。

（二）保持会阴部卫生，预防泌尿道感染

（1）每晚睡前应给幼儿清洗会阴部，要有专用的毛巾、脸盆，毛巾用后消毒，不要让幼儿穿开裆裤，教育幼儿不要坐地，厕所便盆要每天洗刷，定期消毒。

（2）教会幼儿擦屁股的正确方法，即由前往后擦，以保持会阴部的清洁。

（3）注意防止个别幼儿玩弄生殖器。

（三）供给充足的水分

人体部分新陈代谢物必须溶解在水中才能排出体外，人体每日摄取的水量和排出的水量要维持相对平衡，组织细胞才能正常进行生理活动。因此，每天应让幼儿饮用适量的开水，使体内废物能及时随尿液排出体外，以维持身体的健康。另外，人体内如有充足的尿液自上而下流动，对尿道有清洗的作用，可以减少上行性感染。

本章小结

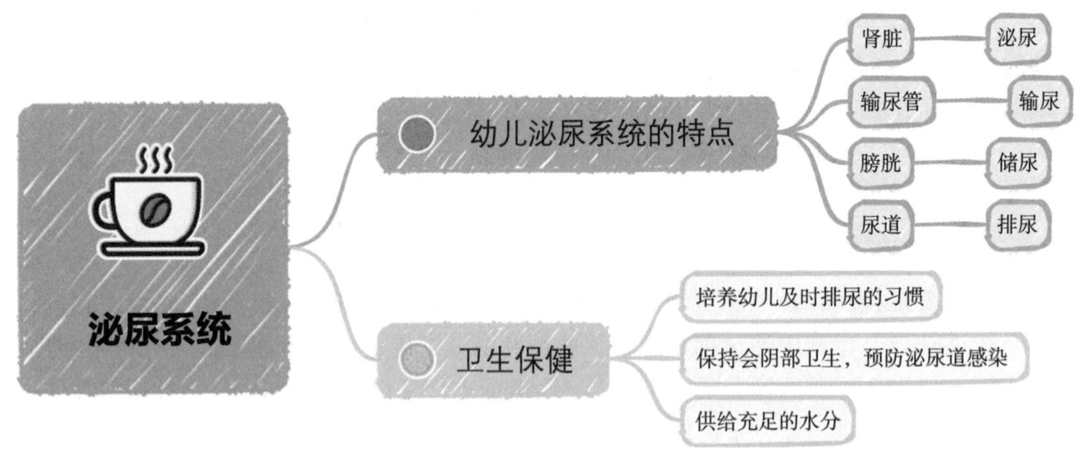

重点 1：区分幼儿泌尿系统不同器官的功能和特点

泌尿系统		
名称——功能	形状	特点
肾脏—泌尿	成对的扁豆状（或蚕豆状）器官	肾脏相对较大，吸收排泄功能差
输尿管—输尿	一对细长肌性管道	容易引发尿道感染
膀胱—储尿	囊状肌性器官	储尿功能差
尿道—排尿	管道	容易发生感染

重点 2：人体的排泄途径的种类

只有代谢的最终产物通过血液循环，最终从某些排泄器官排出体外的过程称为排泄。食物消化后的残渣（粪便）不进入血液，不参与人体细胞的代谢，也不是代谢的最终产物。因此，一般不包括在排泄物中。然而，粪便中也含有少量真正的排泄物，如改变的胆色素（尿胆素和粪便胆素）和一些无机盐。未被消化和吸收的食物残渣在大肠中形成粪便，排便的过程称为排遗，排遗是消化器官的功能。所以，人体的排泄途径如下：

（1）泌尿系统中的尿液。

（2）呼吸系统中的呼气。

（3）皮肤上的汗液。

课后习题 1-5

一、判断题

1. 人体的排泄途径有三种，分别是通过尿液、呼吸和汗液排出。（ ）
2. 肾脏的主要功能是形成尿液，幼儿吸收排泄功能较好。（ ）
3. 男童的尿道比女童更容易感染。（ ）
4. 年龄越小的幼儿排尿次数越少。（ ）
5. 膀胱的功能是形成尿液。（ ）

6. 教育幼儿在开展活动时适当憋尿是可以的，不影响大家。（　　）

7. 及时补充水分可以减少尿路感染。（　　）

8. 幼儿年龄越小，肾脏的吸收和排泄功能越好。（　　）

9. 幼儿年龄越小，越容易不由自主地排尿。（　　）

10. 幼儿的肾脏在躯体中的高度与年龄成正比。（　　）

二、选择题

1. 下列属于排泄的是（　　）。

①排便　②排尿　③排汗　④呼出二氧化碳

A. ②③④　　B. ①③④　　C. ①②④　　D. ①②③

2. 4 ~ 7 岁幼儿每天排尿（　　）。

A. 15 ~ 16 次　　B. 10 ~ 12 次　　C. 6 ~ 7 次　　D. 8 ~ 10 次

3. 泌尿系统由（　　）组成。

①肾脏　②输尿管　③膀胱　④尿道

A. ①　　B. ①②　　C. ①②③　　D. ①②③④

4. 幼儿易患水肿、脱水、尿毒症等疾病，这是因为（　　）。

①幼儿肾脏的储备能力差

②幼儿肾脏的吸收能力差

③幼儿肾脏的排泄能力强

④幼儿肾脏的排泄能力差

A. ②③④　　B. ①③④　　C. ①②④　　D. ①②③

5. 下列说法正确的是（　　）。

①幼儿的排尿能力与年龄成正比

②幼儿的排尿次数与年龄成反比

③幼儿的肾脏在躯体中的高度与年龄成正比

④幼儿脑的耗氧量占全身耗氧量 1/4

A. ②③④　　B. ①③④　　C. ①②④　　D. ①②③

三、案例分析

明明刚上幼儿园，王老师发现他很少去厕所，但是他的妈妈反映明明一回家就急着上厕所，然后大口大口喝水，感觉很渴的样子。老师问明明原因，他不好意思地说："不想在幼儿园尿尿，不习惯。"老师这才知道他总是在憋尿。

你觉得这种现象正常吗？为什么？老师应该如何应对这种情况？

单元六　幼儿内分泌系统的生理解剖特点和卫生保健

导学视频

【案例导入】

东东今年两岁了，妈妈带着他去医院体检，医生发现他的身高比该年龄段的大部分幼儿都要矮一些，经过询问后，发现东东喜欢和妈妈一起熬夜，看电视或者玩游戏，一般第二天早上又起来得很早，医生得知后笑了笑，知道东东长不高的原因了。

一、幼儿内分泌系统的特点

内分泌系统（图 1–25）是人体内的调节系统，由内分泌腺、内分泌组织、内分泌细胞组成。内分泌腺能分泌激素（荷尔蒙），直接进入血管和淋巴管，随血液送到全身，对人体的生长发育、性成熟以及物质代谢等有着重要的调节作用。

人体的主要内分泌腺有甲状腺、甲状旁腺、垂体、胸腺、松果体、性腺、肾上腺、胰岛等。对幼儿影响较大的内分泌腺有甲状腺、垂体、胸腺和松果体。

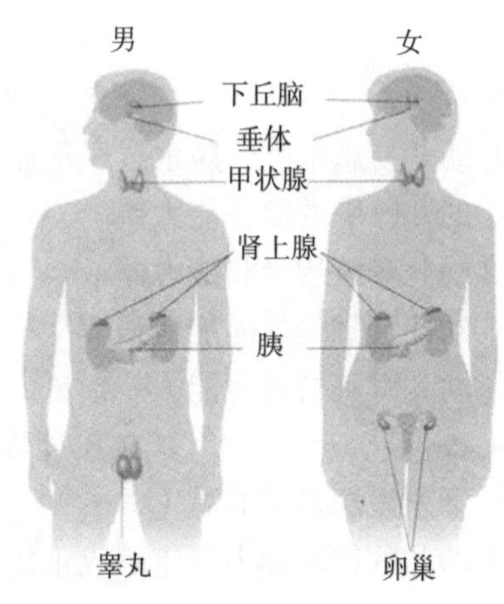

图 1–25　内分泌系统

（一）甲状腺

甲状腺（图 1–26）是人体最大的内分泌腺，位于喉下部和气管两侧。甲状腺分泌的甲状腺素有调节新陈代谢、兴奋神经系统、促进脑细胞的生长与成熟、促进生长发育的作用，同时对软骨骨化、牙齿生长、面部的外形变化和身高增长等产生作用。

碘是合成甲状腺素的原料，可以调节甲状腺的生长和分泌。

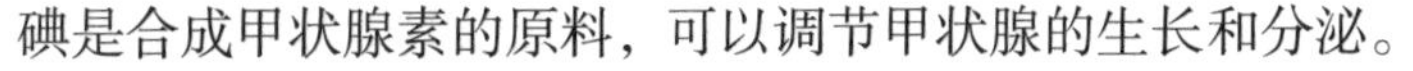

幼儿甲状腺的特点：

（1）甲状腺素分泌过少，会出现人体代谢缓慢、体温偏低、畏寒现象，也会出现神经兴奋度低、反应迟钝智力低下，并伴有嗜睡症状。如果同时有生长发育迟缓、身材矮小、耳聋现象，并伴有性功能不成熟，这样的病称为呆小症，又名克汀病。

（2）甲状腺素分泌过多，新陈代谢过旺，虽食量大增，身体却日见消瘦乏力；也会出现神经性增高，容易激动、紧张和烦躁，有怕热、多汗、多语、失眠等现象。甲状腺功能亢进者表现为甲状腺肿大，还伴有突眼症状等。

（二）垂体

垂体（图 1–27）位于大脑部底，与下丘脑相连，胎儿出生时已发育好，如黄豆般大小，是人体最重要的内分泌器官。垂体受下丘脑控制，能分泌多种激素，支配甲状腺、肾上腺、性腺的活动，主要有生长激素、促甲状腺激素、促性腺激素。

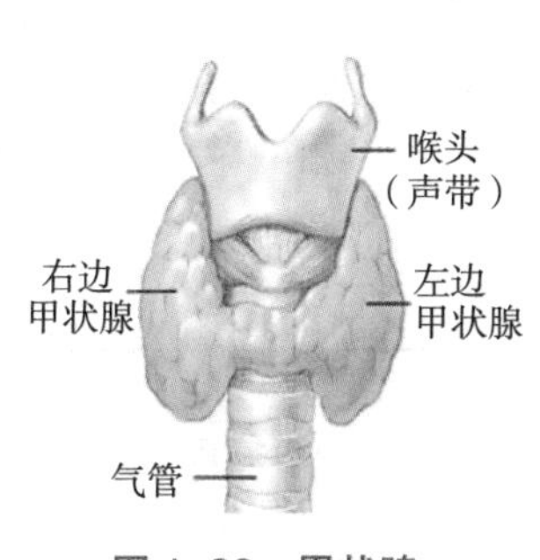

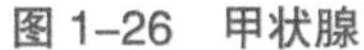

图 1–26 甲状腺

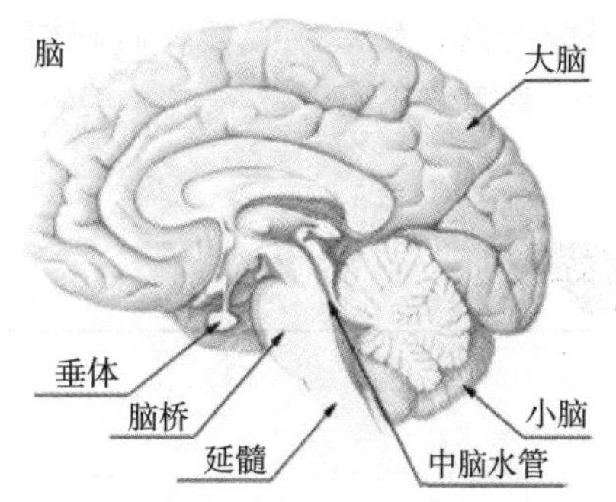

图 1–27 垂体在脑中的位置

垂体分为腺垂体和神经垂体两部分。其中，神经垂体本身不会制造激素，主要是贮存抗利尿激素和催产素。垂体对幼儿的生长、发育及成熟起着重要作用。

幼儿垂体的特点：

（1）若幼儿期生长激素分泌过多，易患巨人症，身高超常。

（2）若生长激素分泌过少，易患侏儒症，生长迟缓，身材矮小，性器官发育不全，但智力正常。

（三）胸腺

胸腺既是一个淋巴器官，也是一个内分泌器官。研究表明，胸腺与机体的免疫功能有着密切关系。同时，胸腺与人体的衰老也有关系。

幼儿胸腺的特点：

（1）幼年时，胸腺腺体逐渐增大，青春期以后减小，到了成年，胸腺逐渐萎缩。

（2）幼儿期若胸腺发育不完善，会影响机体的免疫功能，导致反复出现呼吸系统感染、腹泻等疾病。

（四）松果体

松果体主要分泌褪黑素，褪黑素又被称为黑素细胞凝集素，主要功能是促进睡眠和抑制性腺发育。

幼儿松果体的特点：

松果体在幼儿期比较发达，到青春期逐渐萎缩并钙化。

二、幼儿内分泌系统的卫生保健

（一）组织好幼儿的睡眠

一个人能长多高，既受遗传因素的影响，又受后天环境的影响。垂体分泌生长激素，一昼夜间，生长激素的分泌不均匀。幼儿在夜间入睡后，生长激素才大量分泌。所以，孩子长个子，主要是在夜间悄悄地长。睡眠时间不够，睡眠不安，就会影响孩子的身高，使遗传的潜力不能充分发挥。幼儿园要组织好幼儿的睡眠，使幼儿睡眠时间充足，睡得踏实。

（二）安排好幼儿的膳食

碘是合成甲状腺素的原料。若缺碘，除了脖子粗以外，最大的威胁是影响幼儿的智力发育以及听力下降、言语障碍等。所以，供给幼儿的饮食中要注意补碘，如食用加碘食盐，多吃海带、海鱼等，以保证幼儿的正常需要。

（三）预防性早熟

性早熟是幼儿内分泌系统的常见发育异常现象，是指女童 8 岁前，男童 9 岁前呈现第二性征发育的异常性疾病。女童主要表现为乳房发育，月经初潮。男童主要表现为阴茎增大，声音变粗。性早熟会影响幼儿的最终身高，易造成心理障碍和误入歧途。近年来性早熟患儿增加快速，要注意预防，如饮食科学、合理，避免使用营养品和成人美容用品，避免食用含激素的蔬菜、水果、饮料和动物性食品等。

本章小结

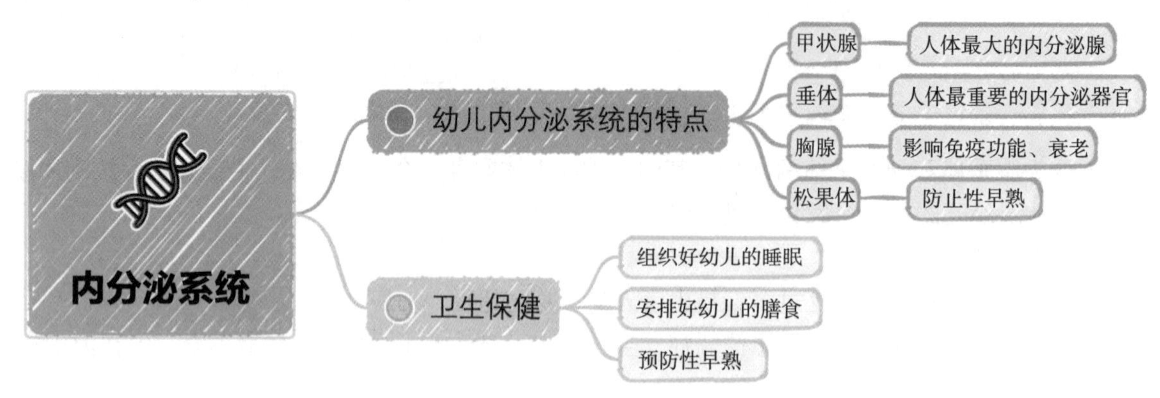

重点1：内分泌系统的激素分泌和作用

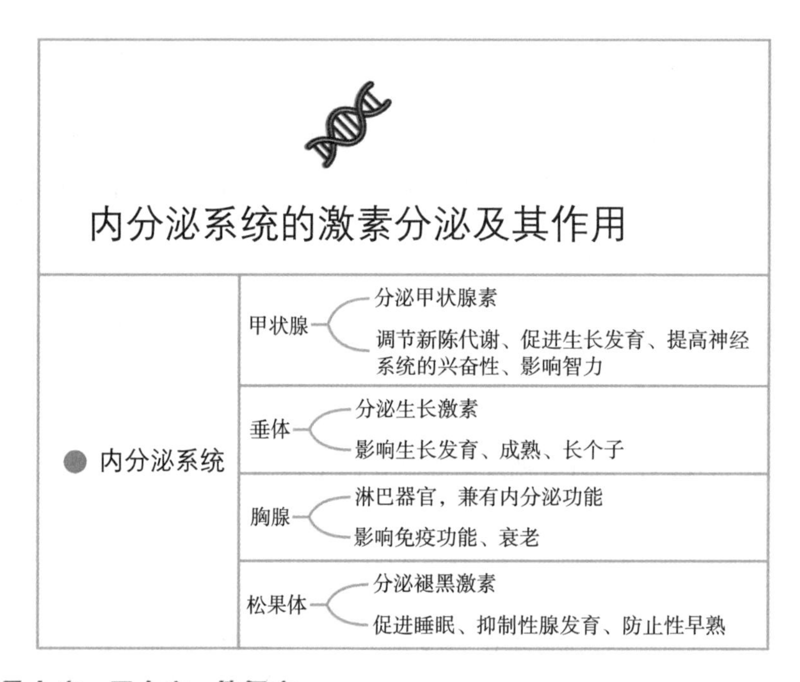

重点2：区别呆小症、巨人症、侏儒症

呆小症：又称克汀病，是幼儿期甲状腺分泌不足所导致，造成幼儿生长发育迟缓，身高比例失常，躯干长、下肢短；头骨过早停止发育，大脑不发达，智力低下；有不同程度的听力和语言障碍，呈痴呆面容，基础代谢过低。

巨人症：生长激素分泌过多，则会生长过速，若一直持续，成年后可能患巨人症。巨人症多数发生在18或20岁以下，症状是生长发育过度，身高多在2米左右；食欲强，肌肉发达；但在衰退期，精神不振，乏力，背佝偻，迟钝。

侏儒症：幼儿期，如果脑垂体分泌的生长激素不足，可造成垂体性侏儒症。侏儒症患者出生时多数正常，2岁以后逐渐与同龄者显出差距，骨龄、出牙及囟门闭合明显延迟，身高较同龄幼儿低30%，成人后身高不及13米，但患者身体各部分比例较匀称，智力大多正常。

重点 3：区别甲状腺功能亢进、甲状腺功能减退

甲状腺功能亢进：简称甲亢，是由于甲状腺素分泌过多引起的一种疾病，经常表现为心慌、心跳过速、多汗、食欲亢进等。患儿大多是 6 岁以上的学龄幼儿，主要表现是甲状腺肿大、眼睛突出、很少眨眼、多汗、心率快、脾气急躁、易激动、基础代谢率增加。

甲状腺功能减退：简称甲减，由于甲状腺分泌不足而引起的疾病，主要表现为黏液性水肿。

课后习题 1-6

一、判断题

1. 侏儒症和呆小症的典型症状一致。（　　）
2. 甲状腺功能亢进简称甲亢，是由于甲状腺分泌过少引起的一种疾症。（　　）
3. 甲状腺是人体最小的内分泌腺。（　　）
4. 生长激素分泌越多越好。（　　）
5. 松果体的主要功能是防止性早熟。（　　）
6. 胸腺在幼儿期最大。（　　）
7. 缺碘会导致甲状腺肿大，俗称大脖子病。（　　）
8. 幼儿要保证一定的睡眠时间，主要原因是幼儿生长激素在白天和晚上都分泌比较多。（　　）
9. 幼儿期胸腺发育不完善会影响免疫功能，幼儿会视力降低。（　　）
10. 松果体在青春期时逐渐萎缩。（　　）

二、选择题

1. 内分泌之王是（　　）。

A. 胸腺　　B. 脑垂体　　C. 甲状腺　　D. 松果体

2. 下列说法错误的是（　　）。

A. 胸腺与机体的免疫功能有关系
B. 大脖子病是甲状腺分泌异常造成的
C. 甲状腺是人体最大的内分泌腺
D. 在较暗的环境里，松果体分泌较少

3. 幼儿晚上睡觉期间，照护者尽量（　　）。

A. 不要打扰　　B. 可以随时逗弄
C. 不予照护　　D. 以上都不正确

4. 脑垂体分泌的生长激素从（　　）到（　　）都影响着人体的生长。

A. 出生；少年　　B. 出生：青春期
C. 幼儿期；青春期　　D. 出生；终身

5. 胸腺在胚胎期是（　　）器官，在成年期可产生（　　）细胞等。

A. 造血；免疫　　B. 淋巴；造血
C. 免疫；淋巴　　D. 造血；淋巴

三、案例分析

明明是一名 5 岁的小男孩，他却只有不到一米的个子。但是明明的智力没有问题，各方面表现都很正常。明明妈妈很着急，不知道为什么会出现这种情况。

请问：你认为是什么原因导致明明个子不高？如果你是老师，你会给家长提出什么建议呢？

单元七 幼儿循环系统的生理解剖特点和卫生保健

导学视频

【案例导入】

中班幼儿在开始体育活动前，王老师忘记带领幼儿做热身运动，但丝毫没有影响到幼儿的热情，他们不停地奔跑，玩耍。过了一会儿突然发现亮亮脸色苍白，王老师赶紧对他进行紧急处理，其他幼儿竟然一直坚持玩到了30分钟才停止。

你认为这次的体育活动开展得成功吗？

一、幼儿循环系统的特点

循环系统是人体内封闭的管道系统，由血液循环系统和淋巴系统组成。循环系统的功能包括运输和免疫。血液循环系统是人体的运输系统，运输氧气、养料、废物及其他代谢物质，维持机体内环境的平衡；淋巴系统是人体的重要防卫系统，能生成淋巴细胞和抗体，参与机体免疫，并维持机体内环境的稳定和体温的恒定。

（一）血液循环系统

血液循环系统（图1–28）是一个密封的、连续性的管道系统，由血液、心脏、血管组成。血液在循环全身的过程中，把携带的氧气和营养物质输送给组织和细胞，再把二氧化碳和代谢废物运送到肺及排泄器官；肺呼出二氧化碳，肾脏、皮肤将代谢废物排出体外。

1. 心脏

心脏是血液循环的动力器官。心脏位于胸腔内，位于两肺间偏左前方，其大小类似于人的拳头，外形像倒放的桃子，它通过收缩和舒张把血液送至全身。心脏内有纵行的心中隔，把心脏分为左心房、左心室和右心房、右心室两个互不相通的部分。在心房与心室之间、心室与动脉之间还有一些活门，叫作瓣膜。瓣膜只能向一个方向开放，控制着血流的方向，以防止血液倒流，瓣膜开放与关闭时发出的声音，叫作心音。

幼儿心脏的特点：

（1）幼儿心脏体积比例相对大于成人，青春期后逐渐达到成人水平。

（2）心肌收缩力差，心率快。幼儿心脏发育不完善，心肌纤维细弱，心脏容量小，收缩能力较弱，每搏输出的血量比成人少。为了满足旺盛的新陈代谢的需要，只有增加脉搏的频率来弥补，因此，幼儿的心率比成人快。新生儿140次/分钟，幼儿95～105次/分钟，成人72次/分钟。

（3）心脏活动的节奏性差。心脏活动是受神经系统调节的，支配心脏活动的神经纤维的发育要在幼儿10岁左右才基本完成。因此，幼儿在10岁以前，往往会出现心搏不稳定、脉搏不规律的现象。

正常情况下，心率和脉搏是一致的。由于幼儿的神经系统发育不够完善，对心率的控制能力差，心率的快慢容易受外界刺激因素（如紧张、进食、哭闹、兴奋等）的影响，因此，应在他们处于安静状态时测量其脉搏。

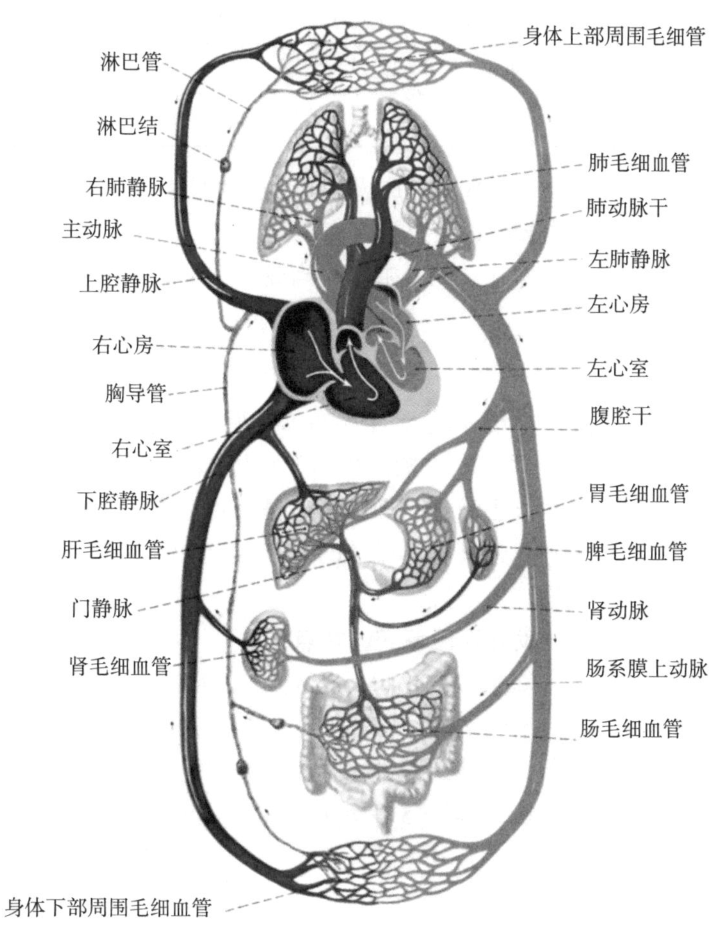

图 1–28 血液循环系统

2. 血管

血管分为动脉、静脉和毛细血管三种。动脉是血液从心脏流向全身所经过的血管，管壁厚、有弹性，血流速度快。静脉是把血液从身体各部流回心脏的血管，管壁较薄，管腔较大，血流速度慢。毛细血管是动脉和静脉之间连接的血管，管径细小，管壁薄，通透性大。

幼儿血管的特点：

（1）幼儿血管的内径较成人粗，管壁薄，弹性小。因此，幼儿年龄越小，血压越低。

（2）幼儿的血管较成人短，且毛细血管丰富，血流量大，供氧充足，这可以帮助幼儿及时消除疲劳，促进其生长发育。

3. 血液

血液是心脏和血管里的液体，由血浆和血细胞组成。血浆中 90% 以上是水分，其他为钙、维生素、各种酶等，主要功能是运载血细胞，运输养料和废物等。血细胞分为红细胞、白细胞和血小板。红细胞的功能是运输氧气和二氧化碳。白细胞的功能是吞噬病菌，参与免疫。血小板的主要功能是促进止血和加速血液凝固。

幼儿血液的特点：

（1）幼儿年龄越小，血液量与体重的比例越高，血量相对较成人多。幼儿血液总量增加快，利于其生长发育。

（2）幼儿血液中血浆含水分较多，含凝血物质（纤维蛋白、钙等）较少，因此，幼儿出血时血液凝固得较慢（表 1–3）。幼儿血液中红细胞含血红蛋白的数量较多，并具有强烈的吸氧性，这有利于幼儿的新陈代谢。

表 1-3 不同年龄段的凝血速度表

年龄	新生儿	幼儿	成人
凝血速度	8～10 分钟	4～6 分钟	3～4 分钟

（3）幼儿血液中白细胞数量在 5～6 岁时和成人接近，但中性粒细胞较少，防御功能较差的淋巴细胞较多，因此，幼儿抵抗疾病的能力较差，易感染疾病。

（4）幼儿血液循环量增加快，易贫血。幼儿喂养不当或严重挑食偏食及生长发育过快时，加之消化吸收功能较差，就易导致贫血。

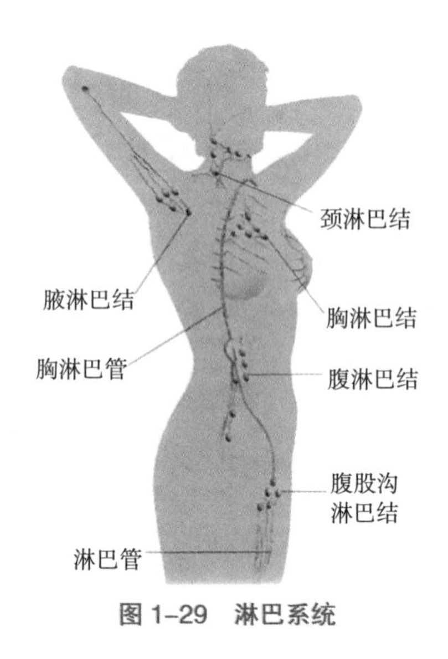

图 1-29 淋巴系统

（二）淋巴系统

淋巴系统（图 1-29）是循环系统的一个组成部分，是血液循环的辅助部分，包括淋巴管、淋巴结、脾、扁桃体等。其主要功能是运输全身淋巴液进入静脉，是静脉回流的辅助装置。此外，淋巴结、扁桃体和脾，还具有生成淋巴细胞、清除体内微生物等有害物质、产生抗体等作用。

幼儿淋巴系统的特点：

新生儿的淋巴系统尚未发育完善，但在幼儿期，淋巴系统发育最快，淋巴结的防御和保护功能较完善，表现为幼儿期常有淋巴结肿大的现象，尤其是扁桃体肿大发炎等更为常见。4～10 岁时，扁桃体发育达到高峰，14～15 岁逐渐退化。因此，幼儿园应经常检查幼儿的淋巴结和扁桃体，尤其在晨、午检时，应把扁桃体作为检查的重要内容之一，做到早发现、早治疗。

二、幼儿循环系统的卫生保健

（一）保证营养，防止贫血

幼儿生长发育迅速，血液总量增加较快，因而所需补充的造血原料也相应较多，合成血红蛋白需铁和蛋白质为原料，缺乏铁可导致缺铁性贫血。维生素 B_{12} 和叶酸虽然不是直接的造血原料，但由于它们与红细胞的发育成熟有关，因而，人体若缺少它们，可导致营养性巨幼红细胞贫血。所以，应纠正幼儿挑食偏食的毛病，适当增加含铁和蛋白质较为丰富的食物，如猪肝、瘦肉、大豆等。

（二）合理安排幼儿的一日活动

在组织幼儿一日活动时，要注意动静交替、劳逸结合，避免幼儿长时间精神过度紧张，使心脏保持正常的功能。要养成幼儿按时睡眠的习惯，因为安静时所需要的血液量比活动时少，可以减轻心脏的负担。

（三）组织体育锻炼，增强体质

组织幼儿参加适合年龄特点的体育锻炼和户外活动，可促进血液循环，增强造血功能，使心肌粗壮结实，收缩力加强，提高心肌的工作能力，增强幼儿心脏的功能。因此，应注意让幼儿每天有体育活动时间，但对不同年龄、不同体质的幼儿应安排不同时间、不同强度的活动。避免长时间的剧烈活动以及要求憋气的活动。如果幼儿运动量过大，使心跳太快，反而会减少每次心跳的血液输出量，表现为面色苍白、心慌恶心、大汗，严重时会晕厥。

运动前做好准备活动，结束时做整理活动，剧烈运动时不可立即停止，以免造成脑暂时缺血而晕倒。剧烈运动后不宜立刻喝大量的开水，以免过多的水分吸收入血液而增加心脏的负担。如果运动时出汗过多，可让幼儿喝少量的淡盐开水，以维持体内无机盐的平衡。

（四）幼儿的衣着要宽大舒适

窄小的衣服会影响血液的流动和养料、氧气的供给，因此幼儿的衣服应宽大舒适，以保证血液循环的畅通。

（五）要预防传染病和放射性污染

幼儿血液中含吞噬细菌作用的白细胞较少，所以抗病能力差，易患传染病。因而，要关心幼儿的起居活动，预防各种传染病，从而避免因各种传染病引起的心脏疾病。此外，幼儿生病发烧时，一定要卧床休息，以减轻心脏负担。某些药物和放射性污染会危害幼儿的造血器官，也要注意预防。

（六）预防动脉硬化应始于幼儿

预防动脉硬化关键在一个“早”字，帮助幼儿形成有利于健康的饮食习惯非常重要。幼儿膳食应控制胆固醇和饱和脂肪酸的摄入量，同时宜少盐。口味“淡”这将使幼儿受益终生。

（七）避免神经刺激

过度或突然的神经刺激，会影响幼儿心脏和血管的正常功能，所以要为幼儿提供轻松、和谐的生活环境，避免神经受刺激。

本章小结

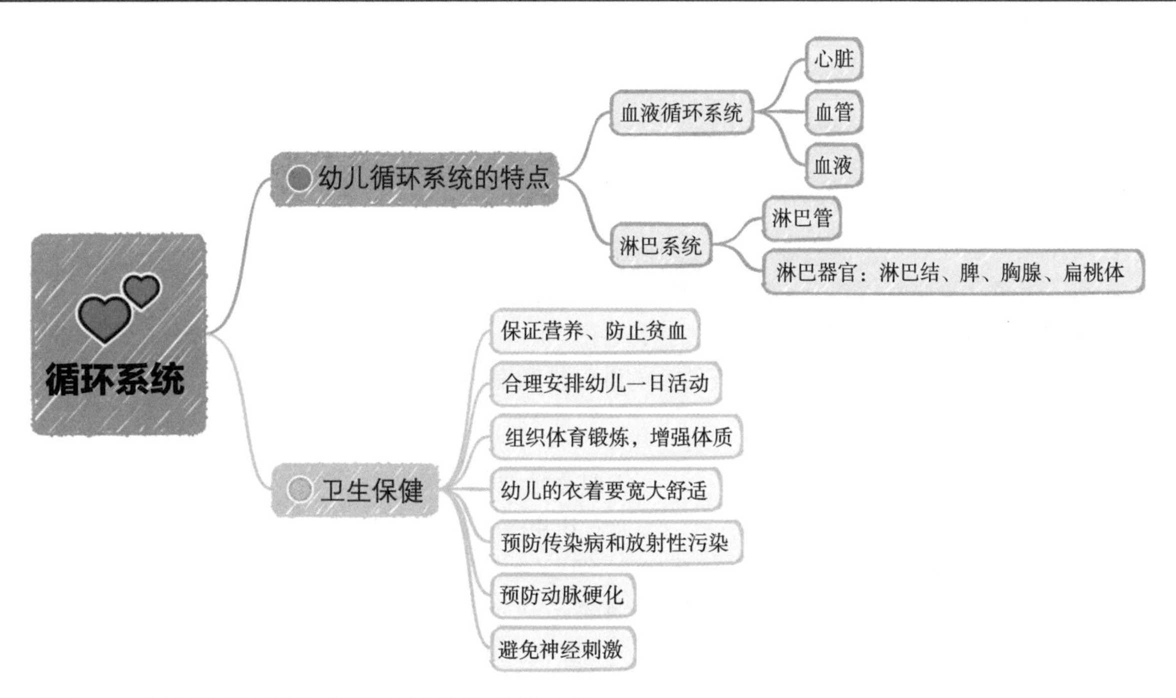

重点1：血液循环系统和淋巴系统的关系及功能

循环系统的功能包括运输和免疫。血液循环系统负责运输氧气、养料、废物和其他代谢物，维持机体内环境的平衡。

淋巴系统是血液循环的辅助部分，运输淋巴液进入静脉，是静脉回流的辅助装置，它能生成淋巴细胞和抗体，参与机体免疫，维持机体内环境的稳定和体温的恒定。

重点 2：幼儿血液的功能和特点

幼儿血液的功能和特点

血浆	运载血细胞、运输养料和废物		幼儿血浆含水分较多
血细胞	红细胞	运输氧气和二氧化碳	幼儿红细胞含血红蛋白数量较多，吸氧性强，有利于新陈代谢
	白细胞	吞噬病菌、参与免疫	幼儿在 5 ~ 6 岁白细胞数量接近成人，中性粒细胞较少，抵抗疾病能力差，易感染
	血小板	促进止血、加速血液凝固	幼儿凝血物质少，血液凝固慢

课后习题 1-7

一、判断题

1. 成年后，红骨髓都会变成黄骨髓，失去造血功能。（ ）
2. 幼儿血液中血浆含凝血物质较多，含纤维蛋白、水和钙等较少。（ ）
3. 血液循环系统负责运输氧气、养料、废物和其他代谢物，维持机体内稳定和体温的恒定。（ ）
4. 血液循环的动力器官是心脏，位于胸腔内，由平滑肌组成。（ ）
5. 幼儿运动后不要立即停止，要开展整理放松活动。（ ）
6. 幼儿年龄越小血压越高。（ ）
7. 在幼儿剧烈运动后，不能立即饮用大量的白开水，可以饮用少量的淡糖水。（ ）
8. 瘦肉、蛋黄、豆腐脑等含有丰富的铁和蛋白质，有利于预防缺铁性贫血。（ ）
9. 红细胞中含有血红蛋白较多，有很强的吸氧性。（ ）
10. 教师在晨检和午检时，要经常检查幼儿的淋巴结和扁桃体，两者选一即可。（ ）

二、选择题

1 扁桃体发育在（ ）时达到高峰，（ ）时逐渐退化。

A. 3 ~ 4 岁；14 ~ 15 岁　　B. 4 ~ 7 岁；13 ~ 16 岁

C. 7 ~ 10 岁；2 ~ 15 岁　　D. 4 ~ 10 岁；14 ~ 15 岁

2. 幼儿的心率较成人（ ），随着年龄增长逐渐（ ）。

A. 快；减慢　　B. 慢；快

C. 平稳；稳定　　D. 慢；正常

3. 毛细血管的特点是（ ）。

A. 管径大，管壁薄，通透性大　　B. 管径小，管壁薄，通透性差

C. 管径小，管壁薄，通透性大　　D. 管径小，管壁厚，通透性大

4. 幼儿出血后凝血慢的原因是（ ）。

A. 血浆含水分较少，含凝血物质也少　　B. 血浆含水分较多，含凝血物质较少

C. 血浆含水分少，含凝血物质多　　D. 以上都不对

5. 新生儿的淋巴系统（　　），不能有效阻止细菌，感染时会（　　）。

A. 有较强的免疫力；慢慢渗透　　B. 尚未发育完善；扩散

C. 逐渐完善；产生抗体　　D. 扁桃体肿大；增强抵抗力

三、案例分析

布丁最近又胖了，小肚子圆滚滚的，看着可爱极了，但是妈妈却发愁了，她担心孩子长大了是个胖子，听说穿紧身衣可以控制幼儿的胃的食量，达到一定的减肥效果，于是妈妈马上给他买了铅笔裤和塑身衣。布丁穿着这一套呼吸都困难了，走路也不自然了。

请问：案例中妈妈的做法对吗？为什么？

单元八　幼儿神经系统的生理解剖特点和卫生保健

导学视频

【案例导入】

圆圆妈妈最近发现，圆圆在家里来了客人之后，经常会表现出“人来疯”的现象，说话声音比平时大了，还表现得特别激动兴奋，平时他在家比较安静，也没有出现过这么热情的情况。这让圆圆妈妈很是疑惑。

请问：你觉得这种现象正常吗？

一、幼儿神经系统的特点

神经系统（图 1-30）是人体生命活动的主要调节机构，在人体各大系统中，率先发育。在神经系统的统一指挥下，机体各器官、系统各司其职，成为对立统一的整体。

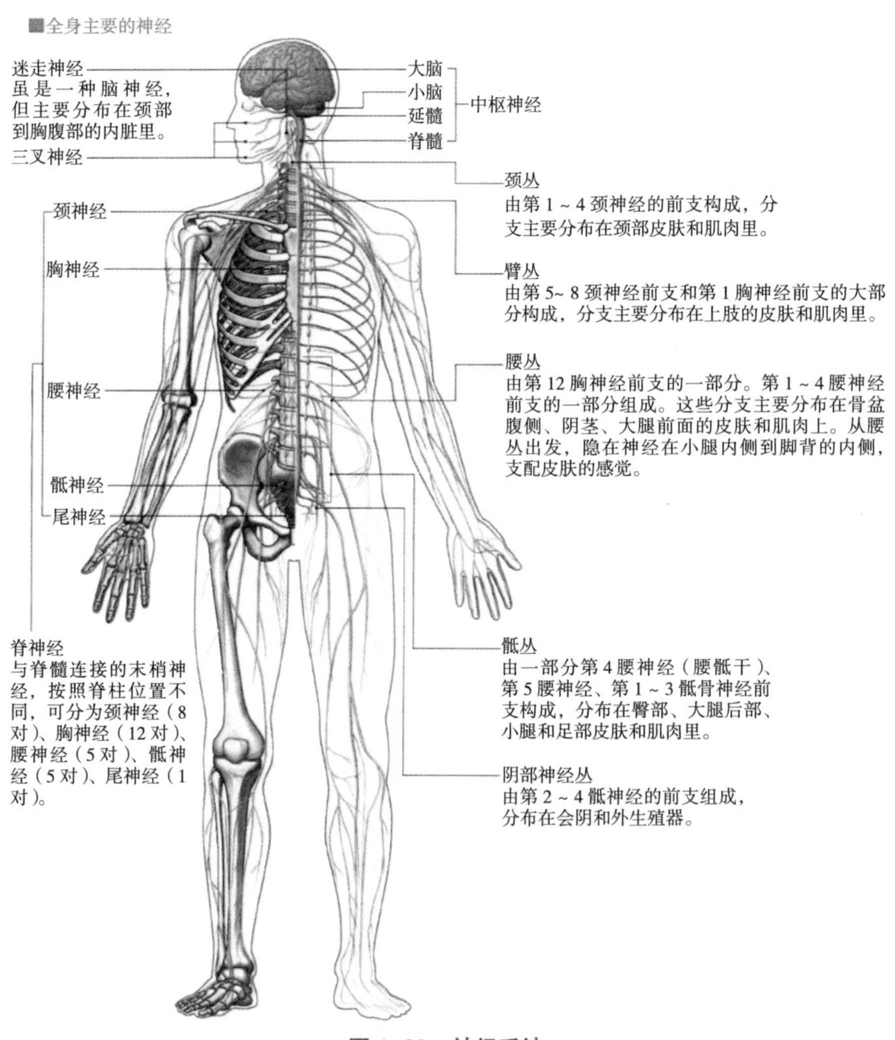

图 1-30　神经系统

神经系统分为中枢神经系统和周围神经系统两部分。

中枢神经系统包括脑和脊髓。脑是中枢神经系统的高级部位，脑的构造主要包括脑干、小脑与前脑三部分。它们的功能主要如表 1–4。

表 1–4 脑的构成

脑的构成	
脑干	1. 延髓：延髓居于脑的最下部，与脊髓相连；其主要功能为控制呼吸、心跳、消化等
	2. 脑桥：脑桥位于中脑与延髓之间。脑桥的白质神经纤维，通到小脑皮质，可将神经冲动自小脑一半球传至另一半球，使之发挥协调身体两侧肌肉活动的功能
	3. 中脑：中脑位于脑桥之上，恰好是整个脑的中点。中脑是视觉与听觉的反射中枢，凡是瞳孔、眼球、肌肉等活动，均受中脑的控制
	4. 网状系统：网状系统居于脑干的中央，是由许多错综复杂的神经元集合而成的网状结构。网状系统的主要功能是控制觉醒、注意、睡眠等不同层次的意识状态
小脑	位于大脑及枕叶的下方，恰在脑干的后面，是脑的第二大部分。小脑由左右两个半球所构成，且灰质在外部，白质在内部。在功能方面，小脑和大脑皮层运动区共同控制肌肉的运动，以调节姿势与身体的平衡
前脑	属于脑的最高层部分，是人脑中最复杂、最重要的神经中枢。前脑又分为视丘、下视丘、边缘系统、大脑皮质四部分

脊髓是低级部位，主要功能是反射和传导。中枢神经系统的主要功能是接收传入的各种信息，经过综合分析后，通过传出神经，身体就会做出相应的反应。

周围神经系统包括 12 对脑神经、31 对脊神经及自主神经，它们分布于全身各处。主要功能是在中枢神经的控制下调节机体的呼吸、循环、分泌、排泄、生长和生殖等，并影响组织的新陈代谢。

知识拓展：你知道条件反射是什么吗？

反射包括非条件反射和条件反射。非条件反射是指人生来就有的先天性反射，是一种比较低级的神经活动，由大脑皮层以下的神经中枢（如脑干、脊髓）参与即可完成，膝跳反射、眨眼反射、缩手反射、婴儿的吮吸、排尿反射等都是非条件反射。神经系统高级神经活动的方式是条件反射，它是建立在非条件反射基础上的、经学习才会的反射，是后天学习、积累经验的反射活动。条件反射的建立提高了人适应环境的能力。如小儿的吮吸反射，接触奶头就吮吸是先天的反射，以后喂奶时的姿势、奶瓶、奶头的形象等都可能引起孩子的吮吸反射；又如我们常说的望梅止渴、触景生情、谈虎色变等都是条件反射。

幼儿神经系统的特点：

1. 幼儿中枢神经系统的特点

（1）脑发育迅速，重量变化快。妊娠 3 个月时，胎儿的神经系统已基本成形。出生前半年至出生后一年是脑细胞数目增长的重要阶段，新生儿脑的重量约 350g，6 岁达 1200g，7 岁左右已经基本接近成人。脑的迅速发育为建立各种条件反射提供了生理基础，也为实施早期教育提供了物质基础。

（2）神经系统发育不均衡。新生儿出生时脊髓和延髓基本已发育成熟，这确保了新生儿的呼吸、消化、血液循环及排泄等系统器官的正常活动。小脑发育则相对较晚，这是幼儿早期肌肉活动不协调的主要原因。1 岁左右迅速发育，但走路步履蹒跚，3 岁走路平稳，但摆臂和迈步尚不协调；到 5 ~ 6 岁时，就能准确协调地进行各种动作，维持身体的平衡。

2. 幼儿周围神经系统的特点

（1）易兴奋，易疲劳。幼儿大脑皮质发育尚未完善，兴奋过程占优势，抑制过程不完善，兴奋过程强于抑制过程。幼儿兴奋持续时间短，且易泛化，主要表现为容易激动，控制能力差，对事物保持注意力的时间短，常随着兴趣的改变而转移注意力，当高度兴奋或精力高度集中时，很快会发生疲劳，年龄越小，该特点越明显。但由于其新陈代谢旺盛，疲劳恢复也快。

（2）脑细胞耗氧量大，需要充足的氧气。幼儿脑耗氧量占全身耗氧量的 1/2，而成人只占 1/4。幼儿容易因脑缺氧造成身体不适，长期缺氧会影响脑部发育，从而导致智力发育障碍。

（3）葡萄糖是唯一提供脑神经活动能量的物质。幼儿相对于成人，易发生低血糖，如头晕、注意力不集中等现象。因此，幼儿的饮食中要注意糖类的适量摄取。

（4）植物性神经发育不完善。幼儿交感神经兴奋性强而副交感神经兴奋性较弱，如心率及呼吸频率快，但节律不稳定；胃肠消化能力易受到情绪的影响。

二、幼儿神经系统的卫生保健

（一）制定和执行合理的生活制度

幼儿园应根据幼儿生理特点，为不同年龄的幼儿安排好一天的活动时间和内容。丰富的活动，特别是适合幼儿年龄特点的体育锻炼，能促进脑的发育，提高神经系统反应的灵敏性和准确性。活动内容和方式应注意动静交替，使大脑皮质的神经细胞能轮流地工作和休息，以避免过度疲劳。

为此，制定幼儿的生活制度要注意以下几点：一日活动中游戏活动时间多，教学活动时间少；各项活动时间较短，内容与方式多变；进餐间隔时间短，睡眠时间长；生活自理时间比较多；保证幼儿呼吸到新鲜空气，幼儿脑耗氧几乎占全身耗氧量的 1/2，成人只占 1/4，因此幼儿生活的环境应空气新鲜，以确保幼儿发育对氧气的需求等。总之，生活有规律，形成良好习惯，使幼儿大脑皮质在兴奋与抑制过程中有规律地交替进行，可以更好地发挥神经系统的功能。

（二）保证充足的睡眠

睡眠可使中枢神经系统、感觉器官和肌肉得到充分的休息。睡眠是一种保护性抑制，睡眠时脑组织的能量消耗减少，而且睡眠时脑垂体分泌的生长激素多于清醒时的分泌量，所以，睡眠与幼儿的生长发育关系密切。长时间睡眠不足，会影响婴幼儿身体和智力的发育。幼儿年龄越小，神经系统越脆弱，所需要的睡眠时间就越多（表 1–5），体弱幼儿更应睡眠充足，因此，幼儿园要培养幼儿午睡和夜间按时睡眠的习惯。

表 1–5　不同年龄幼儿一昼夜需要的睡眠时间

年龄	新生儿	1 岁	3 岁	4 ~ 5 岁	6 岁	成人
睡眠时间/h	24	17	14.5	13	12	8

（三）提供合理的营养

营养是大脑发育的物质基础。幼儿脑组织增长十分迅速，需要补充充足的营养。此外脑细胞活动需要消耗大量的能量，这也需要充足的能源物质的供给。充足的营养能促进脑的发育，营养不良则会给脑的发育带来不良的影响，使高级神经活动发生障碍，表现为学习时注意力涣散，记忆力减退，反应迟钝，语言发展缓慢等。因此应为幼儿提供优质蛋白质、脂类、无机盐等，以保证幼儿神经细胞发育的数量及质量。

（四）创造良好的生活环境，使幼儿情绪安定愉快

心情舒畅、精神愉快是幼儿身心健康发展的基本保证。情绪不愉快，精神过于压抑，都会抑制脑垂体的分泌活动，使幼儿消化不良，生长发育迟缓，心理不能得到健康发展。幼儿园保教人员要关心热爱

幼儿，要全面细致地照顾他们，努力为他们创造一个轻松愉快的生活环境。如可选择一些曲调优美、轻柔、明快但没有歌词的曲子，在幼儿游戏、画画、吃饭时欣赏。幼儿教师要坚持正面教育，不伤害幼儿的自尊心；不歧视有缺陷的幼儿；严禁体罚或变相体罚幼儿。

（五）开发右脑，协调左右脑

“人有一个头，但有两个脑袋”，这是神经生理学家对大脑研究成果的一种形象概括。大脑两半球的功能是不同的，各具特点。左脑半球主要通过语言和逻辑来表达内心世界，负责理解文学语言以及数学计算。右脑半球主要通过情感和形象来表达内心世界，负责鉴赏绘画，欣赏音乐，欣赏自然风光，凭直觉观察事物，把握整体等。开发右脑是婴幼儿知识积累的基础，能提高幼儿的观察力和思考力，所以要有意识加强幼儿左侧肢体的锻炼。应让幼儿多参加体育游戏和全身性运动，这样能促进幼儿脑的发育，提高神经系统反应的灵敏性和准确性。让幼儿多动手，在活动中“左右开弓”，两手同时做手指操、进行攀爬和做各种幼儿基本体操，玩穿珠子游戏等，还应注意让幼儿尽早使用筷子进餐，学会使用剪刀，以更好地促进大脑两半球的均衡发育。

本章小结

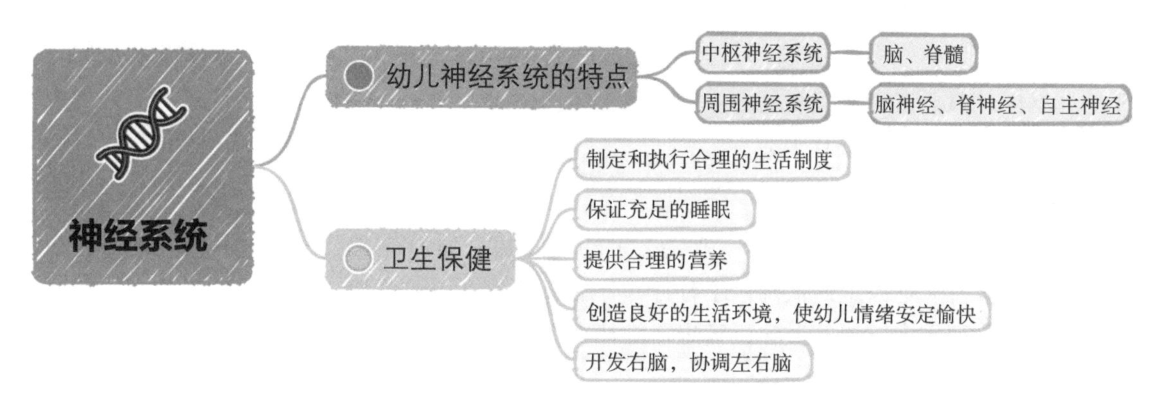

重点 1：神经系统发育是不均衡的

新生儿的脊髓和延髓基本发育成熟，小脑发育比较晚，是幼儿早期肌肉活动不协调的主要原因。幼儿在 1 岁左右小脑发育迅速，走路时步履蹒跚；3 岁时走路平稳，但是摆臂和迈步不协调；5 ~ 6 岁时动作协调，能够很好地维持身体平衡。

重点 2：不同神经系统的位置

中枢神经系统主要分布在颅腔内和椎管内，周围神经系统的脑神经主要分布在头部，脊神经主要分布在躯干四肢，自主神经主要分布在平滑肌、心肌、腺体等。

课后习题 1-8

一、判断题

1. 幼儿的自主神经中，交感神经的兴奋性越强，副交感神经的兴奋性则越强。（　　）

2. 新生儿的脑重量约为 300 克，6 岁时可以达到 1200 克，7 岁左右接近成年人。（　　）

3. 幼儿脑的迅速发育为机体建立各种条件反射提供了生理基础，也为幼儿的早期教育提供了物质基础。（　　）

4. 脑是中枢神经的高级部位，主要功能是反射和传导。（　　）

5. 幼儿在 1 岁左右走路踉踉跄跄，5 ~ 6 岁动作协调，主要原因是大脑起着维持平衡的作用。（　　）

6. 葡萄糖是为脑神经活动提供能量的物质之一。（　　）

7. 在日常生活中要晚点让幼儿学会“左右开弓”。（　　）

8. 幼儿周围神经有易兴奋、易疲劳的特点，他们的大脑皮层发育尚未成熟，抑制过程强于兴奋过程。（　　）

9. 幼儿保持充足的睡眠可以使神经系统得到充分的休息。（　　）

10. 神经系统具有调节功能，使人体成为一个统一的整体。（　　）

二、选择题

1.（　　）是大脑发育的物质基础。

A. 遗传　　B. 睡眠　　C. 营养　　D. 教育和环境

2. 神经系统分为（　　）。

A. 中枢神经系统和周围神经系统　　B. 脑和脊髓

C. 脑神经、脊神经和自主神经　　D. 以上都不正确

3. 脑神经共（　　）。

A. 10 对　　B. 8 对　　C. 6 对　　D. 12 对

4. 幼儿对缺氧的耐受力比成人（　　）。

A 强　　B. 弱　　C. 差不多　　D. 强很多

5. 幼儿脑的耗氧量占全身耗氧量的（　　）。

A. 1/2　　B. 1/3　　C. 1/4　　D. 1/5

三、案例分析

帅帅马上就满三岁了，今年下半年就要去上幼儿园了，帅帅妈妈很焦虑，不想让孩子输在起跑线上，所以她让帅帅每天吃大量的核桃，还有各种补脑产品，希望帅帅更聪明。

请问：你认为案例中妈妈的做法正确吗？为什么？

单元九　幼儿生殖系统的生理解剖特点和卫生保健

导学视频

【案例导入】

幼儿在三岁左右会发现男女之间的一些差别，常常会问一些“我是从哪儿来的”之类的问题，而家长往往会有各式各样的回答，比如说“你是捡来的”“充话费送的”等等一些错误的答案。

请问：如果你是教师，会怎样回答呢？

一、幼儿生殖系统的特点

生殖是生物繁衍后代，保证种族延续的重要生命过程。生殖系统的构成有两种分法。一是按性别区分，可分为男性生殖系统和女性生殖系统。二是按结构划分，可分为内生殖器和外生殖器。男性外生殖器官主要有阴茎和阴囊，内生殖器官有睾丸、附睾、输精管、精囊、射精管和前列腺等。女性外生殖器官主要有大阴唇、小阴唇、阴蒂和前庭大腺等，内生殖器官有输卵管、子宫、阴道及卵巢。

幼儿生殖器官的特点：

（一）幼儿生殖系统发育缓慢，青春期发育迅速

男童在 1 ~ 10 岁时生殖系统发育缓慢。女童的生殖系统发育较早，在胎儿期的最后几个月已经成熟，只是在性成熟后才开始排卵。

（二）幼儿时期是性心理发育的关键时期

幼儿期是形成性角色、发展健康的性心理的关键期。3 岁左右，幼儿会发现男女之间的一些差异，如男女小便的姿势不同；并对“我是怎么来到这个世界的”之类的问题感兴趣。

二、幼儿生殖系统的卫生保健

（一）引导幼儿正确认识生殖系统

教师应注意对幼儿进行科学的、系统化的性教育，使幼儿形成正确的性别自我认同，提高自我保护意识，防范性侵害。

（二）科学预防性早熟

教师与家长要科学认识性早熟的危害。幼儿发育过早会缩短骨骼生长期，使骨骺闭合过早。幼儿性早熟不是生殖系统发育异常造成的，而是内分泌系统发育异常造成的。所以家长要学习科学的育儿知识，很多保健品中含有激素，不要盲目进补；同时，避免环境类激素危害幼儿。

（三）保持外生殖器的卫生

培养幼儿养成每天清洗外阴部的习惯，要有专用毛巾和洗屁股盆。

本章小结

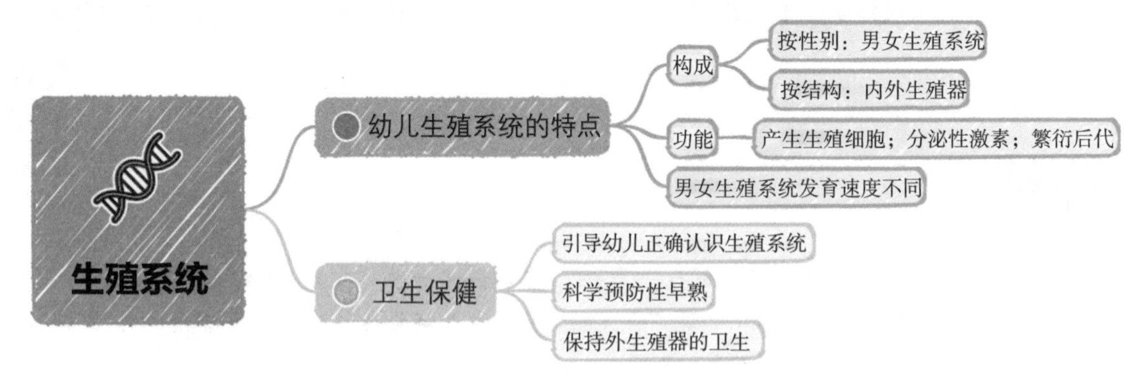

重点 1：男女生殖系统发育速度不同

男童在 1 ~ 10 岁时生殖系统发育缓慢。女童的生殖系统发育较早，在胎儿期的最后几个月已经成熟，只是在性成熟后才开始排卵。

重点 2：科学预防性早熟的方法

（1）科学地对幼儿进行进补，学习科学育儿知识。很多保健品中含有激素，会导致幼儿性早熟，性早熟后，幼儿骨骼生长期会缩短，使骨骺闭合过早，身高无法达到理想状态。

（2）家长和教师做好家园合作，让家长了解科学的育儿方法。

课后习题 1-9

一、判断题

1. 男童的生殖系统比女童发育得早。（　　）
2. 内分泌系统发育异常可能导致性早熟。（　　）
3. 男童在 1 ~ 10 岁时生殖系统发育迅速。（　　）
4. 性早熟对幼儿的个子几乎没有影响。（　　）
5. 女童的生殖系统在胎儿期最后几个月已经成熟，性成熟后开始排卵。（　　）
6 性成熟过早有可能造成幼儿心理障碍。（　　）
7. 成人的化妆品不适合幼儿使用，里面的激素会促使幼儿性早熟。（　　）
8. 生殖系统的作用主要是产生生殖细胞、分泌性激素和繁衍后代。（　　）
9. 性早熟可能使幼儿误入歧途。（　　）
10. 性早熟会影响幼儿的最终身高。（　　）

二、选择题

1. 下列器官位于盆腔的是（　　）。
①结肠和直肠　②小肠　③膀胱　④女性的子宫
A. ②③④　B. ①③④　C. ①②④　D. ①②③

2. 生殖系统的主要是（　　）。
①产生生殖细胞　②分泌性激素　③繁衍后代　④排除尿液
A. ②③④　B. ①③④　C. ①②④　D. ①②③

3. 3 个月的胎儿，（　　）基本形成；出生前几个月的胎儿，（　　）已经成熟。
①淋巴系统　②生殖系统　③神经系统　④女童的生殖系统

A. ①②　　B. ③④　　C. ②③　　D. ①④

4. 婴幼儿生殖系统发育最慢，到（　　）才开始发育。

A. 5岁　　B. 6岁　　C. 青春期初期　　D. 青春期末期

5. 下列关于幼儿生殖系统特点的描述中正确的是（　　）。

①生殖系统发育较慢

②生殖系统发育较快

③男童可能有包茎现象

④男童可能有包皮过长现象

A. ②③④　　B. ①③④　　C. ①②④　　D. ①②

三、案例分析

圆圆妈妈最近很焦虑，最近一次带圆圆去常规检查，儿保医生告诉她圆圆检查的各项指标都不达标，需要干预。所以她买了大量的保健品给孩子吃，结果发现孩子的生殖器官竟然有了发育的趋势，妈妈很惊讶。去医院检查得出的结果是骨骺已经闭合，意味着以后就长不高了。

请问：圆圆为什么会出现这种情况？作为教师，我们应该怎么做?

单元十　幼儿皮肤的生理解剖特点和卫生保健

导学视频

【案例导入】

毛毛今年三岁了，从出生开始身上就一直断断续续有湿疹，发作时又红又痒，所以毛毛妈妈特别关注他的皮肤问题，贴身衣物材质都是棉质的，对于一些易过敏的食物也是一概不吃，担心会引发他皮肤过敏。

请问：你认为毛毛妈妈做得对吗？

一、幼儿皮肤的特点

皮肤覆盖在身体表面，有厚薄之分，手掌和足底的皮肤最厚，眼皮等处的皮肤较薄。

皮肤（图 1–31）主要由表皮和真皮构成。表皮外有一层已死亡的表皮细胞，称为角质层；真皮下有一层皮下脂肪组织。真皮里有丰富的血管、神经、毛囊，皮肤的附属物包括毛发、指甲、皮脂腺和汗腺等。

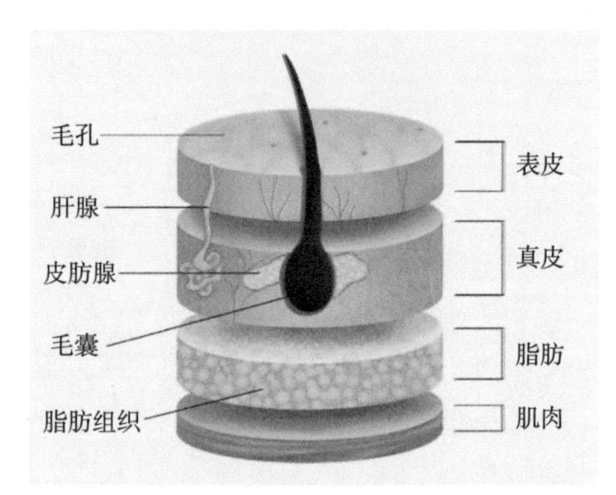

图 1–31　皮肤

皮肤的功能：

（1）皮肤对机体起着保护作用，表皮成为阻挡微生物的天然屏障。表皮内的黑色素细胞可吸收阳光中的紫外线，生成黑色素，阻挡紫外线深入人体内。真皮较厚，具有一定的弹性和韧性，与皮下脂肪一起使皮肤能抵御、缓冲外力的摩擦、挤压和冲击。皮肤的感觉神经末梢丰富，可产生触觉和温度觉等。

（2）皮肤能够调节体温。汗液蒸发可降低体温；皮下脂肪能保存体内热量，维持体温。

（3）皮肤还有代谢作用。皮肤中有一种 7– 脱氢胆固醇，可吸收紫外线转化成维生素 D。通过出汗，能排泄少量无机盐、废物和水。因此，婴幼儿常晒太阳，能预防佝偻病。

幼儿皮肤的特点：

（一）婴幼儿皮肤保护机能差

婴幼儿皮肤娇嫩，偏于碱性，保护机能差，因此容易损伤和感染。如婴幼儿外阴皮肤受到尿液等的刺激，会出现“腌屁股”的现象；夏季受到汗液的刺激易长痱子等。

（二）调节体温作用差

婴幼儿皮肤毛细血管网较密，通过皮肤的血液量相对比成人多，皮肤表面积相对比成人大，从皮孔蒸发的汗液是成人的 2 倍，所以皮肤散失热量多，容易受凉。婴幼儿皮肤水分多，约占体内水分的 13%，而成人只占 7%。婴幼儿神经系统对体温的调节作用不稳定，在外界温度变化的影响下，往往不能适应，这是婴幼儿易于感冒的原因之一。

（三）皮肤的渗透作用强

婴幼儿的皮肤薄嫩，渗透作用强。药物、化妆品、涂料等容易经过皮肤进入体内，引起中毒。

二、幼儿皮肤的卫生保健

（一）保持皮肤清洁

保护皮肤最重要的方法是保持皮肤的清洁。实验表明，清洁的皮肤具有一定的杀菌能力。如果把副伤寒杆菌分别放在清洁和不清洁的皮肤上，10 分钟后观察，清洁的皮肤上副伤寒杆菌死亡率达 85%，不清洁的皮肤上副伤寒杆菌死亡率仅有 5%。这说明清洁的皮肤对人体有保护作用。所以，应教育幼儿养成爱清洁的习惯。

（1）教育幼儿每天擦洗身体裸露的部分，如脸、颈、手、耳等。

（2）给幼儿洗头时，要避免皂沫进入幼儿眼睛。

（3）幼儿洗手洗脸后应使用儿童护肤品，不宜用成人用的护肤品或化妆品。

（4）给幼儿修剪指甲时，手指甲应剪成弧形，脚趾指甲应剪平，边缘稍修剪即可。

（5）幼儿不宜烫发和戴首饰。

（6）在幼儿园，教师应根据幼儿的年龄特点，培养良好的盥洗习惯。尤其在夏天更要注意皮肤的清洁卫生。

（二）加强体育锻炼和户外活动

《3～6 岁儿童学习与发展指南》指出：幼儿阶段是儿童身体发育和机能发展极为迅速的时期，也是形成安全感和乐观态度的重要阶段。发育良好的身体、愉快的情绪、强健的体质、协调的动作、良好的生活习惯和基本生活能力是幼儿身心健康的重要标志，也是其他领域学习与发展的基础。

组织幼儿参加适当的体育锻炼，并保证每天有一定的户外活动时间，户外活动可使幼儿接受阳光的照射和气温气流的刺激，从而提高幼儿的耐寒和抗病能力。要加强“三浴”锻炼，坚持冷水洗脸，可提高皮肤调节体温的能力，增强对冷热变化的适应性。

（三）注意幼儿衣着卫生

幼儿平时着装不宜过多，衣服应安全舒适，式样简单，便于穿脱。对不同年龄的幼儿和不同季节的衣着卫生应有不同的要求。因为年龄越小，体温调节能力越差，因此，冬季应主要防寒保暖，夏季要注意防暑降温，不仅要少穿，还要注意内衣衣料要易于通风透气，不用透气性差、吸湿性差的料子，以免皮肤受排泄物的刺激，而发生皮肤病。

（四）预防和及时处理皮肤外伤

幼儿活泼好动，由于缺乏生活经验，所以很容易引起外伤。教师应对幼儿加强安全教育，预防事故的发生。一旦发生外伤事故，应及时给予处理。幼儿皮肤渗透性强，易中毒，因此还要注意避免接触腐蚀性物品。

知识拓展：你知道“三浴”是什么吗？

《幼儿园工作规程》指出：幼儿园应当积极开展适合幼儿的体育活动，充分利用日光、空气、水等自然因素以及本地自然环境，有计划地锻炼幼儿肌体，增强身体的适应和抵抗能力。

空气浴：可提高人体对温度变化的适应能力。其机理是利用气温与皮肤之间的温差刺激皮肤，增强人体的体温调节机能，以适应外界环境温度的变化。空气中丰富的氧气可增进大脑活力，供给组织细胞能量，提高大脑学习效率。促进血液循环，增强耐寒能力。

日光浴：适当的日光照射可扩张血管，加速血液循环，刺激骨髓造血功能，可使皮肤中 7- 脱氢胆固醇转变为维生素 D3，有利于机体对钙和磷的吸收和利用，促进儿童生长发育。常晒太阳还具有消毒杀菌的作用，因为太阳光中含有紫外线，紫外线是一种比较天然的消毒剂。

水浴：水浴主要是利用水的机械作用及温度给人以刺激，使身体产生一定的耐寒能力，达到强健身体的一种锻炼形式。水浴的锻炼形式多种，如擦浴、淋浴、游泳等。

本章小结

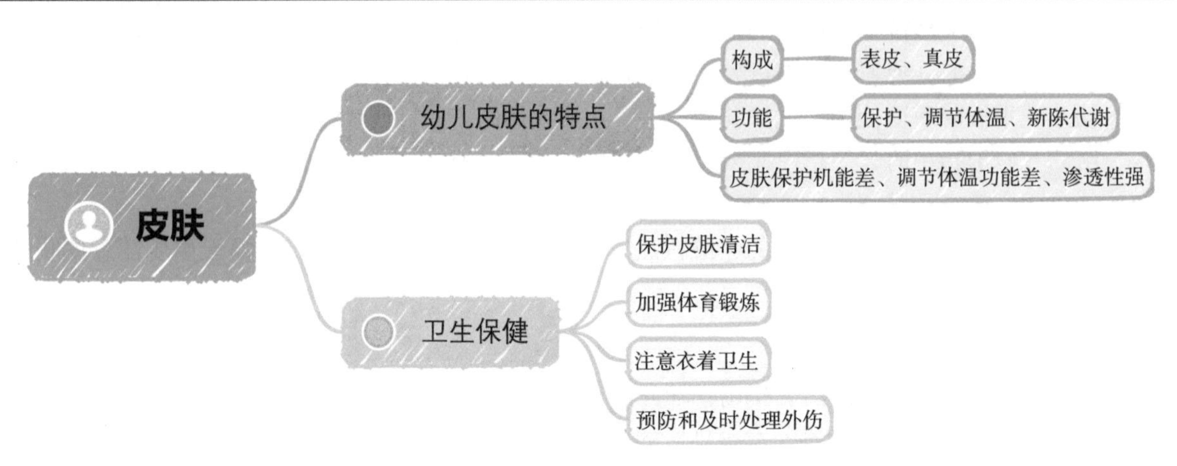

重点 1：皮肤的功能

皮肤具有保护、调节体温、感受刺激和排出废物等功能。

重点 2：幼儿皮肤的特点

皮肤	
幼儿皮肤特点	具体表现
婴幼儿皮肤保护机能差	婴幼儿皮肤娇嫩，偏于碱性，保护机能差，因此容易损伤和感染。如婴幼儿外阴皮肤受到尿液等的刺激，会出现“腌屁股”的现象
调节体温作用差	皮肤毛细血管网较密，通过皮肤的血液量相对比成人多，皮肤表面积相对比成人大，所以皮肤散失热量多，容易受凉。神经系统对体温的调节作用不稳定，在外界温度变化的影响下，往往不能适应
皮肤的渗透作用强	婴幼儿的皮肤薄嫩，渗透作用强。药物、化妆品、涂料等容易经过皮肤进入体内，引起中毒

课后习题 1-10

一、判断题

1. 幼儿皮肤娇嫩，保护机能差，易受损伤和感染。 ( )
2. 手掌和足底的皮肤最厚，眼皮等处的皮肤较薄。 ( )
3. 皮肤具有感觉、吸收和保护的功能，基本不能调节体温。 ( )
4. 幼儿皮肤可以接触一些有刺激的物品，不会产生不适感。 ( )
5. 幼儿皮肤的保护功能差。 ( )
6. 皮肤是人体最大的组织。 ( )
7. 幼儿的皮肤薄嫩，渗透作用弱。 ( )
8. 幼儿可以使用成人的化妆品。 ( )
9. 人体的皮肤是由表皮、真皮和皮下组织及附属物组成。 ( )
10. 幼儿皮肤渗透性强，易中毒，因此还要注意避免接触腐蚀性物品。 ( )

二、单选题

1. 皮肤的结构是（ ）。

A. 表皮、真皮、皮下组织、脂肪　B. 表皮、真皮、皮肤附属物
C. 表皮、真皮、皮下组织、皮肤附属物　D. 表皮、真皮、皮下组织、神经

2. 幼儿皮肤薄嫩，真皮中的胶原纤维（ ）。

A. 多　B. 少　C. 适中　D. 以上都不对

3. “三浴”包括（ ）。

A. 日光浴　B. 温水浴　C. 空气浴　D. 以上都有

4. 幼儿皮肤特点正确的是（ ）。

A. 保护功能强　B. 调节体温能力强
C. 皮肤渗透能力强　D. 以上都对

5. 下列不属于幼儿皮肤卫生保健的是（ ）。

A. 加强体育锻炼　B. 注意幼儿衣着卫生
C. 幼儿衣物应选择纯棉材质　D. 多吃富含蛋白质的食物

三、案例分析

在自由活动玩沙后，有个老师说带幼儿去洗干净，颜老师却说：“小孩子不需要这么讲究。”请问：案例中老师的做法对吗？如果你是老师，你该如何对幼儿皮肤进行卫生保健？

单元十一　幼儿感觉器官的生理解剖特点和卫生保健

导学视频

【案例导入】

冬天到了，毛毛的耳朵又被冻伤了。妈妈很头疼，明明已经保护得很好了，每次出门都给毛毛戴了很厚的帽子，怎么还会冻伤呢？带毛毛去看医生，医生却说这是寻常现象。

请问：你知道原因吗？

一、幼儿感觉器官的特点

人体与外界环境发生联系，以及感知周围事物的变化，都是通过感觉器官实现的。

感觉器官包括视觉器官、听觉器官、嗅觉器官、味觉器官和皮肤感受器等。视觉、听觉是人们认识世界的主要途径，人们获取的知识70%来自视觉、听觉。因此应重点保护幼儿视觉器官、听觉器官，促进其正常发育。

（一）视觉器官

视觉器官（图1–32）的主要组成部分是眼球、此外还有眼睑、结膜、泪器、眼外肌等附属结构。

眼球（图1–33）由眼球壁及其内容物（折光装置）构成。眼球壁的最外层是巩膜和角膜，巩膜白色不透明、较厚、坚韧，俗称白眼珠，能保护眼球。

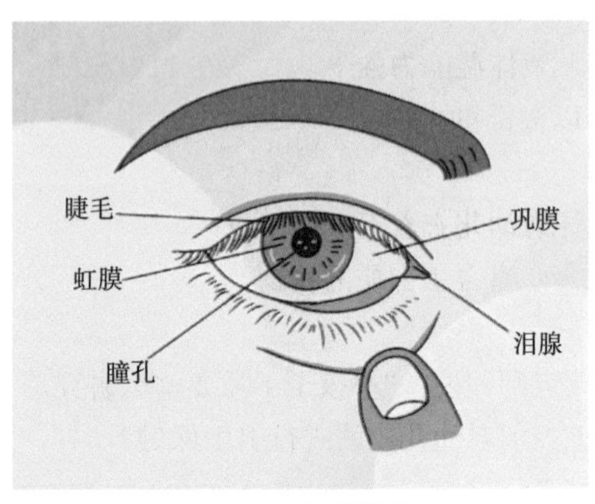

图1–32　视觉器官

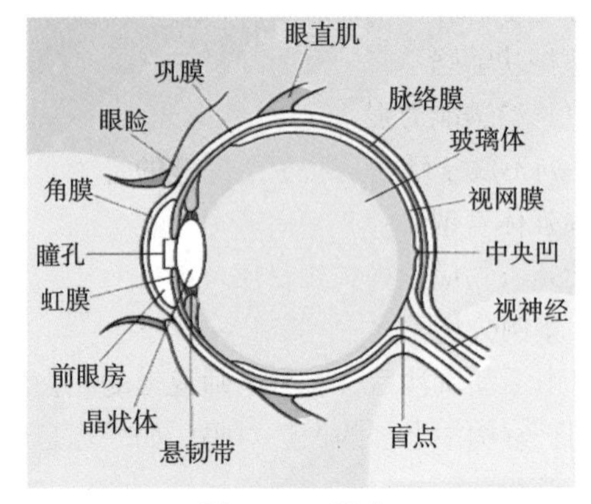

图1–33　眼球

角膜有丰富的神经末梢。中间层前面是虹膜，含色素，决定眼球的颜色。

虹膜中央是瞳孔。后面是睫状体，借悬韧带与晶状体相连。

里层是视网膜，视觉器官最主要部分，其上有感光细胞，能感受光线刺激，并形成物像。

眼球的内容物包括房水、晶状体、玻璃体，具有折光作用。房水可以维持眼压。晶状体位于虹膜后方，可通过自身的曲度变化，使物像清晰地落在视网膜上。

幼儿视觉的特点：

（1）生理性远视。幼儿5岁前眼球较小，前后径较短，近处物体经折射后形成的物像落在视网膜的后方，故呈生理性远视。随年龄的增长，眼球前后径逐渐增长而被矫正。一般5～6岁转为正视。

（2）幼儿晶状体的弹性大，调节力较强，所以能看清较近的物体，但较长时间地看近距离物体，也会使睫状肌过度紧张而疲劳，晶状体凸度加大，发生调节性近视，又称假性近视，调节性近视若不及时矫治，会发展为轴性近视，又称真性近视。

（3）幼儿眼睛对环境比较敏感。胎儿从母亲怀孕第一天就开始了眼的生长发育，0～3 岁是发育最快的时期，是视觉发育的敏感期，视觉功能的发育有赖于外界环境光的刺激。婴幼儿时期，某只眼因缺少光刺激不能充分进入眼球，剥夺黄斑部的常光刺激机会，造成形觉剥夺性弱视，会影响视觉功能的正常发育，导致视力下降，甚至视觉丧失。

（二）听觉器官（耳）

人耳（图 1–34）内有两种不同的感觉器官，即听觉器官和位觉器官。耳，分为外耳、中耳和内耳三部分。外耳和中耳是声波的传导器官，内耳是位、听觉器官的主要部分。

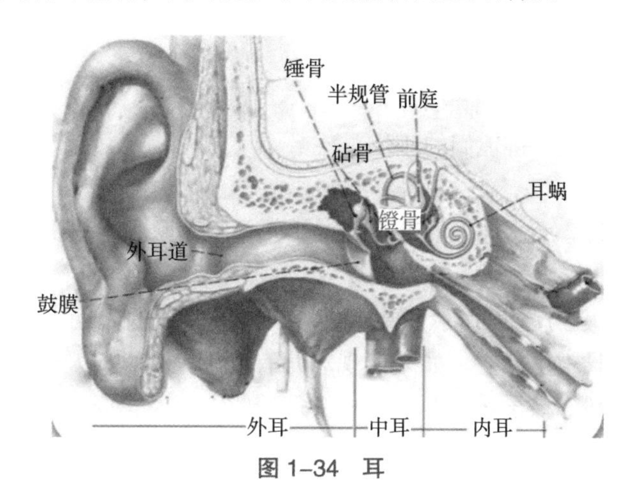

图 1–34　耳

外耳包括耳郭、外耳道。耳郭的主要功能是收集声波；鼓膜是半透明薄膜，可把声波传入中耳鼓室。

中耳包括鼓膜、鼓室和咽鼓管，声波经鼓室内三块互相连接的听小骨传到内耳。鼓室有一条小管叫咽鼓管，当吞咽、打呵欠时管口开放，空气由咽部进入鼓室，以保持室内外空气压力平衡，使鼓膜正常振动。

内耳可以感受声音，保持平衡。内耳由前庭、半规管和耳蜗组成；前庭和半规管是位觉感受器官，耳蜗是听觉感受器官。

幼儿耳的特点：

（1）易生冻疮。幼儿的耳正处在发育过程中，外耳道比较狭窄，外耳道壁尚未完全骨化；皮下脂肪少，耳郭血液循环差，易生冻疮。

（2）易患中耳炎。幼儿的咽鼓管与成人相比，既短又粗、倾斜度小，所以当咽、喉和鼻腔感染时，容易引起中耳炎；又由于硬脑膜血管和鼓膜血管相通，所以中耳炎又可引起脑膜炎；中耳炎治疗不及时，还会导致耳聋。

（3）听觉敏锐，对噪声敏感。

二、幼儿感觉器官的卫生保健

（一）眼的卫生保健

幼儿眼球发育还不够完善，可因各种因素而影响视力。所以，幼儿园必须积极创造条件，保护好幼儿的视力。

1. 教育幼儿养成良好的用眼习惯

幼儿看书时坐姿要端正，眼睛与书本应保持0.33m（1尺）距离；不躺着看书，以免眼与书距离过近；不在走路或乘车时看书，因身体活动可导致书与眼的距离经常变化，极易造成视觉疲劳；用眼时间不宜过长，看电视玩电脑游戏和其他电子产品要有节制，每周1～2次，每次不超过1小时，小班不超过半小时，之后应远望或去户外活动，以消除眼的疲劳。

2. 注意科学采光

幼儿活动室窗户应大小适中，使自然光充足；室内墙壁、桌椅家具等宜用浅色，反光要好；自然光不足时，宜用白炽灯照明；不在光线过强或过暗的地方看书、画画，且柔和的光线应来自幼儿的左上方以免造成暗影而影响视力。

3. 加强安全教育，防止眼外伤

对幼儿要加强安全教育，不玩可能伤害眼睛的物品，如小刀剪子、竹签弹弓等；不撒沙子，不燃鞭炮，预防眼外伤。

4. 定期为幼儿调换座位，以防斜视

要照顾视力差的幼儿，合理安排他们的座位。

5. 培养良好的卫生习惯

教育幼儿不要用手揉眼睛。不用他人的毛巾和手帕，预防沙眼和结膜炎。

6. 定期给幼儿测查视力

幼儿期是视觉发育的关键期，也是矫治视觉缺陷效果最明显的时期。应定期为幼儿测查视力，及时发现和处理眼部异常。在日常生活中，如果发现幼儿有以下表现，应及时带幼儿到医院检查治疗：幼儿眼位不匀称，有内斜或外斜；孩子看东西时喜歪头偏着脸；眼睛怕光；看书过近；手眼协调差，两眼“黑眼珠”不对称；经常眨眼、皱眉眯眼，眼睛发红或常流泪；经常混淆形状相近的图片；看图片只喜欢大的等。

此外，为幼儿提供的书籍，字体宜大，字迹、图案应清晰。教具大小要适中，颜色鲜艳，画面清楚。

（二）耳的卫生保健

1. 禁止用锐利的工具为幼儿挖耳

外耳道内分泌的耵聍有保护作用，在张口、咀嚼、蹦跳时会自行脱落，若耵聍较多，发生栓塞，可请医生取出，对幼儿，不能随意用耳匙在无照明条件下取耵聍，挖耳容易损伤外耳道，引起外耳道感染，若不慎损伤鼓膜，则会影响听力。

2. 预防中耳炎

保持鼻、咽部的清洁，既可预防感冒，又可预防中耳炎。要教会幼儿正确擤鼻涕的方法，同时擤鼻涕时不要太用力，以免将鼻咽部的分泌物挤入中耳，导致感染。不要让幼儿躺着进食、喝水。如果污水进入外耳道，可将头偏向进水一侧，单脚跳几下，将水排出，或用干软毛巾将水吸出。

3. 减少噪声，发展幼儿听力

幼儿对噪声十分敏感，听到过大的声音要教会幼儿捂耳或张口，预防强音震破鼓膜。成人与幼儿说话不要大声喊叫。幼儿的听觉是随听觉器官的不断完善和各种训练而发展的，幼儿园可组织各种游戏活动，如唱歌、欣赏音乐等，以培养幼儿的节奏感，丰富幼儿的想象力；并教育幼儿辨别各种细微而复杂的声音，如刮风、鸟叫等，这些都能促进幼儿的听力发展。此外，幼儿教师还应注意观察幼儿的活动，及早发现其听觉异常，如幼儿出现对突然的或过强的声音不敏感，与人交流时总盯着对方的嘴，听人说话喜欢侧着头、耳朵对着声源，不爱说话或发音不清、说话声音很大，平时很乖、很安静、睡前不怕吵，经常用手挠耳朵，说耳闷、耳内有响声等，若发现这些行为，要及早到医院检查、治疗，以免进一步恶化。

本章小结

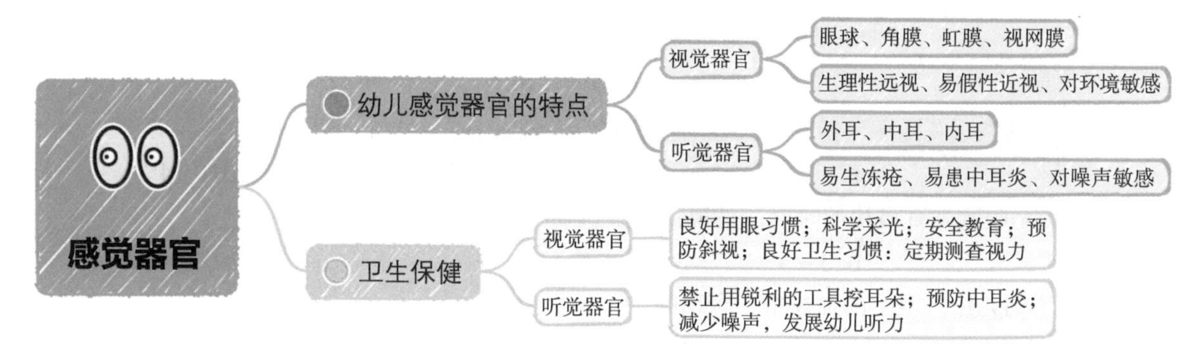

重点 1：幼儿视觉的特点

（1）生理性远视。幼儿 5 岁前眼球较小，前后径较短，近处物体经折射后形成的物像落在视网膜的后方，故呈生理性远视。随年龄的增长，眼球前后径逐渐增长而被矫正。一般 5 ~ 6 岁转为正视。

（2）幼儿晶状体的弹性大，调节力较强，所以能看清较近的物体，但较长时间地看近距离物体，也会使睫状肌过度紧张而疲劳，晶状体凸度加大，发生调节性近视，又称假性近视，调节性近视若不及时矫治，会发展为轴性近视，又称真性近视。

（3）幼儿眼睛对环境比较敏感。胎儿从母亲怀孕第一天就开始了眼的生长发育，0 ~ 3 岁是发育最快的时期，是视觉发育的敏感期，视觉功能的发育有赖于外界环境光的刺激。婴幼儿时期，某只眼因缺少光刺激不能充分进入眼球，剥夺黄斑部的常光刺激机会，造成形觉剥夺性弱视，会影响视觉功能的正常发育，导致视力下降，甚至视觉丧失。

重点 2：幼儿听觉的特点

（1）易生冻疮。幼儿的耳正处在发育过程中，外耳道比较狭窄，外耳道壁尚未完全骨化；皮下脂肪少，耳郭血液循环差，易生冻疮。

（2）易患中耳炎。幼儿的咽鼓管与成人相比，既短又粗、倾斜度小，所以当咽、喉和鼻腔感染时，容易引起中耳炎；又由于硬脑膜血管和鼓膜血管相通，所以中耳炎又可引起脑膜炎；中耳炎治疗不及时，还会导致耳聋。

（3）听觉敏锐，对噪声敏感。

课后习题 1-11

一、判断题

1. 幼儿外耳道异物如果是会动的昆虫，可将头向有异物的一侧倾斜，单脚跳使异物排出。（　　）

2. 斜视越早进行治疗，双眼的单视功能恢复得越好，可通过戴眼罩遮盖、正位视训练来矫正偏斜的眼位。（　　）

3. 如果客观事物不再直接作用于感觉器官，个体对该事物的感觉和知觉也不会停止。（　　）

4. 儿童刚出生时，最发达的感觉是听觉。（　　）

5. 幼儿读书写字时，光线应来自身体的右上方。（　　）

6. 学前儿童眼球较小，前后径较长，近处物体经折射后形成的物像落在视网膜的后方，故呈生理性远视。（　　）

7. 学前儿童应养成良好的用眼习惯，看书时眼睛与书本的距离应为一尺。（　　）

8. 声音达到 50 分贝时幼儿就会烦躁不安。 （ ）

9. 幼儿的耳郭皮下脂肪少，血液循环好。 （ ）

10. 前庭是一个人在静止状态下或运动中维持身体平衡的重要器官。 （ ）

二、选择题

1. 幼儿的生理性远视随着年龄的增长逐渐被矫正，一般在（ ）转为正视。

A. 1 ~ 2 岁　　B. 3 ~ 4 岁　　C. 5 ~ 6 岁　　D. 10 ~ 14 岁

2.（ ）是眼睛发育最快的时期，是视觉的敏感期。

A. 0 ~ 3 岁　　B. 3 ~ 4 岁　　C. 5 ~ 6 岁　　D. 10 ~ 14 岁

3. 下列关于幼儿用眼卫生的描述中，合理的是（ ）。

A. 幼儿看书时，姿势要端正，眼睛与书本应保持半尺的距离

B. 用眼时间不宜过长，看电子产品的时间为每周 1 ~ 2 次，每次不超过 2 小时

C. 应该在光线较强的位置看书，才不会模糊视线

D. 定期为幼儿调换座位，防止斜视

4. “常规遮盖法”被公认为是一种简单易行的有效办法，主要用来治疗（ ）。

A. 远视　　B. 近视　　C. 弱视　　D. 散光

5. 幼儿眼部出现异物时，错误的做法是（ ）。

A. 揉眼，争取把异物揉出来

B. 将眼睑翻出，用干净手帕轻轻擦去异物

C. 遇到较为严重的情况时，需要去医院处理

D. 让幼儿自动分泌眼泪，把异物带出来

三、案例分析

最近妈妈发现小班的悠悠看绘本时，如果把书放得远一点，她需要眯着眼睛看才能看清楚。平时也总是把一个物体看成两个，甚至不能判断物体的位置。

请问：该案例中的幼儿患了什么疾病？导致这种疾病的原因是什么？应该如何矫正？

模块二　幼儿的生长发育及健康评价

学习目标：理解幼儿生长发育的概念、规律及影响因素

掌握幼儿生长发育的评价指标及测量方法

思维导图

- 模块二　幼儿的生长发育及健康评价
  - 单元一 幼儿的生长发育
  - 单元二 幼儿生长发育的健康评价

生长是指身体各个器官以及全身的大小、长短和重量的增加与变化，是机体在量的方面的变化，是能观测到的。例如，手脚变大，个子变高。

发育是指细胞、组织、器官和系统功能的成熟与完善，是机体在质的方面的变化。例如，1岁和15岁时肾的发育对比较为显著。

成熟是指机体的生长发育达到一种比较完备的状态，标志着个体在形态、生理和心理上达到成人水平。例如，淋巴系统在11岁左右发育成熟，可达到成年时的两倍左右，以后逐渐退化。

学前儿童的生长发育是一个极其复杂的过程，但同时又具有一定的规律。认识学前儿童生长发育的规律，有助于正确认识和评价学前儿童的身心发展。

单元一　幼儿的生长发育

导学视频

【案例导入】

"我家宝宝刚出生时身高是50.5厘米，而到了1周岁，身高达到了74.9厘米，一年的时间宝宝长了将近25厘米。3岁时宝宝要入园查体，身高才达到94.9厘米，两年的时间宝宝身高才长了20厘米。"宝宝妈妈对此有点紧张。

其实绝大多数儿童的身高都是年龄越小生长的速度越快，这是幼儿生长过程中的一个普遍规律。作为成人怎样判断幼儿生长发育是否正常？幼儿生长过程中有哪些规律？影响幼儿生长发育的因素有哪些？让我们进入本章的学习。

生长发育是一个连续的过程，在这一过程中有量的变化，也有质的变化，因而形成了不同的发展阶段。根据这些特点及生活环境的不同，把学前儿童的生长发育过程划分为以下时期：

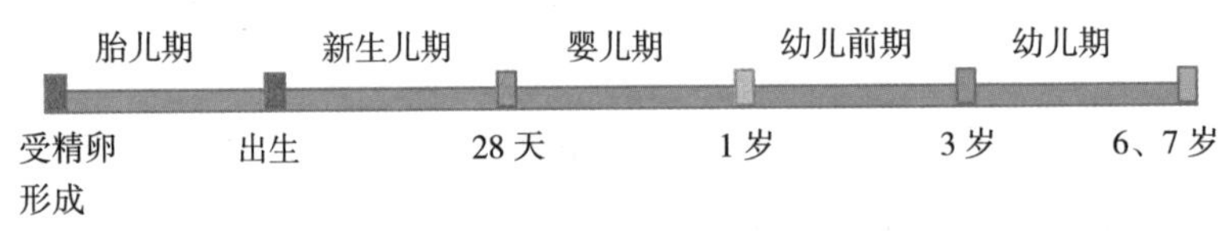

图2-1　婴幼儿幼儿生长发育阶段

上述各阶段均有一定的阶段特点，但任何年龄期的规定都是人为的，实际上相邻年龄期之间并没有明显的界限。

一、婴幼儿生长发育的规律

婴幼儿生长发育遵循连续性、阶段性、程序性、不均衡性、相互关联性和个体差异性规律。学前儿童的生长发育虽然存在个体差异，但又有共同的规律。认识和掌握这些规律，有助于正确认识和评价学前儿童的生长发育情况，从而积极创造各种有利的条件，促进婴幼儿的身心健康发展。

（一）连续性

幼儿期的生长发育是一个机体由量变到根本质变的复杂、统一、完整且连续的动态过程。不仅表现为身高、体重的增加，还表现为器官的逐渐分化、功能的逐渐成熟。学前儿童生长发育的量变与质变通常是同时进行的，如大脑在逐渐增大和增重的过程中，皮质的记忆、思维和分析的功能也在不断地发展。

（二）阶段性

机体在0～6岁期间分胎儿期、新生儿期、婴儿期、幼儿前期和幼儿期五个生长发育阶段。每个阶段都有其独有的特点，且在各阶段间呈现有规律的交替和衔接。前一个阶段为后一个阶段打下必要的基础，如果某一个阶段的生长发育受阻，必将影响下一个阶段的生长和发育。例如：出生时只能吃流质食物，只会躺卧和啼哭，到第一年末便能吃多种普通食物，会走路和说单词；能吃固体食物之前必先能吃半流质食物。

（三）程序性

幼儿身体各部分的生长和发育有一定的程序，需遵循由头到脚、由粗到细、由近到远、由简单到复杂和由低级到高级的过程。例如，在胎儿期的形态发育时头部领先，其次为躯干，最后为四肢。再如，婴儿期的动作发育也遵循头尾发展的规律，即由头部开始逐渐延伸到下肢的发展，如首先会抬头、转头，然后能翻身、直坐，最后才会站立、行走。

（四）不均衡性

幼儿生长发育的速度快慢交替，具有不均衡性，整体呈波动上升趋势。从形式上看，幼儿生长发育的不均衡性包括生长速度的不均衡性和各系统发育的不均衡性。

生长速度的不均衡性是指身体各部的生长速度、增长幅度不完全相同。例如，从出生开始至成熟的整个生长发育过程中，头部增长了 1 倍，躯干增长了 2 倍，上肢增长了 3 倍，下肢增长了 4 倍。

各系统发育的不均衡性是指身体各系统的发育有不同的发育趋势。例如，神经系统发育最早，新生儿的脑重已经达到成人的 25%；淋巴系统发育较早，在幼儿前 10 年快速发育，10 岁左右达到高峰后便逐渐退化；生殖系统发育最缓慢，在青春期也就是第二生长期，开始迅速生长发育，很快达到成人水平。运动、消化、呼吸、循环和泌尿等系统的生长发育大致与整体生长平行。

知识拓展：你知道吗？人的一生要经历两次生长高峰：

（1）第一次生长高峰：胎儿中期到 1 岁。在这个阶段，胎儿中期身长增长最快（约 27.5 厘米），胎儿后期体重增长最快（约 2.3 千克）。与此同时，脑细胞数量增长最快。在此阶段，机体的生长发育遵循头尾律。

（2）第二次生长高峰：青春发育期。身高每年增长 5 ~ 7 厘米，处于生长速度高峰时一年达 10 ~ 12 厘米。通常，男孩的增幅大于女孩。体重每年增长 4 ~ 5 千克，高峰期时一年 8 ~ 10 千克。在这个阶段，机体的生长发育遵循向心律。

（五）相互关联性

人体是八大系统彼此密切关联发育的、完整的统一体。比如幼儿参加体育锻炼不仅能促进运动系统的发育，还有利于神经系统、循环系统和呼吸系统等的发育。

幼儿生长发育的相互关联性突出体现在生理发育与心理发育的密切联系上。生理发育是心理发育的物质基础，心理发育又直接影响生理的机能。生理的缺陷会引起学前儿童心理活动的不正常，如身材矮小或斜视、耳聋、口吃的幼儿常会产生自卑感。所以，对学前儿童的生理缺陷，除应进行必要的治疗外，还应鼓励他们克服困难，树立信心。

心理的状态也会影响生理的发育，如幼儿情绪不好时，消化液分泌会减少，食欲会减退，影响幼儿的消化和吸收。情绪正常的学前儿童应该是抬头、挺胸、活泼，积极参与幼儿园的各项活动的，而长期情绪受压抑的学前儿童，会表现出种种病态，如站立不直、弯腰驼背、行动迟缓、精神不振、注意力不集中、缺少笑容等。

（六）个体差异性

学前儿童的生长发育有一般的规律，但由于每个幼儿的先天遗传素质与后天环境条件并不完全相同，因而无论是身体的形态还是机体的功能都存在个体的差异。例如，有些幼儿是先会开口讲话，后会走，有些幼儿刚好相反，先会走，后会说；有些幼儿生性活泼、好动，有些幼儿则比较文静、内向；有些幼儿生来和别人好相处，有些幼儿则比较难接近；有些幼儿对节奏敏感，有些幼儿对图形有兴趣。没有两个幼儿的发育水平和发育过程一模一样，即使在一对同卵双生子之间也存在差别。

在研究和评价学前儿童的生长发育时，不能简单地将某一学前儿童的指标数据同标准平均数比较，并由此做出片面的结论，而应考虑到学前儿童个体发育的差异性，将他们以往的情况与现在的情况进行比较，观察其生长发育动态才更有意义。

但是，在没有极其特殊的环境条件的前提下，幼儿个体在群体中上下波动的幅度是有限的，如果发生较大的波动，应及时观察、严格检查。幼教工作者应尽可能改善学前儿童的后天环境条件，使每个学前儿童都能充分发挥他们的遗传潜能，使他们的生长发育达到应有的水平。

二、影响学前儿童生长发育的因素

影响学前儿童生长发育的因素，概括地说可以分为两大类，即先天因素和后天因素。先天因素包括遗传和性别。后天因素包括生活因素、环境因素和社会因素。先天因素决定幼儿生长发育的可能性，决定幼儿生长发育的性质和方向。后天因素决定幼儿生长发育的现实性，决定幼儿生长发育的进程，决定幼儿生长发育的速度和快慢。

（一）先天因素

1. 遗传

遗传是很重要的先天因素。染色体上的基因是决定生物性状遗传的物质基础，它决定个体生长发育的可能性。研究表明，同卵双生子身高的差别很小，头围也很接近，这说明骨骼系统的发育受遗传因素的影响较大。另外，父母的种族、身高、体型等，均可影响学前儿童的生长发育。遗传性疾病无论是染色体畸变还是代谢缺陷，对生长发育均有显著影响。

2. 性别

一般同龄男孩比女孩重而高，但女孩青春发育期比男孩早 2 年左右。女孩成骨中心出现得早，骨盆较宽、肩距较窄，而男孩则肩宽、肌肉发达，这是性腺对体格外形的影响。

（二）后天因素

1. 生活因素

影响幼儿生长发育的生活因素有营养、体育锻炼、生活制度、疾病与药物。

营养是保证学前儿童生长发育的物质基础。营养素的缺乏或不合理的膳食会影响学前儿童的生长发育，严重的会导致疾病。如长期的营养不良会造成身材矮小、智力发育迟缓；维生素 D 缺乏易导致佝偻病。因此学前儿童的膳食中必须供给足够能量，并合理分配六大营养素。

体育锻炼是促进学前儿童身体发育和增强体质的有效手段。体育锻炼可以全面促进机体的新陈代谢，增强呼吸系统和心血管的发育。利用日光、空气、水等自然因素进行锻炼，可以促进新陈代谢、消化、吸收和血液循环，增强学前儿童体质，提高他们对疾病的抵抗力，还可以培养他们勇敢、坚强、不怕困难的优良品质。

合理的生活制度可以促进学前儿童的生长发育，可以保证学前儿童足够的户外活动时间，保证他们充足的睡眠，保证他们的生活有规律。有些学前儿童在家里生活没有规律，身高体重增加都比较慢，还容易得病。进入幼儿园后，生活有了规律，不仅身高体重增加显著，而且动作的发展也加快了。

任何急、慢性疾病对学前儿童的生长发育都能产生直接的影响。其影响程度取决于病变涉及的部位、病程的长短和疾病的严重程度。如胃肠道疾病影响消化和吸收，导致营养不良，体重减轻，甚至推迟动作和语言的发展。某些急性传染病如流行性脑脊髓膜炎，可直接威胁学前儿童的生命，严重者治愈后也会留下后遗症。因此要积极预防和治疗各种急、慢性疾病，保证学前儿童的正常生长发育。

2. 环境因素

影响幼儿生长发育的环境因素有季节、气候和污染。

季节对学前儿童的生长发育有明显的影响。一般说来，春季身高增长最快，秋季体重增长最快。在炎热的夏季，有些学前儿童还有体重减轻的可能。

从地区看，热带地区儿童发育较早，寒带地区儿童生长迅速。

环境污染不仅影响学前儿童健康，引发各种疾病，而且明显阻抑其正带发育进程。如铅、汞污染物可影响学前儿童智力的发育，二氧化硫、氮氧化物、尘粒可引起上呼吸道疾病。

3. 社会因素

影响幼儿生长发育的社会因素有家庭和社会综合因素。 家庭的社会经济状况、父母素质、早期智力开发、非智力因素的培养、正确的教养方式及家庭结构的完整性等，都会影响学前儿童的生长发育。地区社会经济状况的差异、城乡差异、战争、工业化等社会因素都会对学前儿童生长发育产生深远的影响。

此外，精神因素对学前儿童生长发育也有较大影响。专家认为，得不到爱抚的学前儿童由于体内分泌的生长激素较少，所以他们的平均身高可能低于同龄人。

本章小结

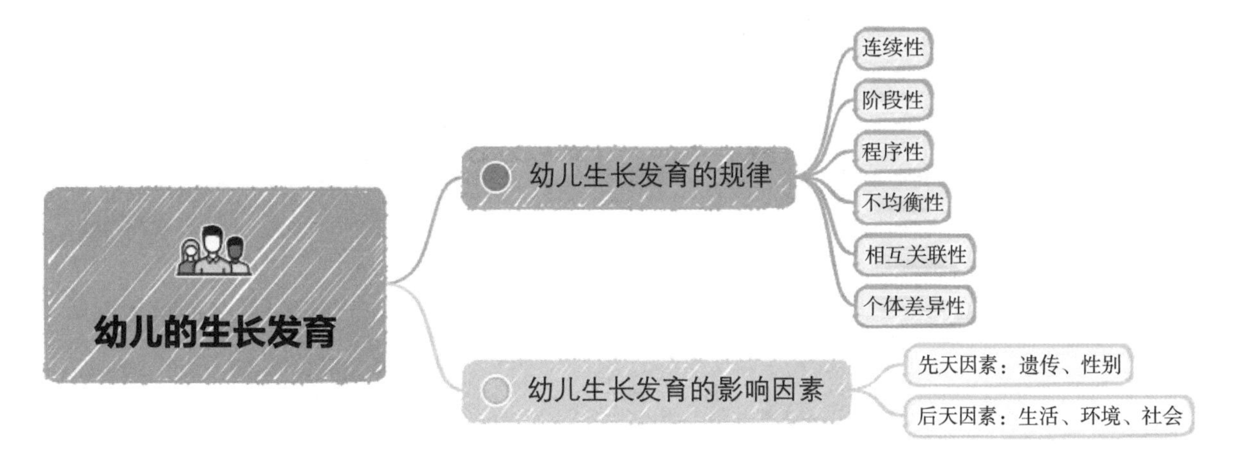

重点 1：幼儿生长发育过程分为以下几个阶段

（1）胎儿期：从受精卵形成到胎儿出生为止。

（2）新生儿期：出生后脐带结扎起到出生后 28 天。

（3）婴儿期：出生后 28 天到 1 岁。

（4）幼儿前期：1 岁到 3 岁。

（5）幼儿期：3 岁到 6、7 岁。

重点 2：幼儿生长发育不同规律的内涵

幼儿生长发育遵循连续性、阶段性、程序性、不均衡性、相互关联性和个体差异性规律。

（1）连续性：幼儿期的生长发育是一个机体由量变到根本质变的复杂、统一、完整且连续的动态过程。

（2）阶段性：机体在 0 ~ 6 岁期间分胎儿期、新生儿期、婴儿期、幼儿前期和幼儿期五个生长发育阶段。每个阶段都有其独有的特点，且在各阶段间呈现有规律的交替和衔接。前一个阶段为后一个阶段打下必要的基础，如果某一个阶段的生长发育受阻，必将影响下一个阶段的生长和发育。

（3）程序性：幼儿身体各部分的生长和发育有一定的程序，需遵循由头到脚、由粗到细、由近到远、由简单到复杂和由低级到高级的过程。

（4）不均衡性：幼儿生长发育的速度快慢交替，具有不均衡性，整体呈波动上升趋势。从形式上看，幼儿生长发育的不均衡性包括生长速度的不均衡性和各系统发育的不均衡性。

（5）相互关联性：比如幼儿参加体育锻炼不仅能促进运动系统的发育，还有利于神经系统、循环系统和呼吸系统等的发育。

（6）个体差异性：幼儿的生长发育虽然具有共同的规律，但也存在着明显的个体差异。

重点 3：先天因素和后天因素对幼儿生长发育的作用

（1）先天因素决定幼儿生长发育的可能性，决定幼儿生长发育的性质和方向。

（2）后天因素决定幼儿生长发育的现实性，决定幼儿生长发育的进程，决定幼儿生长发育的速度和快慢。

课后习题 2-1

一、判断题

1. 幼儿从不会说话到会说话这个过程是无顺序衔接的，具有跳跃性。（　　）
2. 一般男孩比女孩重而高，但女孩的青春期比男孩早 2 年左右。（　　）
3. 环境是影响幼儿生长发育最基本的因素。（　　）
4. 幼儿期生长发育的速度快慢交替，具有不均衡性，但整体呈波动上升趋势。（　　）
5. 人在生长发育期间，全身大多数的器官和系统有两次生长突增高峰，第二次是青春发育期。（　　）
6. 季节对幼儿的生长发育有明显的影响，一般而言，春秋季长身高、冬夏季长体重。（　　）
7. 幼儿的动作发育有一定的顺序，由头部开始逐渐延伸到下肢。（　　）
8. 成熟是指细胞的繁殖和长大。（　　）
9. 得不到爱抚的幼儿，由于体内分泌的生长激素较少，所以他们的平均身高可能低于同龄儿。（　　）
10. 学前儿童年龄期的规定都是人为的，实际上年龄期之间并没有准确的界限。（　　）

二、选择题

1. 人在出生后，发育最为迅速的阶段是（　　）。

A. 新生儿期　　B. 婴儿期　　C. 幼儿前期　　D. 学龄前期

2. 婴儿 3 个月左右会翻身，6 个月左右会坐，9 个月左右会爬，1 岁左右会走。婴儿翻身是坐立的前提和基础，坐立是爬的前提和基础，爬是走的前提和基础。也就是说，婴儿不会爬就一定走不了。这充分说明了幼儿的生长发育遵循（　　）规律。

①连续性　②阶段性　③程序性　④个体差异性

A. ①②④　　B. ②③④　　C. ①②③　　D. ①②③④

3. 幼儿参加适当的体育锻炼，不仅能够促进运动系统的发育，还有利于神经系统、循环系统、呼吸系统等的发育。这充分说明幼儿生长发育具有（　　）。

①相互关联性　②不均衡性　③程序性　④阶段性

A. ①　　B. ①②　　C. ①②③　　D. ①②③④

4. 在人的一生中，成人和刚出生的婴儿相比，下肢增长了（　　）。

A. 一倍　　B. 二倍　　C. 三倍　　D. 四倍

5. 幼儿生长发育的不均衡性表现为（　　）。

①全身细胞发育的不均衡

②组织器官发育的不均衡

③生长发育速度的不均衡

④各个系统发育的不均衡

A. ①②　　B. ③④　　C. ②③　　D. ①④

三、案例分析

某幼儿园中班的玥儿和安安在体型上差别很大。玥儿瘦小，安安高大。玥儿的家长很纳闷：两人的营养和运动都差不多，孩子父母的身高也差不多，为什么两个孩子在生长发育上会有这么大的差别呢?

请问：该案例中两个幼儿的生长发育呈现什么特点?

单元二　幼儿生长发育的健康评价

导学视频

【案例导入】

一位家长在老师提出体检要求后对老师说："老师，我家宝宝身高体重都符合标准，肯定没问题，不用去体检。"其实除了身高体重，测量头围也很有必要，如果幼儿头围过小，可能出现脑部发育不良的情况；如果头围过大，则可能患脑积水和佝偻病。那么，我们应该什么时候带幼儿健康检查？健康检查的内容有哪些？

学前儿童的健康检查是对0～6岁散居在家的儿童和托幼机构中集体生活的儿童，按要求的时间进行定期体格检查，系统观察其生长发育状况，并运用一定的评价指标和评价方法对其生长发育进行评价，从而掌握儿童生长发育的状况，尽早发现异常，以便采取有效的改进措施，促进儿童的健康发展。

一、健康检查的时间及内容

（一）健康检查的时间

儿童定期健康检查的时间一般为：①学前儿童出生后第1年检查5次，分别在30天左右和3、6、9、12个月时进行；②出生后第2年检查2次，分别在18、24个月时进行；③出生后第3年检查2次，分别在30、36个月时进行；④3岁后，每年检查1次。如发现异常应随时增加检查次数。

对于入托、入园的学前儿童，必须在规定的时间、在指定的学前儿童保健机构进行专门的健康检查，以鉴定学前儿童是否适合过集体生活，严防将传染病带入幼儿园。

（二）健康检查的内容（表2-1）

1. 询问个人现状及既往史

通过向家长询问，可以获得有关学前儿童生长发育的感性资料。内容包括：①出生史喂养史；②睡眠情况，饮食情况，户外活动情况；③日常生活卫生习惯；④智能发展情况；⑤预防接种情况；⑥患病情况。

2. 体格测量及评价

体格测量包括身高（身长）、体重、头围、胸围、坐高、五官及脊柱四肢等，其中，前三项为必测项目。每次测量均应按固定的时间进行，测量用具、方法要力求统一，保证测量结果准确。

3. 全身系统检查

由专业机构对学前儿童进行全身各系统的检查，及早发现某些遗传性、先天性的疾病，以及贫血、佝偻病和营养不良等疾病，尽早予以治疗。

4. 实验室检查

实验室检查是协助体格检查和全身系统检查而做的辅助检查。如根据生长发育情况，选择做钙、磷等常量元素和铜、铁、锌等微量元素检查；出生后6个月或9个月时查一次血红蛋白，1岁后每年查一次；1～2岁每年做一次尿常规检查；2岁后每年查一次大便寄生虫卵。

表 2-1　幼儿园入园（所）健康检查表

<table>
<tr><td colspan="2">姓名</td><td></td><td>性别</td><td></td><td>年龄</td><td></td><td>出生日期</td><td colspan="3">年　月　日</td></tr>
<tr><td colspan="2">既往病史</td><td colspan="9">1. 先天性心脏病　2. 癫痫　3. 高热惊厥　4. 哮喘　5. 其他</td></tr>
<tr><td colspan="2">过敏史</td><td colspan="4"></td><td colspan="2">儿童家长确认签名</td><td colspan="3"></td></tr>
<tr><td rowspan="5">体格检查</td><td>体重</td><td>kg</td><td>评价</td><td></td><td>身长（高）</td><td>cm</td><td>评价</td><td></td><td>皮肤</td><td></td></tr>
<tr><td rowspan="2">眼</td><td>左</td><td rowspan="2">视力</td><td>左</td><td rowspan="2">耳</td><td>左</td><td rowspan="2">口腔</td><td>牙齿数</td><td colspan="2"></td></tr>
<tr><td>右</td><td>右</td><td>右</td><td>龋齿数</td><td colspan="2"></td></tr>
<tr><td>头颅</td><td></td><td>胸廓</td><td colspan="2"></td><td>脊柱四肢</td><td></td><td>咽部</td><td colspan="2"></td></tr>
<tr><td>心肺</td><td></td><td>肝脾</td><td></td><td>外生殖器</td><td colspan="2"></td><td>其他</td><td colspan="2"></td></tr>
<tr><td rowspan="2">辅助检查</td><td colspan="2">血红蛋白 (Hb)</td><td colspan="3"></td><td colspan="2">丙氨酸氨基转移酶 (ALT)</td><td colspan="3"></td></tr>
<tr><td colspan="2">其他</td><td colspan="8"></td></tr>
<tr><td colspan="2">检查结果</td><td colspan="4"></td><td colspan="2">医生意见</td><td colspan="3"></td></tr>
<tr><td colspan="11">医生签名：　　　　　　　　　　　　　　　　检查单位：
体检日期：　　　　年　　月　　日　　　　　　　　（检查单位盖章）</td></tr>
</table>

二、生长发育的评价指标

学前儿童的生长发育评价指标一般包括形态指标、生理功能指标和心理指标等，其中以形态指标最为常见。

（一）形态指标及测量

生长发育的形态指标是指身体及其各部分在形态上可测出的各种量度，如身高、体重、头围。

1. 身高

（1）身高的形态指标。身高是人体站立时颅顶到脚跟（与地面相及处）的垂直高度。它是反映骨骼生长发育的重要指标，也是正确估计身体发育水平和速度的重要依据。3 岁以下的学前儿童因立位测量不容易获得准确的数据，而应采用仰卧位测量，故身高又称身长。

身高的个体差异较大，一般新生儿出生时身长平均为 50cm。第一年增长最快，前半年平均每月增长 2.5cm，后半年平均每月增长 1 ~ 1.5cm，1 岁时约为出生时身长的 1.5 倍，即 75cm 左右。2 ~ 10 岁平均身高估算公式为：

身高（cm）= 年龄（岁）×7+70（cm）（青春期例外）

（2）测量身高。3 岁以下的学前儿童可用量床测量身长。取仰卧位，脱去鞋袜，卧于量床底板中线上，测量者扶住学前儿童的头部，使面部朝上，两耳在一水平线上，头顶接触头板。另一测量者位于学前儿童右侧，左手握住学前儿童双膝，使下肢伸直并紧贴量床床板，右手移动足板，使足板接触学前儿童足跟，读取量床上的读数，以厘米为单位，记录至小数点后一位数即为身高。卧式身高往往比立式身高长 2 ~ 3cm。

3 岁以上的学前儿童可用身高计测量身高。学前儿童脱去鞋帽，立正姿势站在身高计的底板上，头部保持正直，两眼平视前方，躯干尽量挺直，上肢自然下垂，足跟靠拢，足尖分开，使足跟、臀部、两肩胛三点紧靠在身高计的垂直立柱上。测试者将滑板轻轻移动至学前儿童头顶接触，眼睛与滑板呈水平位，读取立柱上的数值，以厘米为单位，记录结果。测量误差不得超过 0.5cm。

2. 体重

（1）体重的形态指标。体重是指人体（包括组织、器官、体液等）的总重量。它与身高之间的比例，是衡量学前儿童营养状况的重要标志。

学前儿童平均体重估算公式为：

出生后 1 ~ 6 个月，婴儿体重约为：出生时体重（kg）+ 月龄 ×0.7（kg）

出生后 7 ~ 12 个月，婴儿体重约为：6（kg）+ 月龄 ×0.25（kg）

1 ~ 10 岁，学前儿童的体重（kg）约为：实足年龄（岁）×2+8（kg）

新生儿应在出生后 8 小时内测出体重；未满 6 个月，每月测 1 次；6 ~ 12 个月，每 2 个月测 1 次。1 ~ 2 岁，每 3 个月测 1 次；2 岁以上每半年测 1 次。

（2）测量体重。通常使用杠杆式体重计或身高体重测量仪测量体重。测量前先校验，确保体重计或测量仪的准确性、灵活性。学前儿童仅穿背心、短裤，或测后将衣服的重量减去。3 岁以上的可站于称台或测量仪中央，3 岁以下可蹲于称台或测量仪中央，1 岁以下可躺着测量。然后测试者调整砝码至杠杆平衡，读取读数，即为体重。体重测量误差不得超过 0.1kg。体重测量最好在早晨、空腹、便后进行。

3. 头围

（1）头围的评价指标。头围是指经眉弓上方至枕后结节绕头一周的长度。头围的大小反映脑和颅骨的发育程度。因胎儿期脑的发育在全身处于领先地位，故出生时头相对较大，WHO 提供的胎儿出生时头围的参考值为 34.8cm。1 岁时头围增加约 12cm，第二年头围只增加 2cm，2 ~ 14 岁仅再增加 6 ~ 7cm。因此，头围的测量在出生后头 2 年意义重大，有助于了解大脑的发育情况，对诊断智力低下也有一定的参考意义。大脑发育不全时，可出现头小畸形；头围过大常见于脑积水。

（2）测量头围。可用布尺测量头围。以学前儿童额部眉间为起点，将尺从右侧经过枕骨最突起处，绕至左侧，然后回至原起点，测出的距离即为头围。测量时，布尺需贴紧头皮，左右对称。测量女孩应将头发向上下分开。头围测量误差不得超过 0.1cm。

4. 胸围

（1）胸围的形态指标。胸围是指经过胸中点的胸部水平围度。胸围在一定程度上说明身体形态和呼吸功能的发育（如胸廓和肺），并能反映体育锻炼的效果。婴儿出生时胸围比头围小 1 ~ 2cm，一般在 1 岁时赶上头围，头胸交叉时间与学前儿童的营养状况有关。

（2）测量胸围。可用刻有厘米的软尺测量学前儿童胸围。3 岁以下学前儿童取卧位，3 岁以上的取立位，不要取坐位。学前儿童处手平衡状态，自然躺平或两手自然下垂，两眼平视，两足分开与肩同统，双肩放松，呼吸均匀。测量者立于学前儿童正前方，将尺置手学前儿童左右肩胛下角下缘，沿胸两侧至前面乳头的中心点测量。胸围测量误差不得超过 0.1cm。

5. 坐高

（1）坐高的形态指标。坐高是从头顶至坐骨结节的长度。它与身高相比较能反映躯干和下肢的比例关系；坐高的增长反映脊柱和头部的增长。新生儿出生时平均坐高为33cm，占身长的66%，2岁时为61.1%，4岁时为60%，6～7岁时为56.4%。如学前儿童此比例大于正常时，应考虑内分泌疾病和软骨发育不全等疾病。

（2）测量坐高。一般用坐高计测量坐高。学前儿童坐在坐高计的坐盘上，或坐在有一定高度的矮凳（或木箱）上，先使身躯前倾，骶骨紧靠量板或墙壁，然后坐直，大腿与凳面完全接触，并要与身躯成直角而与地面平行，两腿靠拢，膝关节屈曲成直角，足尖向前，头及肩部的位置与测身高的要求相同。测试者下移头板使之与学前儿童头顶接触，读取记录结果。测量误差不得超过0.5cm。注意坐凳高度要适合，过高或过低都会影响读数。

生长发育的主要形态指标还包括代表营养状况的臂围、腿围和各部分皮肤褶皱厚度等。

（二）生理功能指标

生理功能指标指身体各系统、各器官在生理功能上可测出的各种量度。与形态发育有所不同，学前儿童生理机能变化迅速，变化的范围更广，对生长发育和外界环境的影响比较敏感，常规检查的身体各系统的生理功能指标如下。

（1）心血管系统功能：脉搏、血压、心率。

（2）呼吸系统功能：呼吸频率、肺活量、呼吸差。

（3）运动系统功能：握力、拉力、背肌力。

（三）心理指标

关于学前儿童心理发展的研究，一般是通过感觉、知觉、语言、记忆、思维、情感、意志、行为、性格及社会适应力等进行观察。心理指标测试采用的是经过专门设计的、国内外公认格式的测试量表或问卷调查表，必须由专业人士负责操作，以保证结果的可靠性和有效性。

三、生长发育的评价标准及评价方法

本书重点介绍的是身体方面生长发育及健康评价方法。

（一）评价标准

生长发育的评价标准是个体或集体幼儿生长发育状况的统一尺度。一般是在某一段时间内，在一定的地区范围，选择有代表性的学前儿童，就某几项发育指标进行大数量的测量，并将测量数据做统计学处理，所得的资料即为该地区个体和集体幼儿的发育评价标准。

生长发育的评价标准因选择样本的不同而分为现状标准和理想标准。现状标准表明了一个国家或地区一般学前儿童的发育水平，而不是发育最好的学前儿童的水平。理想标准所选样本是生活在最适宜的环境中的学前儿童，其生长潜力得到较好的发挥，故生长发育状况较为理想。用生活在最适宜环境中的学前儿童作为样本，所制定出来的生长发育标准高于一般学前儿童的发育水平。我国卫健委2022年公布了《7岁以下儿童生长标准》，作为全国幼儿体格生长的评价标准。

需要指出的是，学前儿童的生长发育标准只适用于一定地区或一定人群，故生长发育的标准是相对的，而不是绝对的。另有研究表明，每隔10年，我国学前儿童身高的平均增长数为男孩2.56cm，女孩2.29cm，所以生长发育标准又是暂时的，每5～10年需要重新修订。

（二）评价方法

1. 百分位数法（表2-2）

百分位数法是以发育指标的第50百分位数为基准值，以其他百分位数为离散距所制成的评价生长发育的标准。

如用百分位数法评价学前儿童的身高、体重，可将某年龄组的男孩或女孩，随机取出 100 名，将身高体重的数值由小到大排列起来，小的百分位数值低，大的百分位数值高，求出某个百分位（用 P 作代号）的数值，常以 3、10、25、50、75、90、97 的等百分位为数值划分发育等级。P_3 即代表第 3 百分位数值，P_{97} 则代表第 97 百分位数值。医学上根据百分位数法把人体生长发育情况分为五个等级。

表 2-2　生长发育评价标准表（百分位数法）

等级	标准	指标解读
上等	P_{97} 以上	孩子比绝大多数同龄人都高
中上等	P_{75} 至 P_{97}	孩子比大部分同龄人高
中等	P_{25} 至 P_{75}	同龄的孩子身高大多处在这个水平
中下等	P_3 至 P_{25}	比大部分同龄人稍矮
下等	P_3 以下	比绝大多数同龄人矮

一般认为，身高体重在 $P_3 \sim P_{97}$ 范围内的学前儿童都应视为正常。对低于 P_3 和高于 P_{97} 的个体学前儿童应定期跟踪观察，并结合体检来确定是否发育异常。

2. 等级评价法

这是用标准差与均值相离的远近划分等级，即以均值（$\overline{X}$）为基准值，以标准差（S）为离散距，确定生长发育的评价标准。各国学者在调查研究过程中所分等级不完全相同，但均以正态分布原理划分。表 2-3 为我国常用五等级评价标准。

表 2-3　五等级评价标准表

等级	标准
上等	$\overline{X}$+2S 以上
中上等	$\overline{X}+S \rightarrow \overline{X}+2S$
中等	$\overline{X} \pm S$
中下等	$\overline{X}-S \rightarrow \overline{X}-2S$
下等	$\overline{X}$−2S 以下

等级评价法常用的指标是身高和体重。学前儿童的身高、体重数值在标准均值 ±2S 范围内，均被认为正常，这个范围包括了大约 95% 的学前儿童。在标准均值 ±2S 以外的学前儿童也不能简单判断为异常，必须在连续观察、深入了解的基础上，结合疾病、营养、家族遗传等具体情况再做结论。

3. 指数评价法

这是指利用人体各部分的比例关系，借助数学公式编成指数，用以评价发育水平、体型、体质和营养状况的方法。指数种类繁多，一般分为人体形态、功能和素质三方面的指数，以下所述为主要的四个形态指数：

（1）身高体重指数。即 $\frac{\text{体重（g）}}{\text{身高（cm）}} \times \%$，它表示每厘米身高所含的体重量，可显示人体的充实程度，也反映当时的营养状况。此指数随年龄增长而增长，且男孩大于女孩。

（2）身高胸围指数。即 $\frac{\text{胸围（g）}}{\text{身高（cm）}} \times \%$，它可反映胸廓发育状况，说明体型。指数大说明胸围相对较大。此指数在出生后 3 个月内有一定增加，而后随年龄增长而减少，且男孩大于女孩。

（3）身高坐高指数。即 $\frac{坐高（cm）}{身高（cm）}\times\%$，该指数通过坐高和身高的比值来反映人体躯干与下肢的比例关系，以说明体型特点。它随年龄增长而逐渐减少，说明下身比例逐渐增加。

（4）Kaup 指数。即 $\frac{体重（kg）}{身高（cm^2）}\times10^4$，该指数同样反映了人体营养状况和骨骼、肌肉充实度，尤其适合于婴幼儿。正常值为 15 ~ 19（如> 22 为肥胖，13 ~ 15 为消瘦，10 ~ 13 为营养不良）。

由于指数法的理论基础过于机械，把人体各部分看成固定不变的比例关系，而且指数法只能判断个体单项指标在体格发育中所占的位置，不能综合评价一个学前儿童的生长发育情况，有时还会将体型匀称的正常矮身材学前儿童误认为是营养不良，或将匀称体型高身材学前儿童误认为肥胖。

4. 三项指标综合评价法

三项指标综合评价法是世界卫生组织近年来推荐的学前儿童营养状况的判断方法，也就是按身高的体重、按年龄的身高以及按年龄的体重三项指标全面评价学前儿童的生长发育状况。三项指标综合评价意义详见表 2–4。

表 2–4　三项指标综合评价意义表

按身高的体重	按年龄的身高	按年龄的体重	评价意义
高	高	高	高个子，近期营养过度
高	中	中	目前营养良好
高	低	高	肥胖 ++
高	中	高	近期营养过度
高	低	中	目前营养好，既往营养不良
中	高	高	高个体，体型匀称，营养正常
中	低	低	目前营养尚可，既往营养不良
中	中	中	营养正常
中	低	中	既往营养不良，现在正常
中	中	高	营养正常
中	中	低	营养尚可
中	高	中	高个子，营养正常
低	高	中	瘦高体型，目前轻度营养不良
低	中	低	目前营养不良 +
低	高	低	目前营养不良 ++
低	中	中	近期营养不良
低	低	低	近期营养不良，过去营养不良

本章小结

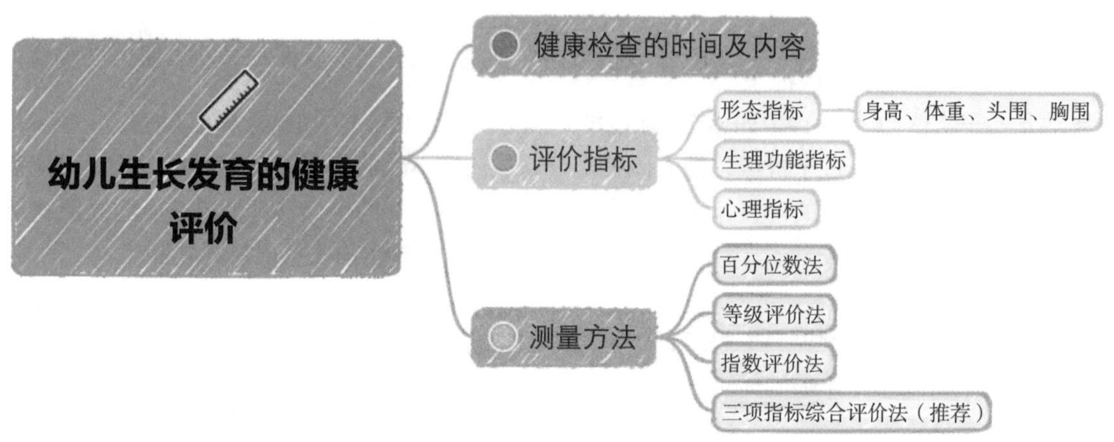

重点 1：形态指标的计算公式。

2～10 岁的身高计算公式：身高（cm）= 实足年龄（岁）×7+70（cm）

2～10 岁的体重计算公式：体重（cm）= 实足年龄（岁）×2+8（kg）

幼儿胸围的计算公式：胸围（cm）= 头围（cm）+ 年龄 –1（cm）

重点 2：三项指标综合评价法是世界卫生组织近年来推荐的一种国际通用的评价标准。它是按身高的体重、按年龄的身高以及按年龄的体重三项指标全面评价学前儿童的生长发育状况。

课后习题 2-2

一、判断题

1. 幼儿出生后的第 1 年要进行 2 次体格检查，分别是在 40 天、6 个月时进行。（　　）
2. 幼儿在 2 岁时，胸围大致与头围相等。（　　）
3. 新生儿的头围平均为 24 厘米。（　　）
4. 胸围（cm）/ 身高（cm）×100，反映的是人体的充实程度，即当时的营养状况。（　　）
5. 头围测量一般用于头小、脑积水、营养不良的幼儿测量；胸围测量一般用于营养不良幼儿的测量。（　　）
6. 在测身高时，3 岁以下的幼儿应采用仰卧位测量，通过量床来测量身高。（　　）
7. 一般新生儿出生时的身长平均值为 34.8cm。（　　）
8. 三项指标综合评价法是世界卫生组织近年来推荐的幼儿营养状况的判断方法。（　　）
9. 幼儿头围的大小反映了脑和颅骨的发育程度。（　　）
10. 肺活量指标属于形态指标。（　　）

二、选择题

1. 常用的评价幼儿生长发育的指标是（　　）。

①形态指标　②生理调节指标　③心理指标　④生理功能指标

A. ②③④　　B. ①③④　　C. ①②④　　D. ①②③

2. 幼儿测量体重最好是在（　　）空腹排便后进行。

A. 早晨　　B. 中午　　C. 傍晚　　D. 睡觉前

3. 下列属于幼儿健康检查的生理功能指标的是（　　）。

①身高　②体重　③肺活量　④血压

A. ①②　　B. ③④　　C. ②③　　D. ①④

4. 幼儿（　　）系统发育得最早，（　　）系统发育得最快，生殖系统在幼儿期发展缓慢，到青春期才迅速发育。

A. 运动；呼吸　　B. 神经；淋巴　　C. 循环；内分泌　　D. 排泄；神经

5. 3 岁以上的幼儿建议最好不用（　　）测量仪测量身高，计算以厘米为单位（小数点后保留一位）。

①卧室　②立式　③卷尺　④皮尺

A. ②③④　　B. ①③④　　C. ①②④　　D. ①②③

三、案例分析

妈妈想在家测量 2 岁男宝宝的健康状况，但是在测量头围时，妈妈不知道测量的具体方法。

请问：幼儿测量头围的方法和流程是什么？

模块三　幼儿营养与膳食卫生

学习目标： 了解营养学的基础知识，掌握幼儿合理营养和平衡膳食的内容

掌握幼儿膳食的特点和配置原则

掌握幼儿膳食搭配和饮食的卫生要求

思维导图

模块三　幼儿营养与膳食的卫生要求

- 单元一 幼儿营养的卫生要求
- 单元二 幼儿膳食计划的卫生要求
- 单元三 幼儿膳食管理的卫生要求

幼儿正处于身心发育极为旺盛的时期，与婴幼儿期相比，他们与外界的接触增多，活动量增大，体力消耗增多，所需热量和各种营养素相对比成人多，需要充足而合理的营养以保证他们的生长发育和健康成长。

单元一　幼儿营养的卫生要求

导学视频

【案例导入】

6岁的瑶瑶上幼儿园大班，麦当劳、肯德基是她的最爱，特别是炸鸡翅。因此妈妈经常带瑶瑶光顾这类“洋快餐厅”。幼儿园老师得知这个情况后，特意找到瑶瑶妈妈，跟她说明了“洋快餐”的危害，建议她尽量少带瑶瑶吃“洋快餐”。

从营养学角度讲，“洋快餐”具有“三高”和“三低”的特点，即高蛋白、高脂肪、高热量和低维生素、低矿物质、低纤维素。很多研究表明，我国超重、肥胖的儿童比例越来越高，能量过剩是重要原因之一。

一、营养

营养是指机体摄取、消化、吸收和利用食物的过程，通常也用来表示食物中营养素含量的多少和质量的好坏。幼儿时期是人生的基础时期，幼儿期营养状况的好坏不仅关系着幼儿的健康发展，也对其今后几十年的健康有一定的影响。幼儿各方面的迅速发展需要丰富而科学合理的营养保证。合理营养是幼儿健康的物质基础，而平衡膳食是幼儿合理营养的根本途径。

人体必需的营养素有42种，根据传统的分类方法可将人体必需的营养素归为六大类（见表3–1），包括蛋白质、脂肪、碳水化合物（糖类）、无机盐（矿物质）、维生素和水等。合理营养指人体所需要的各种营养素，不仅数量上符合人体的需要，而且各种营养素相互之间保持着适合人体需要的合适比例。也就是说，食物中供给的营养与人体的营养需要保持平衡。

表3–1　人体必备六大营养素

宏量营养素			微量营养素		其他营养素
蛋白质	脂肪	碳水化合物	无机盐	维生素	水

二、能量

人体进行生理活动所需要的动力来源称为能量。能量又称热量，人体的热量来源于每天所吃的食物，食物中能产生热量的营养素主要有蛋白质、脂肪、碳水化合物。热量不是一种营养素，而是各种产生热量的营养素在体内氧化时释放出的热能。

幼儿的膳食中，需要注意使三种产热营养素在总热量的供给中的比例适当，还应注意热量供给和消耗的平衡。热量供给不足可引起幼儿营养不良，生长发育障碍，对疾病抵抗力降低，还可影响幼儿智力和行为的正常发育；而热量供应过量，体内脂肪储存过多，则会引起幼儿肥胖症。

营养学中一般将千卡（kcal）作为热量的单位。1kcal指1L水由15℃升高1℃所需要的热量，相当于4.184千焦耳（kj）的热量。单位换算如下：

$$1\text{kcal} = 4.184\text{kj}$$

$$1\text{kj} = 0.239\text{kcal}$$

（一）幼儿热量的来源

人体的热量主要来源于蛋白质、脂肪、碳水化合物三大产热营养素。幼儿的膳食中，需要注意使三种产热营养素在总热量的供给中的比例适当；当然，还应注意热量供给和消耗的平衡。热量供给不足可引起幼儿营养不良，生长发育障碍，对疾病抵抗力降低，还可影响幼儿智力和行为的正常发育；而热量供应过量，体内脂肪储存过多，则会引起幼儿肥胖症。

（二）幼儿热量的消耗

一般而言，幼儿的热量消耗主要体现在基础代谢、生长发育、食物的特殊动力作用、活动所需和排泄消耗五个方面。

1. 基础代谢

机体在清醒、静卧、空腹、体温正常的状态下，在适宜的温度（18 ~ 25℃）环境中，维持基本生命活动时的能量代谢叫基础代谢。基础代谢的热量用于维持体温、肌肉张力、循环、呼吸、心跳、胃肠蠕动、神经腺体活动等。婴幼儿每日基础代谢的热量消耗约占总热量的 60%。幼儿基础代谢的能量需要比成人高 20% 左右。

2. 生长发育——幼儿所特有的需要

幼儿处于生长发育十分旺盛的时期，生长所需的热量与其生长速度成正比，即生长越快，热量需要得越多。1 岁以内的婴儿生长迅速，生长发育所需热量占总需热量的 25% ~ 30%，以后逐渐减低，到青春期又增高。

3. 食物的特殊动力作用

食物的特殊动力作用是由于吃入食物而引起体内热量消耗的现象。食物的特殊动力只是增加机体的热量消耗，并非增加热量的来源，它与进食的总热量无关，而与食物的种类有关。各种营养素的特殊动力作用不同，蛋白质的特殊动力作用最高，相当于其本身所供热量的 30% 左右，脂肪为 4% ~ 5%，碳水化合物为 5% ~ 6%。对吃普通混合膳食的幼儿来说，食物的特殊动力作用消耗的热量占幼儿总需热量的 7% ~ 8%。

4. 活动所需

幼儿的任何肌肉活动都需要消耗热量。幼儿活动所消耗的热量与活动强度、持续时间、类型及身材大小有关。随着幼儿活动的量、时间以及复杂程度的增加，这部分的需要量也相应增加。爱哭、多动的幼儿在活动上的热量消耗比同龄安静型幼儿可高出 3 ~ 4 倍。

5. 排泄消耗

人体每天摄入的食物不能完全被吸收，少量未被消化吸收的食物则会随粪便排出体外，从而将这部分热量排出。在正常情况下，从食物未被吸收部分丢失的热量不超过总热量的 10%；当腹泻或肠道功能紊乱时可成倍增加。

（三）幼儿热量的需求量（表 3–2）

据《中国居民膳食指南（2022）》推荐，3 ~ 6 岁幼儿的热量供给范围是：男童 1250 ~ 1400kcal/d，女童 1200 ~ 1300kcal/d。

表 3–2　幼儿每日膳食中热量的推荐摄入量

年龄（岁）		3	4	5	6
推荐量（kcal/d）	男	1250	1300	1400	1400
	女	1200	1250	1300	1250

三、幼儿对营养素的需求

营养素是指保证人体生长、发育、繁衍和维持健康生活的物质。目前，已知 40 ~ 50 种人体必需的营养素，其中人体最主要的营养素有蛋白质、脂肪、碳水化合物、矿物质、维生素和水六大类。为了满足幼儿生长发育的需要，必须通过每日膳食向机体提供一定数量的各种营养素，这一数量称为每日膳食中营养素供给量，它根据机体对营养素的需要量而定，是维持人体正常生理功能、保持健康所必需的营养素的最低量。

（一）蛋白质

1. 蛋白质的组成和分类

蛋白质是人体最重要的物质，没有蛋白质就没有生命。它是组成细胞的原材料，人体所有的细胞中都含有蛋白质，包括肌肉、骨骼、牙齿、皮肤、指甲等各个器官。幼儿正处于长身体时期，需要不断增加新的细胞和组织，这就需要以蛋白质作为原料。

蛋白质由多种氨基酸组成，有 20 余种，可以分为两类：必需氨基酸（人体自身不能合成，由食物提供）和非必需氨基酸（人体可自身合成，不一定由食物提供）。

必需氨基酸指必须由食物提供，人体自身无法合成的氨基酸。幼儿生长发育期间需要 9 种必需氨基酸：赖氨酸、亮氨酸、异亮氨酸、色氨酸、蛋氨酸、苏氨酸、苯丙氨酸、组氨酸、缬氨酸。必需氨基酸供应不足时，人体不能合成新生和修补机体组织所需的蛋白质，从而导致蛋白质营养不良。

非必需氨基酸是人体可以合成或可以由其他氨基酸转化而来的氨基酸。它并非人体内不需要，只是可以在体内合成，食物中缺少了也无妨。但人类幼年时，体内合成氨基酸的能力有限，机体对精氨酸的需要相对来说也是必需的。此外，牛磺酸尽管并非蛋白质的组成成分，但也是幼儿所必需的。

2. 蛋白质的生理功能

（1）构成和修复组织。蛋白质是构成细胞组织的基础物质，对于细胞组织的增生和修补具有重要作用。

（2）调节生理功能。人体许多重要的生理功能由蛋白质及其衍生物承担或参与调节，如调节新陈代谢的酶、甲状腺激素、生长激素都是蛋白质类的物质。

（3）供给热量。蛋白质作为三大产热营养素之一，可以为人体提供热量。每克蛋白质在体内氧化可释放热量约 4 千卡。

3. 蛋白质的来源

动物性蛋白质的主要来源是瘦肉、鱼、奶、蛋等，植物性蛋白质的主要来源是豆类、坚果类、谷类等，水果与蔬菜中蛋白质的含量较低。动物性蛋白质利用率高，但富含饱和脂肪酸和胆固醇，摄入过多对人体有害，不宜多吃。植物性蛋白质利用率较低，适当地将动物性蛋白与植物性蛋白搭配是非常重要的。动物性蛋白和大豆蛋白被称为优质蛋白，一般认为，每日优质蛋白的摄入量不应低于总蛋白质摄入量的 30%，但也不要超过 60%，50% 则较为理想。

4. 幼儿蛋白质的需求量

幼儿生长发育旺盛，蛋白质的需求量相对比成人多。幼儿膳食中蛋白质所供的热能应占总热能的 12% ~ 15%。根据《中国居民膳食指南（2022）》营养素参考摄入量，幼儿每日膳食中蛋白质的推荐摄入量具体见表 3–3。

表 3–3　幼儿每日膳食中蛋白质的推荐摄入量

年龄	蛋白质	年龄	蛋白质
1 岁	25 克	4 岁	30 克
2 岁	25 克	5 岁	30 克
3 岁	30 克	6 岁	35 克

（二）脂肪

1. 脂肪的组成和分类

脂肪是一类具有重要生物功能的化合物，包括中性脂肪和脂类两大类。膳食脂肪有脂和油的不同，在常温下呈固体状态时称为脂，呈液态时称为油。脂肪酸有非必需脂肪酸和必需脂肪酸之分。必需脂肪酸指在人体内不能自身合成、必须由膳食供给的不饱和脂肪酸，如亚油酸和亚麻酸等。非必需脂肪酸指人体可以自身合成的脂肪酸，但这并不意味着可以不必从食物中摄取。

2. 脂肪的生理功能

（1）供给热能，储存能量。脂肪产热量大，是食物中产热能力最强的营养素，机体消耗的热能近1/3源于脂肪，而多余的能量则会以脂肪的形式储存在人体内。脂肪通过氧化分解为机体提供能量。是人体的“热量仓库”。

（2）脂肪是构成细胞组织的重要组成部分，能够保护机体组织和器官。

（3）提供必需脂肪酸。必需脂肪酸是人体磷脂的重要组成部分，是人类正常生长和维护健康所必需的。它可以促进胆固醇的代谢，利于降血脂，同时还能保护皮肤免受射线损伤，维持正常视觉等。缺乏必需脂肪酸会影响幼儿的生长发育，表现为皮肤角化不全、伤口愈合不良、心肌收缩力降低、免疫功能发生障碍、血小板凝聚、生长发育迟缓等。

（4）脂肪是良好的溶剂，能促进人体对维生素A、D、E、K等脂溶性维生素的吸收。因此，如果膳食中长期缺乏脂肪，则容易患脂溶性维生素A、维生素D、维生素E、维生素K的缺乏症。

（5）脂肪具有保暖及保护功能。能保护内脏组织不受外界震动而损伤。

（6）促进食欲，增加饱腹感。烹调后富含脂肪的食物味道和口感更好，能促进幼儿的食欲。同时，脂肪在消化道内停留的时间比其他营养素长，可以增加饱腹感。

3. 脂肪的来源

脂肪主要源于植物油（如花生油、芝麻油、豆油、玉米油、菜油等）和动物脂肪（如猪油、肥肉、奶油等）。植物油含有较多的不饱和脂肪酸，动物油含有较多的饱和脂肪酸。

知识拓展：不饱和脂肪酸是防止动脉硬化的重要营养素，特别是多不饱和脂肪酸，它在人体中可转化为DHA（俗称“脑黄金”），对大脑神经细胞及视网膜的发育具有促进作用。此外，人体需要的几种不能自行合成、必须从食物中摄取的必需脂肪酸大多存在于植物油中。因此，植物油的营养价值高于动物油。

4. 幼儿脂肪的需求量

我国营养学家认为，幼儿每日脂肪供给量以占每日热能总量的25%～30%为宜。如果人体长期摄入脂肪不足，会影响健康，导致营养不良、脂溶性维生素缺乏、生长发育落后等；但饮食中脂肪含量过高，又会减少钙、磷的吸收利用，影响骨骼的生长发育。脂肪摄入过多，还会使胃排空时间延长，减慢消化过程，引起消化功能紊乱。长期摄入过多脂肪，还会使脂肪在体内累积，导致肥胖，同时促成动脉硬化、冠心病等的发生发展。因此，合理的脂类营养，有利于预防疾病，增进健康。

在幼儿的饮食中，应保证脂肪功能占总能量的供应量。根据《中国居民膳食指南（2022）》营养素参考摄入量，幼儿每日膳食中脂肪的推荐摄入量见表3–4。

表3–4　幼儿每日膳食中脂肪的推荐摄入量（占总热能的百分比）

年龄	脂肪	年龄	脂肪
0～0.5岁	48%	1～6岁	20%～35%
0.5～1岁	40%	7岁以上	20%～30%

（三）碳水化合物

1. 碳水化合物的组成和分类

碳水化合物又称糖类，由碳、氢、氧三种元素构成，是自然界中种类最多、分布最广的一类有机化合物，也是最经济、最易获得的能量来源。糖类可分为单糖（如葡萄糖、果糖）、双糖（如蔗糖、麦芽糖、乳糖）和多糖（如淀粉、糖原、纤维素和果胶），其中单糖最易被人体吸收利用。

2. 碳水化合物的生理功能

（1）供给热能。碳水化合物是人体最主要的能量来源，能迅速释放和供给热能，满足生命活动的需要。每日糖类供给的热能应占每日总热量的 50% 以上，在幼儿膳食营养中占重要地位。

（2）构成机体的重要成分。如参与核酸、细胞膜、结缔组织和神经组织的构成。

（3）减少蛋白质的消耗。碳水化合物供给充分可以避免机体消耗过多的蛋白质作为能量来源，以保障蛋白质充分发挥其重要的生理功能。

（4）促进肠蠕动和排空。膳食纤维不能被消化吸收，却能促进肠胃蠕动，促进排便，防止食物滞留在肠中腐败产生毒素。

（5）维持内脏和神经等的正常功能。心脏的活动主要靠葡萄糖和糖原供给能量；血糖是神经系统能量的唯一来源，血糖过低会引起昏迷、休克甚至死亡。

3. 碳水化合物的来源

碳水化合物主要源于谷物和根茎类食物，少量来自含糖的蔬菜和水果等。

4. 幼儿碳水化合物的需求量

在幼儿的日常饮食中，应保证碳水化合物的供给的热能占总能量的 55% ~ 60%。碳水化合物摄取不足会导致幼儿生长发育迟缓、体重减轻、易疲劳，碳水化合物摄取过多、发酵过剩会刺激肠蠕动，引起腹泻，影响蛋白质代谢。

（四）矿物质

矿物质又称无机盐，是人体不可缺少的营养素，虽不供给人体热量，却是构成机体的组成成分，能调节生理机能。无机盐对维持机体酸碱平衡、对心脏及神经肌肉兴奋性的调节起着重要作用。无机盐与幼儿生长发育密切相关，年龄越小，越易缺乏。

人体含有的 60 多种元素，除碳、氢、氧、氮主要以有机物的形式存在外，其余各种元素统称无机矿物质，包括常量元素和微量元素两大类。

矿物质在食物中分布很广，幼儿比较容易缺乏的常量元素主要是钙，微量元素主要是铁、碘、锌。在全国推广食用加碘盐后，碘缺乏的情况已有很大的改善。

1. 钙

（1）钙的生理功能。

①钙是构成骨骼和牙齿的主要成分，人体内 99% 以上的钙在骨骼和牙齿中，1% 在血液和细胞外液中，它对保证骨骼正常生长发育和维持骨骼健康有着至关重要的作用。

②钙能维持神经、肌肉的兴奋性。如血钙降低，神经、肌肉的兴奋性增强，会引起手足搐搦症。

③钙参与血凝过程，是血凝固的要素。

④钙参与机体能量代谢和激活酶。

（2）钙的吸收。钙的沉积和溶解一直在不断地进行，骨钙和血钙不断地更新，幼儿的骨钙每 1 ~ 2 年更新一次。钙的吸收与机体的需要程度密切相关，并随年龄的增加而渐减。膳食中钙的摄入量、膳食中维生素 D 量的多少，对钙的吸收有明显的影响。谷类中的植酸、某些蔬菜（如菠菜、苋菜、竹笋等）中的草酸因在肠道内形成相应的不溶性钙盐也会影响钙的吸收。

（3）缺乏症。幼儿缺钙，不仅会造成发育迟缓，牙齿不整齐，严重的还会引起手足搐搦症或佝偻病，及成年后骨质疏松。

（4）钙的食物来源。奶和奶制品中钙的含量丰富，吸收率高，是食物中钙的最好来源，也是最利于幼儿吸收的理想钙源。小虾皮、海带等含钙也很丰富。蔬菜、豆类及其制品（尤其是大豆、黑豆）含钙也较为丰富，但由于植物中含有植酸、草酸，故蔬菜、豆类及其制品中钙的吸收率较低。

（5）幼儿钙的需求量。根据《中国居民膳食指南（2022）》，幼儿每日膳食中，1 ~ 4 岁钙的适宜摄入量为 600 毫克 / 日，4 ~ 7 岁为 800 毫克 / 日，7 ~ 11 岁为 1000 毫克 / 日。为保证摄入适量的钙，幼儿每日饮用的牛奶应为 300 ~ 500 毫克。

2. 铁

（1）铁的生理功能。微量元素是指在人体内含量甚微的元素。铁是人体内含量最多的微量元素。铁是合成血红蛋白的主要成分，人体中 60%~70% 的铁在红细胞中，参与机体中氧的运输和细胞的呼吸。

（2）铁的吸收。一般来说，机体越需要铁，铁的吸收率越高，因此幼儿体内铁的吸收率较高。

（3）缺乏症。人体内铁的数量不足即可发生缺铁性贫血、苍白无力，影响幼儿体格和智力的发育。

（4）铁的食物来源。人体内的铁主要来源于动物性食物。动物性食物（如动物肝脏、动物血、肉类、蛋类、鱼类），植物性食物（如黑木耳、海带、芝麻、黄豆、绿叶蔬菜等）含铁量较高，乳类中较贫乏以乳类为主食的婴儿需补铁。此外，日常生活中常用铁制的绞肉机绞肉、用铁锅做饭做菜都能增加食物中铁的含量。

（5）幼儿铁的需求量。幼儿生长发育快，需要的铁较多，较容易发生铁缺乏和缺铁性贫血。根据《中国居民膳食指南（2022）》，幼儿每日膳食中铁的适宜摄入量为 2 ~ 4 岁 9 毫克 / 日，4 ~ 7 岁 10 毫克 / 日。

3. 碘

（1）碘的生理功能。碘是合成甲状腺素的主要原料。碘的生理功能主要体现为甲状腺素的作用。甲状腺素参与能量代谢，能促进机体的生长发育。

（2）缺乏症。胎儿期缺碘可致死胎、早产及先天畸形，新生儿和儿童期如长期缺碘会引起甲状腺肿大，严重的碘缺乏症是克汀病，也叫呆小症，导致的严重后果是智残。

（3）碘的食物来源。使用碘强化食盐烹调的食物是膳食中碘的重要来源。含碘较高的食物主要是海产品，如海带、紫菜、海鱼、虾、贝类等。大多数谷物、果品、蔬菜中碘的含量均较低。食用碘盐是摄入碘的重要途径。

（4）幼儿碘的需求量。据《中国居民膳食指南（2022）》推荐，1 ~ 7 岁幼儿每日需碘量为 90 毫克 / 日。

4. 锌

（1）锌的生理功能。锌广泛分布于人体的所有组织和器官中，对生长发育、免疫功能、物质代谢和生殖功能等均有重要作用。幼儿正常生长发育过程中必须有锌。幼儿锌缺乏症主要表现为生长发育迟缓、伤口愈合不良、皮肤发黄、脱发、食欲减退和贫血，严重者还会出现异食癖，尤以吃土为常见。而摄入过多的锌会导致肠胃不适、呕吐、腹泻，严重的会导致血压升高、气促、瞳孔散大、休克，甚至死亡。测定血清中的锌含量有助于了解幼儿目前锌的营养状况，但测定头发中的锌含量则不够准确。

（2）锌的食物来源。锌最好的食物来源首先是贝类食物，如牡蛎、扇贝等。其次，含锌较丰富的食物还有瘦肉、动物内脏（尤其是肝）、蛋类、奶类、鱼及其他动物性海产品等食物。蘑菇、坚果、豆类含锌也较高。水果含锌很少，谷物类锌可利用率较低。

（3）幼儿锌的需求量。食物中的草酸、植酸会降低锌的吸收率。幼儿应保证摄入足够量的锌。《中国居民膳食指南（2022）》推荐的幼儿每日膳食中锌的摄入量：0 ~ 0.5 岁为 2 毫克 / 日，0.5 ~ 1 岁为 3.5 毫克 / 日，1 ~ 4 岁为 4 毫克 / 日，4 ~ 7 岁为 5.5 毫克 / 日。

（五）维生素

1. 维生素的特点和分类

维生素是维持人体正常生命活动所必需的一类有机化合物，在人体内含量甚微，但它们在机体的生长发育、代谢等系列生理活动过程中起着非常重要的作用。

根据维生素的溶解性，可将其分为脂溶性和水溶性两大类（见表 3–5）。

表 3–5　脂溶性、水溶性维生素的异同点

项目	脂溶性维生素	水溶性维生素
分类	维生素 A、维生素 D、维生素 E、维生素 K	B 族维生素、维生素 C
溶解性	溶于脂肪，不溶于水	溶于水
吸收与排泄	随脂肪吸收，少量从胆汁排出	从肠道经血液吸收，过量时从尿液、汗液等排泄
体内储存	主要储存于肝脏、脂肪组织等	体内很少储存
缺乏时	缺乏症出现的时间比较缓慢	缺乏症出现的时间比较快
过多时	一次性摄入大量或长期摄入较多会蓄积而引起毒性作用	一般不易发生中毒，服用量过大时有不良反应

维生素 A、D、B_1、B_2、C 的相关说明具体见表 3–6、表 3–7、表 3–8、表 3–9、表 3–10。

表 3–6　维生素 A 的相关说明

类型	说明
生理功能	维持夜视功能；保证上皮结构的完整性；促进生长发育；提高机能免疫力
食物来源	动物内脏、蛋黄、奶类和鱼肝油等。植物含有的胡萝卜素（维生素 A 原）在人体内可以转化成维生素 A，如菠菜、胡萝卜、西红柿等绿色、橙色的水果蔬菜均含有胡萝卜素
缺乏 / 过量症状	缺乏维生素 A 会引起暗适应力下降（在傍晚或光线暗的地方看不清楚），易引发夜盲症、干眼症等，还可使皮肤变粗糙，眼球变干燥，机体抵抗力下降，生长发育变得迟缓 过量摄取维生素 A 则会引起中毒，表现为骨痛、毛发脱落、体重不增等症状
机体需求量	0 ~ 0.5 岁 300 微克 / 日，0.5 ~ 1 岁 360 微克 / 日，1 ~ 4 岁 310 微克 / 日，4 ~ 7 岁 500 微克 / 日

表 3–7　维生素 D 的相关说明

类型	说明
生理功能	促进机体对钙、磷的吸收和利用，有利于牙齿和骨骼的生长
食物来源	动物内脏、鱼肝油、蛋黄、乳制品等含有较多的维生素 D 人体皮肤内的 7– 脱氢胆固醇经紫外线照射后合成维生素 D 经常接受日照是幼儿获得维生素 D 的主要来源
缺乏 / 过量症状	缺乏维生素 D 易患佝偻症、手足搐搦症，严重者可损害心、肾功能 过量摄取则会中毒，初期表现为烦躁、睡眠不安、食欲减退，继而出现恶心、呕吐的症状，严重时会损伤心、肾功能
机体需求量	10 微克 / 日

表 3-8　维生素 B_1 的相关说明

类型	说明
生理功能	是碳水化合物正常代谢的必要物质，对调节人体内糖和热量的代谢有重要作用。促进胃的排空，增进食欲，维护神经系统和心脏功能的正常运行
食物来源	动物内脏、肉类、蛋类、谷类、豆类、坚果类等食物的维生素 B_1 含量丰富。谷类因在精加工时除去了较多的麸糠，会损失大量的维生素 B_1
缺乏症状	维生素 B_1 易患脚气病，主要症状为易疲劳、食欲减退、下肢麻痹无力、感觉迟钝
机体需求量	6 个月前 0.1 毫克 / 日，6 个月至一岁 0.3 毫克 / 日，1 ~ 4 岁 0.6 毫克 / 日，4 ~ 7 岁 0.8 毫克 / 日

注意：脚气病不是人们常说的“脚气”，“脚气”是霉菌导致的足癣，与维生素 B_1 缺乏无关。

表 3-9　维生素 B_2 的相关说明

类型	说明
生理功能	参与机体内碳水化合物和脂肪的代谢，消除口腔炎症
食物来源	动物内脏、奶类、蛋类、鱼类、豆类、粗粮、绿色蔬菜等食物的维生素 B_2 含量较多
缺乏症状	长期缺乏维生素 B_2，会使人体内的物质代谢发生紊乱，导致疲劳、食欲不振，甚至口角炎、唇炎、舌炎等。缺铁性贫血的幼儿常伴有维生素 B_2 缺乏
机体需求量	6 个月前 0.4 毫克 / 日，6 个月至一岁 0.5 毫克 / 日，1 ~ 4 岁 0.6 毫克 / 日，4 ~ 7 岁 0.7 毫克 / 日

表 3-10　维生素 C 的相关说明

类型	说明
生理功能	促进伤口愈合；有助于巩固结缔组织，保护骨骼和牙龈健康，利于铁的吸收利用，预防缺铁性贫血、巨幼红细胞性贫血；具有抗氧化作用，减少自由基对身体的损害，对防癌和抗癌有一定的作用；增强人体免疫力，抗感染，预防疾病
食物来源	新鲜的水果和蔬菜
缺乏症状	缺乏维生素 C 易患坏血病，表现为毛细血管脆弱、容易破裂，造成皮下出血，使机体出现淤血、紫斑，牙龈出血，在体内引起局部疼痛和关节胀痛等
机体需求量	4 岁前 40 毫克 / 日，4 ~ 7 岁 50 毫克 / 日

（六）水

1. 水的生理功能

（1）水是构成生命体的主要组成部分。水在人体内含量最高，是人体的重要组成部分，分布在所有的细胞和组织内，是维持人体正常活动的重要物质。因年龄差异，水在人体内分布的含量也不同，幼儿体内的水分占其体重的 70% ~ 75%，水分占成人总体重的 55% ~ 60%。水是生命之源，人人都离不开水，人体失水 10% 会产生酸中毒，人体若丢失 20% 的水便不能维持生命。

（2）水可以加速化学反应，参与物质的吸收、运输及排泄，促进人体内的新陈代谢。

（3）水能调节体温，保持体温的相对稳定。

（4）水是人体的润滑剂。在人体的关节部位及内脏之间，都需要有体液来润滑保护，组织细胞也需要体液来润滑保护。水是体液的重要成分。

2. 水的来源

水主要源于生活饮用水、食物中的水分和体内新陈代谢产生的水分。

3. 幼儿水的需求量

幼儿体内的水分相对较多，占体重的 70% ~ 75%。《中国居民膳食指南（2022）》建议，2 ~ 5 岁幼儿每天水的总摄入量（即饮水和膳食中汤水、牛奶等总和）1300 ~ 1600 毫升；6 ~ 10 岁 800 ~ 1000 毫升；11 ~ 17 岁儿童每天 1100 ~ 1400 毫升。

本章小结

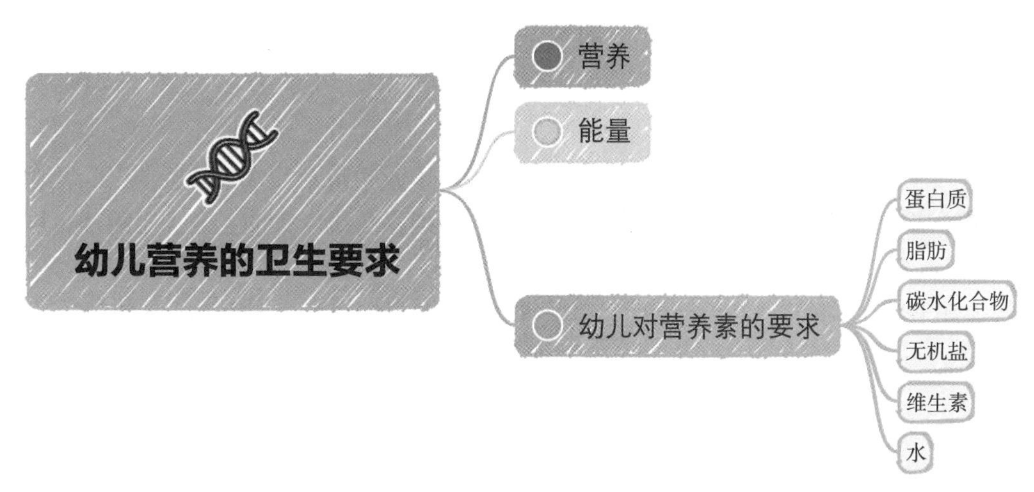

重点 1：幼儿必需氨基酸的种类是 9 种

必需氨基酸在体内不能自行合成，由食物供给，共 9 种。非必需氨基酸在体内自行合成，约 14 种。

重点 2：食物的特殊动力效应

食物的特殊动力效应指的是机体由于摄取食物而引起体内能量消耗增加的现象。食物特殊动力效应与食物的种类有关。蛋白质的特殊动力效应最大，约占基础代谢的 30%。

课后习题 3-1

一、判断题

1. 幼儿体内水分相对较成人多，占体重的 70% ~ 75%，成人体内水分占体重的 55% ~ 60%。（　　）
2. 脂肪主要来组动物性食物，除此之外，花生、菜籽、芝麻和豆类也含有人体所需的脂肪。（　　）
3. 人体失水 10% 会造成碱中毒，失水 20% 以上会危及生命。（　　）
4. 碳水化合物主要来源为蔬菜，少数来自肉类。（　　）
5. 幼儿生长发育迅速，新陈代谢旺盛，所需各种营养素和热能相对较成人多。（　　）
6. 幼儿生长发育的必需氨基酸有 8 种。（　　）
7. 维生素 A 的生理功能是促进伤口愈合，抗坏血病。（　　）
8. 缺乏维生素 D 易患佝偻病、手足搐搦症。（　　）
9. 钙是构成骨骼和牙齿的主要原料。（　　）
10. 能量是人体进行生理活动和生活活动的动力来源，因此人在睡觉时不消耗能量。（　　）

二、选择题

1.（　　）是构成人体细胞和组织的主要成分。

A. 蛋白质　　B. 水　　C. 脂肪　　D. 碳水化合物

2. 幼儿特有的热能消耗是（　　）。

A. 基础代谢所需　　B. 排泄中丢失　　C. 生长发育所需　　D. 活动所需

3. 可以促进铁吸收的维生素是（　　）。

A. 维生素 D　　B. 维生素 C　　C. 维生素 B_1　　D. 维生素 A

4. 若有而通过饮食摄取的铁含量不足，易患（　　）。

A. 佝偻病　　B. 脚气病　　C. 贫血　　D. 夜盲症

5. 在构成人体的化学成分中，含量最少的是（　　）。

A. 碳水化合物　　B. 脂肪　　C. 无机盐　　D. 蛋白质

三、案例分析

壮壮有挑食的坏习惯，爱吃肉、白面馒头和白米饭，不爱吃蔬菜和水果。近期，壮壮在刷牙的时候牙龈总是出血，把壮壮妈妈急坏了。在医院检查后，医生建议壮壮口服维生素C咀嚼片，可还要多吃水果和蔬菜。

请问：壮壮的饮食习惯有什么不妥？导致这些症状的原因是什么？预防措施有哪些？

单元二　幼儿膳食计划的卫生要求

导学视频

【案例导入】

中班的晴晴从小爱吃甜食，对面包、饼干和汉堡尤为喜爱，对蔬菜、水果缺不感兴趣。不到5岁她的体重已有30千克，成了一个小胖墩。但她的体质却不太好，常常感冒生病。晴晴的家长对此非常苦恼。

幼儿期是个体生长发育和智力发展的重要时期，幼儿膳食中营养素的组成和膳食平衡对幼儿的成长非常重要。

一、膳食与平衡膳食

膳食指人类日常食用的饭菜。

膳食平衡是合理营养的基础。所谓膳食平衡就是指膳食中不仅含有满足人体需要的各种营养素，而且各种营养素的比例适合人体需要。在制定幼儿膳食时，要选择营养价值较高的各类食品。平衡膳食包括：营养素平衡、热量平衡、酸碱平衡。即五大类食品的金字塔（图3–1）搭配：谷物及薯类、蔬菜和水果、动物性食品、大豆和坚果类、烹调油和盐。

中国居民平衡膳食宝塔（2022）

盐　<5克
油　25～35克
奶及奶制品　300～500克
大豆及坚果类　25～35克
动物性食物　120～200克
——每周至少2次水产品
——每天一个鸡蛋
蔬菜类　300～500克
水果类　200～350克
谷类　200～300克
——全谷物和杂豆 50～150克
薯类　50～100克
水　1500～1700毫升
每天活动6000步

图3–1　膳食金字塔

知识拓展：

《中国居民膳食指南（2022）》针对2岁以上的所有健康人群提出了八条建议："食物多样，合理搭配；吃动平衡，健康体重；多吃蔬果、奶类、全谷大豆；适量吃鱼、禽、蛋、瘦肉；少盐少油，控糖限酒；规律进餐，足量饮水；会烹会选，会看标签；公筷分餐，杜绝浪费。"

具体而言，中国居民每天的膳食应包括谷薯类、蔬菜水果类、畜禽鱼蛋奶类、大豆坚果类等食物。平均每天应摄入12种以上的食物，每周25种以上。坚持日常身体活动，每周至少进行5天中等强度的身体活动，累计150分钟以上。要吃各种蔬菜水果和奶制品，经常吃豆制品，适量吃坚果、鱼、禽、蛋和瘦肉，少吃肥肉、烟熏和腌制肉食品。成人每天食盐不超过5克，烹调油25～30克。要足量饮水，成人每天饮水7～8杯（1500～1700毫升），提倡饮用白开水和茶水。

二、幼儿膳食的配制原则

幼儿生长发育旺盛，每天必须从膳食中获得充足的营养以满足生长发育和生活的需要。如果长期缺乏某种营养素或热量供应不足，不但会影响幼儿的生长发育，还会引发幼儿的多种疾病。因此，幼儿园要根据幼儿大的年龄特点，合理安排一日膳食。幼儿园在膳食配制时应符合以下原则。

1. 满足幼儿的营养需求

食物中的各种营养素种类齐全、数量充足、比例适当，营养和热量要保持平衡。

2. 易于消化、增进食欲

幼儿的消化功能较低，在食品的选配和烹调时要有利于幼儿的消化。同时，烹调时要注意食物的色香味形等感官性状，增进幼儿的食欲。

3. 搭配合理

没有任何一种天然食物能够满足人体的所有需要。如果将食物合理搭配，就能够大大提高混合食物的营养价值。食物的搭配应做到粗细搭配、米面搭配、荤素搭配、谷类与豆类搭配、蔬菜五色搭配（红、黄、绿、黑、白）、干稀搭配等。

4. 食品要符合食品卫生，安全无毒

确保选择的主副食不腐烂，不变质，外观卫生、新鲜，标签、成分清洗，生产日期、保质期、厂名、厂址明确，最好选择信誉好的商场、超市购买。当前食品安全问题比较突出，这一点尤其要注意。

5. 根据季节变化，调整膳食

结合季节变化的实际情况，科学合理地制定全面且比例适当的营养供给量的膳食。如冬季适当增加脂肪量，春末夏初要补充充分的维生素D和钙等帮助幼儿长高，夏季多选用清淡爽口的食物，秋季要及时补充热量和各种维生素等。

三、制定幼儿膳食计划

膳食计划包括三方面的工作，即选择每日所需的食物种类；制订食谱；建立合理的膳食制度。

（一）计划每日所需的食品种类和数量

计划每日所需的食品种类和数量时，首先要了解幼儿消化系统的解剖生理特点、食量和饮食心理以及营养计算和评价的方法；然后，要熟悉各类食物的营养成分和特点，注意合理搭配，选择易消化、受幼儿欢迎的食物；最后，应把每日的食物按热量、营养素较均匀地分配到各餐中去，使各餐比例适当、结构合理、搭配科学。

（二）制订食谱

幼儿园的食谱是根据幼儿营养需要量、每日三餐供热量的比例、饮食习惯、市场供应情况等，依据学前儿童膳食配制的原则，制定出的一周内每日三餐和午点用量及菜肴配制的计划。

食谱是膳食计划落实的关键环节。它反映了食品配制和烹调的方法，包括食品的种类、数量、食品的名称和烹调方法等。《托儿所幼儿园卫生保健工作规范》提出根据膳食计划制订带量食谱，1～2周更换1次。食物品种要多样化且合理搭配。在制订食谱时，应注意以下几方面内容：

（1）食品种类多样化，要考虑食材的利用率，尽可能使不同食物中的营养素得到互补。

（2）在一周食谱中，每日各餐的主、副食品不应重复，一周副食品不应有两次以上的重复，主副食品在更换时可用同类食物的不同品种轮流进行。

（3）每日食物中，动物蛋白和豆类蛋白之和不少于总蛋白质的一般，粮食和蔬菜各占一半，有色蔬菜占总蔬菜量的一半以上。幼儿一日食品的种类及数量见下表。

表 3–11 学龄前儿童每日各类食物建议摄入量

食物	2 ~ 3 岁	4 ~ 5 岁
谷类 /g	75 ~ 125	100 ~ 150
薯类 /g	适量	适量
蔬类 /g	100 ~ 200	150 ~ 300
水果 /g	100 ~ 200	150 ~ 250
衣食肉鱼 /g	50 ~ 75	50 ~ 75
蛋类 /g	50	50
奶类 /g	350 ~ 500	350 ~ 500
大豆（适当加工）/g	5 ~ 15	15 ~ 20
坚果（适当加工）/g	—	适量
烹调油 /g	10 ~ 20	20 ~ 25
食盐 /g	<2	<3
饮水量 /g	600 ~ 700	700 ~ 800

（三）制定膳食制度

膳食制度包括两方面大的基本内容：一是合理分配各餐食物的数量和质量；二是合理安排进餐次数和间隔时间。

一般根据食品在胃中的排空时间规定每日的进餐次数。由于普通食品在胃中的排空时间为 3 ~ 4 小时，可以参考幼儿的食量，将幼儿每日的进餐次数定为三餐一点或三餐两点。

在分配三餐一点时应按“早吃好、中吃饱、晚吃少”的原则分配食物。早餐的营养要均衡，要供应各种营养素；午餐应吃得多一些；晚上要吃得清淡一些。早、午、晚三餐和午点的热量合理比值应为 20% ~ 25%、30% ~ 35%、25% ~ 30%、10% ~ 15%。

四、进行膳食评价

要了解幼儿的营养状况，可以对托幼机构做膳食调查，计算幼儿每日从膳食中所摄取的营养素和热能的量，然后对照相关的推荐供给量进行评价。

（一）常用的膳食状况的调查方法

1. 称量法

此方法多应用于集体幼儿膳食调查，也可根据调查目的选择个人进行膳食调查。通常应按季节供给食物不同，每季度测一次。称量法的优点是准确，但较复杂，调查时间较长，一般为 7 天。应用称量法调查需要准备表格、食物成分表、计算器、秤。在调查时，首先将被调查机构一日中每餐各种食物在烹调前的生重、烹调后的熟重，以及幼儿吃剩的重量都加以称重记录，然后将此 7 天之内各项所消耗的食物加以分类和综合，求得每人每日的食物消耗量。最后，查食物成分表就能得出 7 天内平均每人每天所摄取的各种营养素含量和能量。

2. 记账法

此方法简便而快速，多用于集体幼儿膳食调查，是膳食调查中最常用的一种方法，但是不够精确。该方法必须在具备精确的账目和详细的用膳人数统计的条件下，才能获得较准确的结果。一般以一个月为调查期限，以便较全面地反映幼儿的膳食质量。方法是先查阅过去一段时间托幼机构食堂的食物消耗总量，并根据这期间的进餐人数，计算每人每日各种食物的摄入量，然后再按食物成分表计算这些食物所供给的营养素和能量。

3. 询问法

在客观条件下不能使用称重法与记账法来进行膳食调查时，运用询问法也能粗略地了解幼儿膳食的情况。询问法多用于个人膳食调查，询问前 1 ~ 3 天进食情况，计算进食量，并根据食物成分表将各种营养素计算出来。如全日制幼儿园的小朋友早晚两餐在家用餐，就只能通过询问家长或幼儿对每日所吃的食物种类和数量做出估计。此方法最方便，但是不太准确。

4. “五量四比”法

在进行膳食评价和营养计算中要做到“五量四比”。

“五量”：

（1）每人每天每种食物的进食量。

（2）五大类食物日进食量。

（3）平均每人每日摄入食物量。

（4）热量食物来源分布量。

（5）蛋白质来源分布量。

“四比”：

（1）各大营养素每人每日摄入量占供给量的百分比。

（2）三大产热营养素热量占一日总热量的百分比。

（3）各类蛋白质质量之比。

（4）脂肪摄入量占总脂肪摄入量的百分比。

通过认真的计算分析、合理的调整改进，使各大营养素的摄入量均占总摄入量的 90% 以上，从而满足幼儿每餐对各种营养素的需要。

本章小结

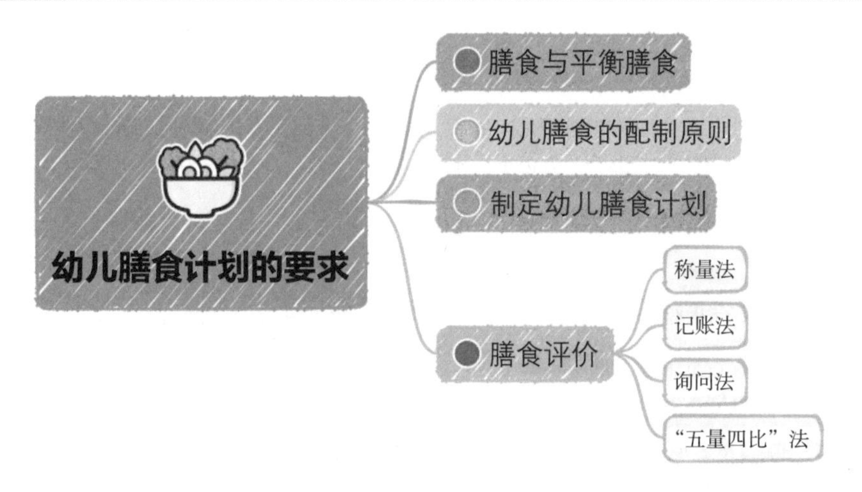

重点：区分常用膳食评价方法

（1）称量法：连续 7 天调查每餐食物的生重、熟重及剩饭情况，计算每个幼儿每日每餐各种食物的消耗量。

（2）记账法：通过调查幼儿园某段时间的食物消耗总量、进餐人数和天数，计算每个幼儿每日各种食物的消耗量。

（3）询问法：最便捷的调查方法，通过询问幼儿在家和在园的用餐情况，估计出幼儿每餐的用餐量。

（4）“五量四比”法。在进行膳食评价和营养计算中要做到“五量四比”。

课后习题 3-2

一、判断题

1. 幼儿园制定膳食制度时要考虑幼儿消化系统发育的特点，考虑胃容量和胃排空的时间，同时还要考虑幼儿的实际生活情况和当时当地的膳食习惯。（　　）

2. 幼儿每日膳食中有色蔬菜占摄入总量的一半为好，且尽量是时令性蔬菜。（　　）

3. 合理安排幼儿的一日膳食，配制适合幼儿喜好和营养需求的食谱，是保证幼儿生长发育的重要措施。（　　）

4. 为了均衡营养，当幼儿挑食、偏食时，成人应该强迫幼儿进食。（　　）

5. 幼儿营养不良不仅会影响其生长发育，还会导致疾病甚至死亡，但不会影响到幼儿的心理健康。（　　）

6. 在安排幼儿膳食时，蛋白质的来源应以动物性蛋白质和豆类蛋白质为宜。（　　）

7. 五大类食品中，肉类含钙最高，且易于被机体吸收和利用。（　　）

8. 人体各器官组织都含锌。锌的食物来源主要是蔬菜、水果和谷类。（　　）

9. 幼儿园膳食评价方法中，记账法是最简单的调查方法。（　　）

10. 幼儿园两餐之间的间隔以 6 小时为宜。（　　）

二、选择题

1. 常见的膳食状况调查方法有（　　）。

①称量法　②记账法　③询问法　④问答法

A. ①②③　B. ②③④　C. ①③④　D. ①②④

2. 每日食物中，脂肪应占总热量的（　　）。

A. 50%～60%　B. 25%～30%　C. 10%～20%　D. 30%～40%

3. 有利于幼儿消化能力的烹调方法是（　　）。

①肉、菜、粮谷等均应细软，忌食油炸、油腻、块大、质硬或刺激性大的食品。

②为了突出食品的颜色和口感，宜多用人工色素和添加剂。

③烹调的方法应多样化，但要避免过多的刺激性调味品。

④任何菜肴都应讲究刀法，整齐的线条和变换的图案能给幼儿新鲜感，促进食欲。

A. ①②　B. ①②④　C. ①③④　D. ②③④

4.（　　）在胃中停留的时间较长，具有较强的饱腹感。

A. 蛋白质　B. 碳水化合物　C. 脂肪　D. 维生素

5. 营养学家建议，幼儿膳食中通过糖类供应的能量应占总能量的（　　）。

A. 12%～14%　B. 25%～30%　C. 55%～60%　D. 60% 以上

三、案例分析

晨间谈话时，艳艳告诉老师：“妈妈给我吃的早餐是牛奶和鸡蛋。”

请问：艳艳这份早餐科学吗？为什么？请为家长在幼儿早餐配备方面提出合理建议。

单元三　幼儿膳食管理的卫生要求

导学视频

【案例导入】

某幼儿园周五午睡起来后，一部分幼儿出现轻微恶心、呕吐、头晕、腹泻等症状，被送往医院治疗后好转。经疾控中心调查，这些症状是由于幼儿吃了未煮熟的四季豆引起。

食物中毒有哪些类型？你知道哪些食物容易引起食物中毒？

幼儿机体发育不完善，幼儿园应加强对饮食卫生的管理，在食品选购、储存、烹调等环节保证食物的新鲜、卫生，同时应该加强对保教人员和炊事人员的卫生监督，确保幼儿的饮食安全和身体健康。

一、食品的选购

幼儿园选购食品既要考虑营养搭配，又要考虑食物的新鲜与卫生。食物选择要求：新鲜、安全、卫生、富有营养、利于消化。避免选用腐烂变质、刺激性过强、含致癌物、含农药等有害物质、天然有毒以及无生产许可证、无保质期的食品。

二、食品的储存

食物储存是为防止食物腐败变质，延长食物可供食用的期限，对食物采取的各种加工措施。食物储存的处理措施主要有降低或增加温度，去除水分和添加防腐剂等。

低温可以降低或者停止食物中微生物的增殖速度，降低食物中酶的活力和化学反应速度。食物冷冻前应尽量保持清洁和新鲜，减少污染，以延长储存期限。冷冻时，各种食物应分别在适宜的温度和湿度下储存，并在储存期限内食用。

盐腌、糖渍可提高渗透压以杀灭或抑制食物中的微生物，防止食品腐败变质。盐腌仅是一种抑菌手段，盐腌之前，食物要新鲜，食盐要纯净，浓度要足够。糖渍时，糖的浓度必须达到60%～70%，这样才能达到防腐保藏的目的。

粮食类食物宜储存在低温通风的地方，注意防霉、防虫和防鼠。皮部厚韧、多腊质的蔬菜水果如南瓜、冬瓜、洋葱、柚、枣等能长期储存，而叶菜类和浆果类蔬菜水果不耐储存，宜趁新鲜时食用。

目前市场上各类物资的供应都非常充沛，膳食供应所需的粮食、肉类、禽蛋、蔬菜、水果等都能随时采购到。因此，除了少数交通不便的地方外，都应选购新鲜卫生的食品，减少储存量，缩短储存期，以保证幼儿膳食的质量。

三、食品的烹调

（一）减少营养素的流失

在烹调食品时的总要求是，最大限度地保存食物中含有的营养素，并能杀灭细菌，增加色香味，刺激幼儿食欲，有利于消化吸收。但如果烹调不当，会破坏食物中的营养素。

烹调时应注意以下几点：

（1）维生素B属于水溶性维生素，为减少维生素B的损失，淘米次数不宜过多或反复搓洗，不用热水、流水洗；炒菜熬粥、做面食如馒头、面条不放碱或少放碱，因为维生素 B 在碱性溶液中容易被破坏；煮面条、下馄饨和饺子的汤及米汤应充分利用，不应丢弃；做米饭最好是蒸米饭和焖米饭，不要先煮后再捞起来蒸，以免损失维生素 B；高温油炸可使食物中的维生素 B_1 破坏殆尽，维生素 B_2 损失将近一半，且不易消化，应尽量避免油炸和熏烤。

（2）为减少维生素 C 的损失，蔬菜应先洗后切，洗后不应放置过久，炒菜时要急火快炒，时间不宜过长；炒前避免用水泡、避免用开水烫；做好的菜要及时食用，随做随吃，不留隔夜菜。

（3）烹调食物时，可适量加醋，醋能减少食物中维生素的损失，又能促进肉类及骨中钙的溶解和吸收，还能去除动物性食物的腥味。

（二）避免产生有害物质和去除有害物质

幼儿园在制备烹调食物时要避免采用如油炸、烘烤、烟熏等加工方式，以免产生有害物质；不使用铁制炊具和容器盛放如醋、酸梅汤、山楂汁等酸性物质。有些食物本身含有有毒物质或在加工过程中未去除有毒有害物质，如发芽的土豆、未熟透的四季豆、生豆浆等，都有可能引起幼儿食物中毒。常见食物中毒及症状见表 3-12。

表 3-12　常见食物中毒及症状

中毒类型	致毒原因	致毒物质	中毒症状	制作要求
植物性食物中毒	未熟透的四季豆	未熟透的四季豆中有生物碱	恶心、呕吐、头晕、腹痛，严重者会因脱水而死亡	高温处理，煮熟煮透
	生豆浆	生豆浆中还有皂素、抗胰蛋白酶	恶心、呕吐、腹痛、腹胀、腹泻、严重者会发生脱水和电解质紊乱	煮豆浆时不要盛得太满，细火慢煮
	发芽发青的土豆	发芽的土豆内含有龙葵碱	恶心、呕吐、头晕、腹痛，严重者会发热、昏迷，呼吸衰竭死亡	挖去芽眼，切开后用清水浸泡，熟透在食用，炒时可加醋破坏龙葵碱。发芽过多不能食用
细菌性中毒	生熟食品交叉感染	夏秋季节气温高，细菌容易繁殖，食用前没有进行高温彻底消毒	恶心、呕吐、腹痛、腹泻，严重时会因脱水而死亡	生熟食物分开处理，高温彻底消毒
化学性食物中毒	含有毒化学物质的食品	含毒物质（如农药、铅、亚硝酸盐）	无症状，症状严重，极易造成死亡	

（三）烹调方法要适合幼儿的消化能力

幼儿的口腔较小，口腔黏膜薄嫩，食道短而窄，黏膜也比较薄嫩。因此，给幼儿提供的食物不可过烫过硬。

幼儿的胃容量较小，消化能力较低，在烹调制备食品时要碎、细、软、烂，避免油腻、浓烈调味和刺激性食品。

四、厨房卫生和炊事人员的卫生

（一）厨房卫生管理

托幼机构的食堂要接受当地卫生主管部门的管理和监督，申领卫生许可证，并严格执行《中华人民共和国食品安全法》。

（1）厨房要有符合卫生要求的面积，各室的安排要适合工作程序，内外环境清洁卫生。

（2）厨房应有垃圾和污物处理的设施，能及时排烟、排气，处理废物，防蝇、防鼠、防蟑螂。

（3）水源充足，下水道通畅，洗碗、洗菜的池子应与洗拖把的水池分开。

（4）消毒设备齐全，餐具要及时消毒，食具一餐一消毒，若用水煮则需要在水开后煮 15 ~ 20 分钟，若用笼屉蒸则至少要蒸 30 分钟。消毒后的餐具要妥善放置，以免受污染。食具清洗、消毒的目的是防止污染，是控制疾病和预防食物中毒的重要措施。

食具的清洗、消毒程度是：一刮、二洗、三冲、四消毒、五保洁。刮是指将剩余在餐具内的食物残渣倒入废物桶内并刮干净。洗是指在水中加入适量的食用洗涤剂将餐具清洗干净。冲是指用流动的水冲去残留在餐具表面的碱液或洗涤剂。消毒包括煮沸消毒、蒸汽消毒、干热消毒、药物消毒。物理消毒包括煮沸、蒸汽、红外线灯热力消毒方法。化学消毒包括各种氯药物消毒方法。

（5）设备布局和工艺流程应当合理，防止待加工食品与直接入口食品、原料与成品交叉污染，生熟食品应分开，厨房用的刀具、案板、盆、筐、抹布等也要做到生熟分开。

（6）厨房应有良好的通风和照明。应有通风设备，以降低厨房的温度和湿度。窗户应装有纱窗，窗户开阔，并有人工照明，使厨房明亮，以便彻底清除污物，保持清洁。

（二）炊事人员的卫生

厨房炊事人员上岗前必须体检，体检不合格者不得参与厨房工作，上岗以后每年必须体检 1 ~ 2 次。同时接受卫生知识培训，凭卫生部门颁发的合格证持证上岗。凡患肠道感染病、皮肤病、肺结核、肝炎等传染病者应立即调离炊事员岗位，痊愈后经体检合格才能恢复工作。炊事人员家属中有人患传染病，该炊事人员也应暂时离开厨房工作，直到检疫隔离期满才能上岗。

炊事人员要讲究个人卫生，勤洗头、洗澡，勤剪指甲，勤换衣服。注意手的清洁，上班前、大小便后要洗手。工作时应穿工作服并保持清洁，如厕前要脱去工作服；工作帽要能包盖住头发；烧菜、分菜时要戴口罩，不对着食物说话、咳嗽和打喷嚏；不得直接从锅中取菜品尝。

本章小结

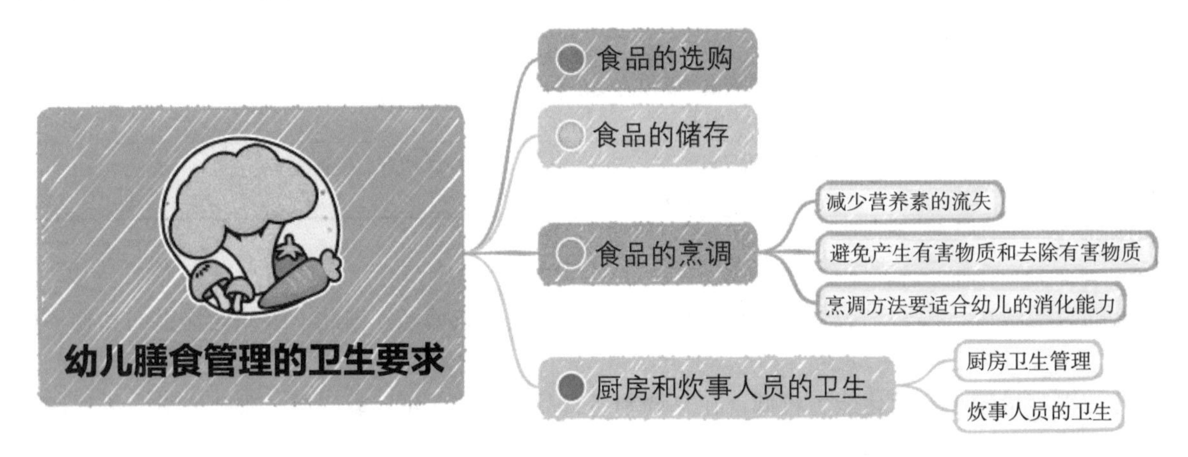

重点：区分中毒的类型和常见食物中毒症状及处理办法

详见表 3-11

课后习题 3-3

一、判断题

1. 非植物性食物中毒就是化学性食物中毒。（　）
2. 发芽的土豆去掉芽眼，再煮熟就不会引起中毒了。（　）

3. 要培养幼儿良好的饮食习惯，首先家长和教师要做好表率。（　　）

4. 豆浆沸腾就可以食用。（　　）

5. 植物性中毒是生熟食品交叉感染引起的。（　　）

6. 幼儿不小心吃了打了农药的西红柿，属于化学性中毒。（　　）

7. 做馒头、面条时不放碱，煮面条、馄饨和饺子的汤和米汤应充分利用，以减少维生素 C 的流失。（　　）

8. 幼儿园在烹调食物时要避免采用油炸、烘烤、烟熏等加工方式，以免产生有害物质。（　　）

9. 食用了发芽的土豆属于植物性中毒。（　　）

10. 细菌性中毒在食物中中毒占比最大。（　　）

二、单选题

1. 幼儿每日膳食中要保证充足的蔬菜，其中有色蔬菜的摄取量占蔬菜摄取总量的（　　），且尽量是时令蔬菜。

A. 20%　　B. 30%　　C. 40%　　D. 50%

2. 下列不属于细菌性食物中毒的是（　　）。

A. 食用发芽的土豆　　B. 食用腐烂的水果

C. 食用了发霉的花生　　D. 生熟食品交叉感染

3. 下列烹饪方式中，适合幼儿园采用的是（　　）。

A. 烟熏　　B. 烘烤　　C. 蒸煮　　D. 油炸

4. 糖渍时，糖的浓度达到（　　）才会起到很好的防腐保存的目的。

A. 60% ~ 75%　　B. 50% ~ 70%　　C. 60% ~ 70%　　D. 55% ~ 60%

5. 发芽很少的马铃薯在烹调的时候加入（　　）破坏龙葵碱。

A. 醋　　B. 酱油　　C. 盐　　D. 糖

三、案例分析

我国江南地区天气比较潮湿，黄豆、玉米等粮食作物储存不当会感染黄曲霉菌而发霉。有的村民会把发霉的谷物挑出来用水反复搓洗，然后晒干，继续食用或者卖掉。

请问：这种做法对吗？你怎么看待这种现象？请从饮食卫生角度说说你的看法。

模块四　幼儿常见疾病及预防

学习目标： 理解传染源、幼儿常见疾病的症状、护理及预防方法等知识

能对幼儿的症状进行初步的判断，并能运用所学知识对传染病和常见疾病进行有效的预防

了解传染病对幼儿的危害及幼儿园疾病预防与应急处理对幼儿生长发育的深远意义

思维导图

模块四　幼儿常见疾病及预防
- 单元一 幼儿常见传染病的预防与护理
- 单元二 幼儿常见疾病的预防与护理

儿童由于语言和表达能力有限，往往不能确切地说出自己身体的不适，这就可能导致他们的疾病被忽视或者被夸大。如果能在第一时间发现儿童的疾病，并且能注意观察到主要症状，及时地给予合理的护理，就能很好地配合医生进行诊治。为了达到这样的目的，必须先了解儿童的健康标准和有关疾病的基本知识等。

单元一　幼儿常见传染病的预防与护理

导学视频

【案例导入】

2020年3月22日，湖南省疾病预防控制中心接到某县某村中心卫生院报告，该村正在湖南省儿童医院治疗的3岁半手足口病患者金艳（化名）已死亡。

据了解，金艳父母在长沙打工，她与爷爷、奶奶一起生活。2010年3月16日，金艳有发热症状，未引起家属重视。17日，幼儿园老师发现金艳手掌中有疱疹，便将情况告诉家长，并送其至家中。祖父母带金艳到当地村卫生室就诊，村医生疑似为手足口病，建议转至上级医院治疗。就在当天晚上，金艳出现呕吐、惊跳等重症早期表现。由于交通不方便，患儿没有被及时送往上级医院。次日，患儿才被送到县人民医院就诊。19日，患儿病情未见好转。患儿于19日22时30分转院至湖南省儿童医院治疗，于3月22日死亡。如果在家长发现孩子出现呕吐、惊跳等重症早期表现当天就将孩子送往县级以上医院，治愈的希望很大。

一、传染病的基础知识

传染病是由病原体引起的，能在人与人、动物与动物或人与动物之间相互传染的疾病。传染病一旦发展便危害无穷，如“非典”、禽流感等，轻则使患儿致残，重则夺去生命。近些年，我国卫生与保健事业迅速发展，计划免疫广泛推广，已经基本消除了天花、鼠疫等传染病，而且麻疹、百日咳、脊髓灰质炎等传染病的发病率也明显降低。然而，我们仍然不能放松对传染病的防治工作。

知识拓展：

免疫是机体的一种生理性保护反应，其主要作用是识别和清除进入人体内的抗原性异物（如病毒、细菌等），以维持机体内环境的平衡和稳定。计划免疫是根据某些特定传染病的疫情监测和人群免疫状况分析，按照规定的免疫程序，有计划、有组织地利用疫苗进行免疫接种，以提高人群的免疫水平，达到预防、控制乃至最终消灭相应传染病的目的。

1. 计划免疫的程序

目前，我国实行的计划免疫的程序主要分为基础免疫和加强免疫两步。

2. 计划免疫的内容

目前，我国计划免疫工作的主要内容是对15种传染病的疫苗接种，其中针对幼儿接种的疫苗主要有以下几种。

（1）乙肝疫苗。乙肝疫苗预防流行性乙型肝炎，接种3剂次，分别于幼儿出生时、6月龄、6月龄各接种1剂次，第1剂在出生后24小时内尽早接种。

（2）卡介苗。卡介苗预防结核病，接种1剂次，出生时接种。

（3）脊灰疫苗。脊灰疫苗预防脊髓灰质炎，接种4剂次，分别于幼儿2、3/4月龄和4周岁各接种1剂次。

（4）百白破疫苗。百白破疫苗预防百日咳、白喉和破伤风，接种 4 剂次，分别于幼儿 3、4、5 月龄和 18～24 月龄各接种 1 剂次。

（5）白破疫苗。白破疫苗预防白喉和破伤风，接种 1 剂次，于幼儿 6 周岁时接种。

（6）麻腮风疫苗。麻腮风疫苗预防麻疹、流行性腮腺炎和风疹。8 月龄接种 1 剂次麻腮风疫苗，18～24 月龄接种 1 剂次。

（7）流脑疫苗。接种 4 剂次，分别于幼儿 6～18 月龄接种 2 剂次 A 群流脑疫苗，3、6 周岁各接种 1 剂次 A+ C群流脑疫苗。

（8）乙脑疫苗。分为两种：乙脑减毒活疫苗接种 2 剂次，幼儿 8 月龄和 2 周岁各接种 1 剂次；乙脑灭活疫苗接种 4 剂次，幼儿 8 月龄接种 2 剂次，2、6 周岁各接种 1 剂次。

（9）甲肝疫苗。分为两种：甲肝减毒活疫苗接种 1 剂次，幼儿 18 月龄接种；甲肝灭活疫苗接种 1 剂次，幼儿 18 月龄和 24～30 月龄各接种 1 剂次。

（一）传染病的特点

1. 病原体

病原体（图 4–1）是指人体外环境中，一些能侵袭人体的微生物，主要有细菌、病毒、寄生虫等。每一种传染病都有其特异的病原体，如结核病的病原体是结核杆菌，麻疹的病原体是麻疹病毒等。

图 4–1　病原体

2. 传染性和流行性

传染病都具有一定的传染性，可以在人与人、动物与动物以及人与动物之间传播，其传染强度与病原体的种类、数量、毒力、易感者的免疫状态等有关。

3. 免疫性

大多数患儿在传染病痊愈后，机体能自动产生不同程度的对该传染病的免疫力。不同传染病的病后免疫状态有所不同，有的传染病患病一次后可终身免疫，如麻疹、水痘等；有的可能再度感染，如流感等。

4. 规律性

传染病的病程具有一定规律性，从发生、发展到恢复可以分为：潜伏期、前驱期、发病期、恢复期。

（二）传染病流行三环节

传染病在人群中流行有三个环节，即传染源、传播途径和易感染人群。缺少任一环节，传染病就不能流行。

1. 传染源

传染源是指有病原体在体内发育、繁殖并能排出病原体的人和动物，主要包括以下三类：

（1）传染病患者。传染病患者是指感染了病原体，并表现出一定症状或体征的人，是大多数传染病的传染源。

（2）病原携带者。病原携带者是指无传染病症状，但能排出病原体的人或动物，通常在传染病的潜伏期或恢复期仍排出病原体，是猩红热、脊髓灰质炎、流行性脑炎、伤寒、痢疾等传染病的主要传染源。

（3）受感染的动物。受感染的动物是动物性传染病（如狂犬病等）的主要传染源。

2. 传播途径

传播途径是指病原体经传染源散播出，侵入另一易感机体所经过的途径。不同传染病有不同的传播途径，主要包括以下几种：

（1）空气飞沫传播。空气飞沫传播是指传染病患者或病原携带者呼气、咳嗽、打喷嚏时，排出病原体，含有病原体的飞沫在空气中悬浮或散落在地上，易感者吸入这种含有病原体的飞沫就形成了新的感染。多见于拥挤的会场、旅客众多的车船、车站候车室等公共场所。

通过空气飞沫传播的传染病有麻疹、流行性脑炎、流行性感冒、百日咳等。这种传播多发于冬春季节，且幼儿是最容易受感染的人群。

（2）食物或水传播。食物或水传播是指一些食物或饮水被病原体污染，易感者食用或饮用后，形成了新的传染。这种传播呈地方性特点，如某一地区食用同一工厂生产的食品，共用相同的水域等。通过食物或水传播的传染病有甲型肝炎、血吸虫病、钩端螺旋体病等。

（3）接触传播。接触传播包括直接接触传播和间接接触传播。

直接接触传播：易感者与传染源接触而未经任何外界因素干扰而造成的传播，如性病、狂犬病、鼠咬热等。

间接接触传播：又称日常生活接触传播，是指易感者接触了被传染源的排泄物或分泌物污染的日常生活用品而造成的传播。例如，被肠道传染病患者的手污染的食品经口可传播痢疾、伤寒、霍乱、甲型肝炎；被污染的衣服、被褥、帽子可传播疥疮、癣等；幼儿玩具、食具、文具可传播白喉、猩红热；洗脸用被污染的毛巾可传播沙眼、急性出血性结膜炎；便器可传播痢疾、滴虫病；动物的皮毛可传播炭疽、布鲁菌病等。间接接触传播的传染病多见于个人卫生习惯不良、卫生条件不佳者。

（4）虫媒传播。虫媒传播是指病原体通过媒介昆虫（如蚊子、跳蚤、苍蝇、蟑螂等）直接或间接地传入易感者体内，进而引起新感染。

经虫媒传播的传染病有鼠疫、疟疾、丝虫病、流行性乙型脑炎等，发病率会在该媒介昆虫增多的季节上升。

（5）土壤传播。土壤传播是指寄生虫卵或细菌等随人的粪便进入土壤，人接触土壤后，病原体通过口腔进入人体，或土壤感染伤口（如破伤风），或土壤中的寄生虫经人的皮肤钻入人体（如钩虫病）而形成新的感染。

经土壤传播的传染病的危害取决于病原体在土壤中的存活力、人与土壤的接触机会及个人卫生习惯等。

（6）医源性传播。医源性传播是指在医疗、预防工作中，人为地造成某些传染病传播。

3. 易感者

易感者是指对某些传染病缺乏特异性免疫力、容易感染的人群。易感者暴露于某种传染病的传染源中，就能感染该病。人群中对某种传染病的易感者多，则容易造成该传染病的流行，如幼儿园中的幼儿就是多种传染病的易感者。

（三）传染病的种类

为了有效控制传染病，我国依据传染病的危害程度的不同，将其分为甲、乙、丙三类。

1. 甲类传染病

甲类传染病又称强制管理传染病，包括鼠疫和霍乱两种。此类传染病发生后，对报告疫情的时限，以及患者、病原携带者的隔离、治疗方式，对疫点、疫区的处理等，均强制执行。

2. 乙类传染病

乙类传染病又称严格管理传染病，共 27 种，包括新型冠状病毒感染、传染性非典型肺炎、艾滋病、病毒性肝炎、脊髓灰质炎、人感染高致病性禽流感、麻疹、流行性出血热、狂犬病、流行性乙型脑炎、登革热、炭疽、细菌性和阿米巴性痢疾、肺结核、伤寒和副伤寒、流行性脑脊髓膜炎、百日咳、白喉、新生儿破伤风、猩红热、布鲁氏菌病、淋病、梅毒、钩端螺旋体病、血吸虫病、疟疾、人感染 H7N9 禽流感。此类传染病发生后，必须要按照卫健委要求进行严格管理。

3. 丙类传染病

丙类传染病又称监测管理传染病，共 11 种，包括流行性感冒、流行性腮腺炎、风疹、急性出血性结膜炎、麻风病、流行性和地方性斑疹伤寒、黑热病、棘球蚴病、丝虫病、感染性腹泻病（除霍乱、细菌性和阿米巴性痢疾、伤寒和副伤寒以外）、手足口病等。此类传染病发生后，要按国务院卫生行政部门规定的监测管理方法进行管理。

（四）传染病的预防与管理

预防幼儿传染病，应根据传染病流行的基本环节，围绕有效控制传染源、切断传播途径以及保护易感者，采取迅速而科学合理的措施。

1. 控制传染源

控制传染源要做到早发现、早上报、早隔离、早治疗，才能防止传染病在易感幼儿中传播和蔓延。

2. 切断传播途径

切断传染途径主要是根据不同传染病的传播途径，采取有效措施阻止病原体的传播。

（1）针对通过空气飞沫传播的传染病。幼儿的活动室、盥洗室、休息室等处要经常开窗通风换气，实行湿地打扫、防止尘土飞扬，采用紫外线照射或蒸汽对空气进行消毒，以消灭空气中的病原体，防止传染病的传播。

（2）针对通过食物或水传播的传染病。搞好食品卫生，生吃的瓜果最好削皮；保护好水源，饮用水要严格消毒；保持厨房环境的清洁卫生，防止病从口入。

（3）针对通过接触传播的传染病。经常清洗幼儿的日常用品，如毛巾、衣被、桌椅、玩具、学习用品、餐具等，可根据不同的物品分别采用曝晒、拆洗、用消毒液擦拭等方法，及时消灭附着在物品上的病原体，防止传染病的发生；同时，由于手接触物品的频率较大，因此应经常洗手，保持手的清洁卫生。

（4）针对通过虫媒传播的传染病。通过灭虫、清除饲养的动物等措施，阻止其与幼儿直接接触，从而预防感染。

3. 保护易感人群

保护易感者是防止病原体传播的重要手段，对幼儿来说，主要是积极采取措施，提高易感者的非特异性免疫功能，具体措施包括以下几方面。

（1）培养良好的卫生习惯。在日常生活中注意个人清洁卫生；在传染病流行时期尽量减少或避免去公共场所；合理安排幼儿的营养膳食；加强体育锻炼，提高机体的免疫力。

（2）做好预防接种工作。预防接种是预防传染病发生和流行最经济、最有效的措施。在对幼儿进行预防接种时，应严格遵守医学界所规定的不同疫苗的接种时间，做好幼儿接种前后的护理工作，需要加强的疫苗应在规定时间内进行强化接种，以保持体内的免疫力。

（3）在传染病流行期间，给易感者口服预防药或注射抗体，避免易感染者和传染源接触，可以降低发病率，达到保护易感人群的目的。

现象剖析：

某幼儿园小二班发现一起流行性乙型脑炎。幼儿园立即将情况报告了辖区疾控中心，并通知家长将患儿带回。与此同时，幼儿园对患儿生活过的寝室、患儿使用过的玩教具进行消毒处理。当患儿痊愈回园后，又组织医务人员对全校幼儿进行预防接种。

幼儿园的应急措施是正确的，但不全面。对幼儿进行预防接种应在传染病流行季节之前进行，而不是在突发事件之后进行。

通常，在完成以上措施后还要做两方面工作：

①对与患儿接触过的幼儿进行隔离观察。

②对幼儿活动场所如活动室、盥洗室等进行消毒。

（五）幼儿园传染病的一般处理

幼儿园要时刻关注幼儿的身体状况，熟知传染病突发事件的应急处理流程（图 4–2）。

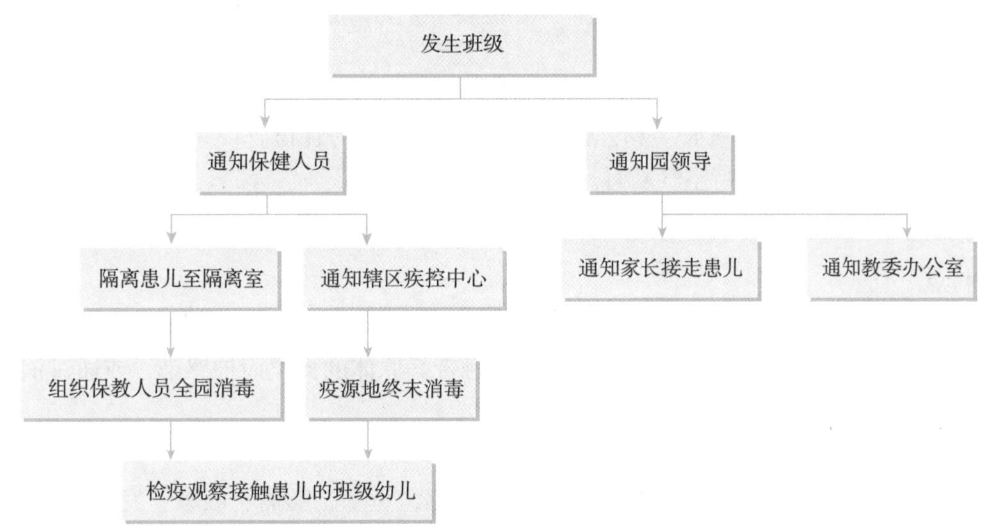

图 4–2　传染病疫情应急处理预案流程图

此外，教师在应发生时要做好患儿和本班幼儿的安抚工作，减少幼儿对传染病的恐惧感。在疫情结束后可对本班幼儿进行传染病知识的教育，让幼儿了解传染病的发生、症状表现和预防方法。

二、幼儿常见传染病的预防和护理

目前，我国通过计划免疫对幼儿进行疫苗接种，很多传染病发病率已经得到控制，但由于各地区的具体情况不同，一些传染病还有可能发生。因此，这里对一些幼儿常见传染病的病因、症状、预防和护理进行介绍（表 4–1）。

表 4–1　幼儿常见传染病

类型	病名
病毒性传染病	流行性感冒、禽流感、流行性腮腺炎、流行性乙型脑炎、麻疹、风疹、水痘、手足口病、狂犬病、病毒性肝炎（甲型肝炎、乙型肝炎）
细菌性传染病	细菌性痢疾、急性结膜炎、流行性脑脊髓膜炎、百日咳、脓疱疮

（一）流行性感冒

1. 流行特点

流行性感冒简称流感，是由流感病毒引起的一种常见的急性呼吸道传染病。该病病毒易发生变异，传播力强，可经空气飞沫或接触传播，多在冬末春初暴发，多见于6个月以上的人群，幼儿发病率及死亡率极高。该病愈后免疫力不持久。

2. 症状

潜伏期为1～3天，主要表现为患儿咽部和头部疼痛，高热、寒战，肌痛，伴有咳嗽、气喘等症状，全身酸痛，或有腹泻、伴有惊厥、肺部感染。

3. 预防

（1）流感流行期间，应避免集会或集体娱乐活动，尽量避免去公共场所。

（2）注意室内通风，必要时对活动室进行消毒。

（3）加强幼儿户外体育锻炼，提高身体抗病能力。

（4）秋冬季节气候多变，易感者要注意增减衣服，平时多喝开水，饮食要清淡。

（5）每年10～11月中旬，易感者可接种一次流感疫苗，以预防流感。

4. 护理

（1）发现流感患儿要早隔离、早治疗，一般隔离1周或至主要症状消失。

（2）让患儿多卧床休息，多喝水，多吃富有营养而易于消化的食物。

（3）室内经常开窗通风，保持空气新鲜。

（二）禽流感

1. 流行特点

禽流感是禽流行性感冒的简称，通常鸟类和人类会感染，由甲型流感病毒的一种亚型（又称禽流感病毒）引起。禽流感由禽类传染给人类，人类因接触带病原体的禽类而被感染，或通过消化道、呼吸道、皮肤损伤和眼结膜等多种途径感染。

2. 症状

鸟类和人类会感染，潜伏期约一周，主要症状似流感，鼻塞、咽痛、咳嗽、发热（39℃以上）等，多伴肺炎，严重时会因心、肾等器官衰竭而死亡。

3. 预防

（1）远离禽类及其分泌物。

（2）养成良好的卫生习惯，增强体质，提高机体免疫力。

4. 护理

（1）卧床休息，饮食以清淡、易消化的食物为主。

（2）为高热患儿进行适当降温，并及时送医院治疗。

（三）流行性腮腺炎

1. 流行特点

流行性腮腺炎俗称痄腮，是由腮腺炎病毒侵入腮腺引起的急性呼吸道传染病。该病病毒存在于患者唾液中，主要通过空气飞沫传播，易发于冬春季节，多见于2岁以上的幼儿，病愈后可终身免疫。

2. 症状

潜伏期为平均18天。有高热、头痛等症状。一般先是一侧腮腺无化脓性肿大，两天后另一侧腮腺也出现类似症状，有痛感，吃酸性食物时更疼。

3. 预防

（1）对于易感者，可注射腮腺炎疫苗以预防感染。

（2）腮腺炎流行期间，应尽量少带幼儿到公共场所。

（3）居室保持空气新鲜，并经常消毒。

（4）加强对幼儿的晨、午检，及早发现感染者，并及早采取隔离措施，直到腮腺肿胀消退后 3 天，才能解除隔离。

（5）对接触患者的易感者应密切观察 3 周。

4. 护理

（1）让患儿多休息，防止过度疲劳。

（2）患儿饮食要富有营养、利于吸收和消化，避免食用酸、辣刺激及干、硬食物。

（3）多喝水，用淡盐水漱口，保持口腔清洁。

（4）可服用板蓝根进行治疗，也可用中草药敷于患处。

（5）注意观察患儿的病情，如出现头痛和睾丸疼痛，可在医生的诊断下酌情用药。

（四）流行性乙型脑炎

1. 流行特点

流行性乙型脑炎简称乙脑，是由于感染乙型脑炎病毒引起的急性中枢神经系统传染病。该病可经蚊虫叮咬传播，多发于夏秋季节，多见于幼儿。

2. 症状

潜伏期为 4 ~ 21 天，一般为 10 ~ 14 天，病初 1 ~ 2 日出现发热、剧烈头痛、喷射状呕吐、嗜睡等症状，2 ~ 3 日后体温可达 40℃以上，并出现惊厥、昏迷等症状。少数患者在痊愈后有后遗症。

3. 预防

乙脑的预防主要采取两方面的措施，预防接种和灭蚊防蚊，可在流行期 1 ~ 2 个月前接种乙脑疫苗；在流行季节应搞好灭蚊工作，如使用蚊帐、驱蚊器、灭蚊剂等。

4. 护理

（1）卧床休息，饮食以流食、半流食为主，多饮水。

（2）生病卧床期间要经常帮患儿翻身，避免患儿背部生褥疮。

现象剖析：

小班的牛牛才入园几天。周一，牛牛在吃早餐时有些食欲不佳，妈妈以为这是牛牛抗拒去幼儿园的表现，饭后还是把牛牛送去了幼儿园。到中午，妈妈接到幼儿园老师的电话，说牛牛有些呕吐，脾气变得狂躁，精神状态也不好，可能有些感冒。妈妈将牛牛接回家后发现牛牛有些发烧，便给他吃了感冒药就让他去睡觉了。晚饭前，妈妈发现牛牛竟然发起高烧来，妈妈这才着急了。送到医院急诊后，医生发现牛牛的腹部没有明显的胃肠道炎症，反而颈部有些僵硬。经过抽血等一系列检查，医生确诊牛牛患的是急性病毒性脑炎，便立即进行施救。

牛牛的症状是乙脑，其前期的反应与流感相似，有发热、精神萎靡、食欲不振、轻度嗜睡的症状，体温维持在 39℃左右。此时常被误认为是上呼吸道感染。家长和幼儿园教师要注意家里及幼儿园的防蚊工作，并为牛牛注射乙型脑炎的疫苗。

（五）麻疹

1. 流行特点

麻疹是由麻疹病毒引起的急性传染病，是幼儿常见的呼吸道传染病之一。麻疹病毒存在于人的口鼻及眼睛的分泌物中，主要经空气飞沫传播，传染性较强；病毒离开人体后，生存能力不强，在流动的空气中或日晒半小时可被杀死。该病多发生于冬春季节，常见于6个月至5岁的幼儿，一次得病，可终身免疫。

2. 症状

潜伏期为10～19天，发病初期有发烧、咳嗽、流涕等，2～3天后口腔内颊有麻疹黏膜斑出现，周围绕以红晕，称科氏斑。第4天皮肤开始出现玫瑰色斑丘疹，大小形状不一，从颈部、耳后向肢端发展，一般3～5天出齐，出疹期间有高热现象，全身症状加重，皮疹消退后会留下褐斑，14～21天后褐斑消失。

3. 预防

（1）注射麻疹减毒活疫苗预防麻疹。

（2）发现传染病后，为接触者、体弱者注射疫苗预防。

4. 护理

（1）卧床休息，卧室通风；饮食以流食为主，添加蛋白质和维生素丰富的食物。

（2）注意皮肤和五官卫生，防止感染。

（3）高热时物理降温。

（六）风疹

1. 流行特点

风疹由风疹病毒引起，是幼儿常见的一种呼吸道传染病。风疹病毒存在于出疹前5～7天患儿的唾液及血液中，一般出疹2天后不易找到。风疹多见于1～5岁幼儿，6个月以内较少发病。一次得病，可终身免疫。

2. 症状

风疹潜伏期一般为2～3周。发病初期发热、咳嗽等，体温多在39℃以下，1～2天出皮疹，24小时内可从面部蔓延至全身，但是手掌脚心没有。皮疹3天内消退，不留痕迹，少数患者在痊愈后有后遗症。

3. 预防

（1）风疹流行期间，不带易感者去公共场所。

（2）居室内要通风，保持空气清新。

（3）尤其注意妊娠早期妇女不能护理风疹患儿，以免其感染风疹病毒引起胎儿先天畸形。

（4）对青春期少女及育龄期妇女实施免疫接种。

4. 护理

（1）发现风疹患儿应立即隔离，隔离5天后，病毒即失去传染性。

（2）让患儿卧床休息，避免伤风而加重病情。

（3）发烧期间，让患儿多饮水，饮食宜清淡和易消化，不吃煎炸与油腻的食物。

（4）对患儿一般不需要特殊治疗，必要时进行抗病毒治疗。

（5）防止患儿搔痒抓破皮肤，引起感染。

（七）水痘

1. 流行特点

水痘是由水痘病毒引起的呼吸道传染病，主要通过空气中的飞沫传播，也可经衣物、用具传播，多发于冬春季节。

2. 症状

发烧，1～2天出疹，由头、面部延及躯干四肢。皮疹的发展形态为：皮疹/红色斑点（1天左右）→水疱（3～4天）→结痂。痂皮脱落后不留疤。发疹期多有发热、精神不安、食欲不振等全身症状。在病后一周内，由于新的皮疹陆续出现，陈旧的皮疹已结痂，也有正处在水疱的阶段，所以在患者皮肤上可见到三种皮疹：红色小点、水疱、结痂。出诊期间，皮肤刺痒。

3. 预防

（1）正常易感者可以通过接种水痘病毒活疫苗进行预防。

（2）在寒暖交替季节，要适时为幼儿增减衣服，以防感冒。

（3）为幼儿提供合理营养，多食豆制品、鱼、蛋、瘦肉等富含蛋白质的食物及新鲜的瓜果蔬菜。

（4）要保证幼儿有足够的运动量，增强其体质，提高其机体抵御疾病的能力。

4. 护理

（1）患儿要多休息，保持居室内空气清新。

（2）患儿发烧时应多喝水，饮食应清淡，以易消化食物及新鲜水果为主，忌辛辣、油腻食物。

（3）禁止给患儿洗澡，但要给患者勤换内衣和床单。

（4）给患儿勤剪指甲，防止其抓挠水疱引起感染，日后皮肤留下疤痕。

（5）患儿应进行隔离至全部水疱干缩、结痂为止，其污染物、用具可用煮沸或暴晒法消毒，密切接触者应进行3周左右的检疫。

知识拓展：

带状疱疹中医又称“缠腰火龙”，是第二次感染水痘——带状疱疹病毒引起的急性炎症性皮肤病。该病较水痘的传染性差，夏秋季的发病率较高，多见于成人，常见为胸腹或腰部带状疱疹。该病发生时要注意隔离患儿，以免未出过水痘的幼儿受到传染。

（八）手足口病

1. 流行特点

手足口病是由肠道病毒引起的传染病。该病病毒存在于患者的水疱液、咽分泌物及粪便中，可以通过唾液飞沫或带有病毒的苍蝇污染的食物等经鼻腔、口腔传染给健康者，传染性强，流行强度大。

该病多在夏秋季节流行，多见于5岁以下的幼儿，可引起手、足、口腔等部位的疱疹，少数患者可引起心肌炎、肺水肿、无菌性脑膜脑炎等并发症。

2. 症状

潜伏期一般为2～7天，发病似感冒，随后口腔、手心、足心和四肢出现疱疹，患儿可能拒绝进食。一周后可痊愈，皮疹消退后无色素沉着，不留疤痕（图4-3）。患儿尿黄。患儿口腔内颊部、舌、软腭、硬腭、口唇内侧、手心、足心、肘、膝、臀部和前阴等部位出现小米粒或绿豆大小、周围发红的灰白色小疱疹或红色丘疹。疹子“四不像”：不像虫蚊咬、药物疹、口唇牙龈疱疹、水痘。

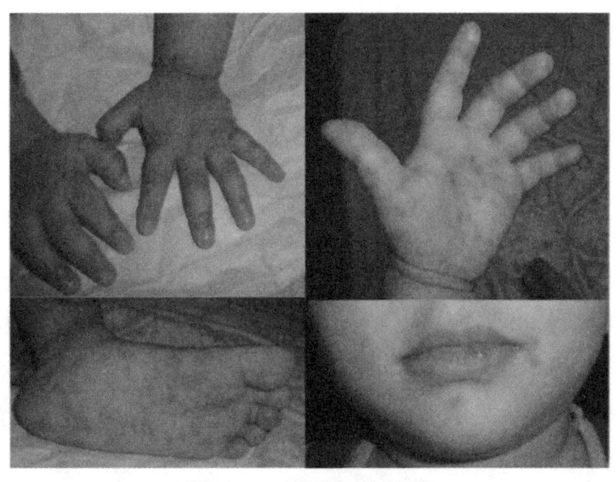

图4-3　手足口病症状

3. 预防

（1）不吃生冷食物、不喝生水、勤洗手、勤换衣服。

（2）在疾病流行季节，不去人群集中的地方。

（3）及时报告，及时控制。

4. 护理

（1）消毒隔离。患儿一般需要隔离 2 周，用过的物品要彻底消毒。房间定期开窗通风，保持空气新鲜。

（2）发热期间卧床休息，注意室内通风。

（3）饮食以清淡、以易消化的流食、半流食为主，在饭前饭后用盐开水漱口。

（4）口腔疱疹破溃时，可服用维生素 B_2。

（5）保持患儿皮肤清洁，防止皮疹破溃。

（九）狂犬病

1. 流行特点

狂犬病又称恐水症，是由狂犬病毒引起的中枢神经系统急性传染病。该病病毒存在于已受狂犬病病毒感染的狼、狐狸、家犬等的唾液中，人常因被咬伤而传染，所有人群均为易感者。幼儿的自卫能力差，被狂犬咬伤的机会多，一旦被咬伤，发病率为 15% ~ 30%，死亡率极高，几乎为 100%。

2. 症状

该病潜伏期最短 3 天，最长 19 年，一般为 20 ~ 90 天，在此期间，感染者没有任何症状。发病时有咽痛、头痛、乏力和低热等症状，之后会狂躁，恐水、全身抽搐，因循环系统衰竭、呼吸肌窒息导致死亡。

3. 预防

该病死亡率高，且无特效药物治疗，因此预防极为重要，主要措施包括：

（1）加强对家畜饲养的管理，杀灭野犬、狂犬并焚烧或深埋。

（2）计划免疫接种狂犬疫苗，及时、全程、足量注射狂犬疫苗可大大减少发病机会。

（3）人被犬、猫等抓伤、咬伤后，要立即处理伤口，可用 20% 的肥皂水冲洗半小时，再用 70% 的碘酒擦拭，排除局部病毒，然后及时就医注射疫苗。

4. 护理

（1）按传染病一般护理常规护理，医护人员如有皮肤破损，应戴乳胶手套。

（2）单独隔离患儿，被患者唾液沾染的用品均应消毒。

（3）防止被患儿在痉挛发作中抓伤咬伤。

（4）患儿所在室内保持绝对安静，防止声、光、水、风等刺激。

（5）给患儿的食物应为流食或半流食。

（十）病毒性肝炎

病毒性肝炎是由不同的肝炎病毒引起的，我国幼儿发病率较高，其中以甲型肝炎、乙型肝炎最为常见。

1. 流行特点

甲型肝炎由甲型肝炎病毒（HAV）引起，该病毒存在于患者的粪便中，如果患者的粪便污染了饮食、水或水产品等，经人食用就会产生传染，秋冬季节发病较多，一般能够彻底痊愈。

乙型肝炎由乙型肝炎病毒（HBV）引起，该病毒存在于患者的血液、唾液和眼鼻分泌物中，可通过输血、注射、合用针头、日常接触、共用洗漱用品等传染，大多数患者能够痊愈，部分患者可转为慢性肝炎或乙肝病毒携带者。

2. 症状

甲型肝炎潜伏期为1个月，发病时有黄疸型肝炎和无黄疸型肝炎两种类型。乙型肝炎潜伏期为2～6个月，多为无黄疸型肝炎，较少见黄疸型肝炎。

（1）黄疸型肝炎。病初起时类似感冒，相继出现食欲减退、厌恶油腻、恶心、呕吐、腹泻、腹胀等症状；精神萎靡、乏力，不喜欢运动，烦躁不安，喜发脾气；发病1周左右眼珠发黄，皮肤出现黄疸，尿色加深；黄疸持续2～6周后逐渐消退，食欲、精神好转，肝功能恢复正常。

（2）无黄疸型肝炎。比黄疸型肝炎病症轻，一般表现为全身乏力、发烧、恶心、呕吐、头晕等症状，但在病程中不出现黄疸。

3. 预防

（1）建立体检制度，如发现乙型肝炎病毒携带者，要对其进行隔离。

（2）早发现、早隔离患者。患者隔离后，其所用过的家具、玩具、被褥、衣服、食具、毛巾、便盆等要进行彻底消毒。

（3）加强幼儿饮食和环境卫生管理，保证食品不受污染。管理好污水和粪便，消灭苍蝇、蟑螂等。

（4）教育幼儿饭前便后用流动水和肥皂洗手，不喝生水，不吃不洁食物。

（5）增强幼儿抵抗力，加强锻炼，保证营养。

（6）进行计划免疫接种，接种时做到一人一针一筒。

4. 护理

（1）发现患儿应及时隔离，需隔离45天以上。

（2）患儿要卧床休息，恢复期可逐渐增加活动量，以不疲劳为界限，同时要给患者制定每天的作息制度，生活要有规律。

（3）患儿的饮食要尽量清淡，宜少吃脂肪，适当增加蛋白质和糖类，多吃水果、蔬菜。

（十一）幼儿急疹

1. 流行特点

幼儿急疹又称玫瑰疹，是由病毒引起的一种幼儿急性呼吸道传染病。该病通过空气飞沫传播，一年四季均可发病，冬春季较多。该病多见于6～18个月的幼儿，6个月以内和2岁以上的幼儿较少见，病愈后可终身免疫。

2. 症状

急疹潜伏期为1～2周。前驱期较短，起病急，发病时体温迅速上升至39℃以上。患儿伴有烦躁、咳嗽、呕吐、腹泻及咽红等症状，食欲差，但精神尚好，高烧时可出现惊厥，颈部及枕后淋巴结轻度肿大。出疹期在发烧3～4天后，体温迅速下降，并出现充血性斑疹或斑丘疹，由颈部和躯干部开始，迅速蔓延至全身，面部及四肢末端较少，1～2天完全消退。

3. 预防

（1）在该病流行期间，不宜带易感者串门或去公共场所。

（2）饮食要有规律，注意营养搭配，同时培养幼儿不偏食、不挑食的饮食习惯。

（3）给易感者接种风疹疫苗。

4. 护理

（1）在患儿发烧期间，多喝温开水，不宜喝甜水。

（2）患儿在患病期间身体虚弱，应注意避免风寒。

（3）加强饮食与营养，以免导致病情反复。

（十二）细菌性痢疾

1. 流行特点

细菌性痢疾（图 4–4）简称菌痢，是由痢疾杆菌引起的肠道传染病。该病病菌存在于患者的粪便中，主要通过患者或带菌者污染的日常用具、餐具、幼儿玩具、饮料、食品等传播。该病全年都可发生，多发于夏秋季节。

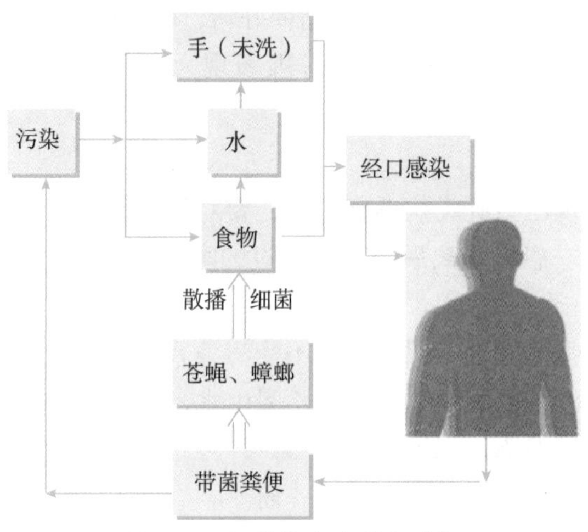

图 4–4　细菌性痢疾感染过程

2. 症状

发病后体温在 39℃以上，腹痛腹泻，大便带血，一天腹泻 10 次以上。高热易造成幼儿惊厥昏迷。

3. 预防

做好饮食卫生、水源及粪便管理，消灭苍蝇，切断传播途径，注意环境卫生等，防止“病从口入”。

4. 护理

（1）一旦发现感染者，应尽快送医院检查就诊，做到早发现、早隔离、早消毒、早治疗。

（2）患儿应注意休息，饮食要富有营养、易于消化。

（3）注意消毒隔离，患儿饭前便后要洗手，食具、用具要专用，并单独清洗、消毒。

（4）不要让患儿长时间排便，以免脱肛，便后要清洗屁股。

（十三）急性结膜炎

1. 流行特点

急性结膜炎俗称红眼病，主要由于肺炎双球菌、葡萄球菌或病毒感染而发病。该病病原体存在于患者的眼泪或眼分泌物中，主要通过接触感染，患者用过的毛巾、洗脸用具、水龙头、门把手、游泳池的水、公用的玩具等都可能带有病原体，具有传染性。该病多发于夏秋两季，传染性强，流行快，一人患病后可在 1 ~ 2 周内造成全家、幼儿园、工厂等广泛传播，且治愈后免疫力低，可重复感染。

2. 症状

潜伏期约 24 小时，最短为 14 小时甚至 1 ~ 2 小时。眼睛有异物感或灼热感，怕光易流泪，有脓性及黏性或水样分泌物。

3. 预防

该病的传染性强，在家庭或集体生活中极易流行，应加强预防，主要措施包括：

（1）平时用流动水洗脸，毛巾等要专用，并经常消毒。

（2）教育幼儿不要用脏手揉眼睛。

4. 护理

（1）严格实行隔离消毒制度，患儿的洗具、用具等必须隔离并消毒。

（2）若患儿眼睛分泌物较多，以致发生睫毛粘连时，应用消毒过的棉签蘸生理盐水轻轻擦拭。

（3）护理患儿的人员要用肥皂洗手，防止交叉感染。

（4）遵医嘱使用眼药治疗。

（十四）流行性脑脊髓膜炎

1. 流行特点

流行性脑脊髓膜炎简称流脑，是由脑膜炎双球菌引起的化脓性脑膜炎。该病病菌存在于患者的口鼻分泌物中，通过空气飞沫传播。病菌在人体外生活力极弱，但通过密切接触，如拥抱、喂乳、接吻等容易传染。该病多发于冬春季节，多见于5岁以下的幼儿。

2. 症状（图4–5）

起病急，发病初期似感冒，后出血性皮疹，会频繁呕吐，且呕吐时呕吐物呈喷射状，颈部僵硬，神志恍惚，怕强烈的光线，嗜睡昏迷。

3. 预防

（1）幼儿要及时接种流脑疫苗。

（2）注意锻炼身体，增强体质。

（3）冬春寒暖交替季节少去公共场所。

（4）居室内保持空气新鲜，勤晒衣服，多见阳光。

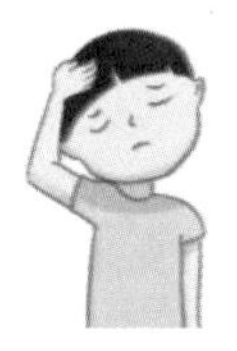
剧烈头痛

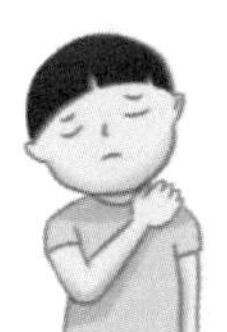
颈部僵硬

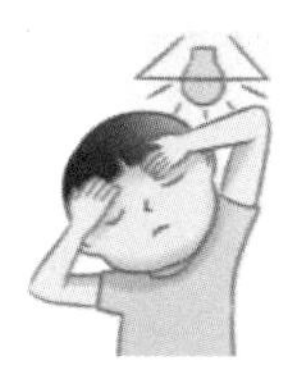
怕强烈光线

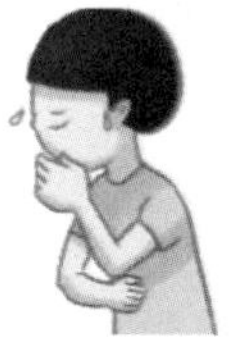
发热 / 呕吐

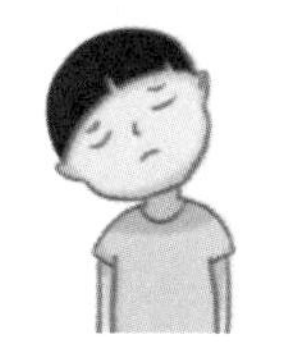
呆滞 / 失去知常见

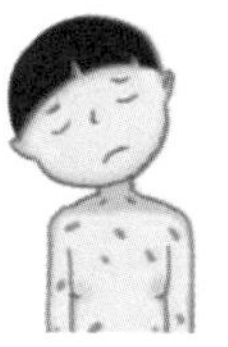
出疹子

图4–5　流行性脑脊髓膜炎症状

（5）早发现、早确诊、早报告、早隔离，及时采用磺胺类药物进行治疗。

4. 护理

（1）保持患儿居室安静，空气新鲜。喂食易消化及富含营养的流质或半流质食物。

（2）密切观察患儿体温、神志、呼吸、脉搏、血压、瞳孔等症状表现，对昏迷患儿要勤翻身、拍背、吸痰。

（3）后遗症期要注意患儿肢体的康复锻炼，对失语、痴呆者应进行功能恢复训练。

（十五）百日咳

1. 流行特点

百日咳是由百日咳杆菌引起的急性呼吸道传染病。该病病毒存在于患者的口鼻分泌物中，存活期自患病潜伏期至发病后6周，经空气飞沫传播。该病全年均可发生，以冬春季节为多，多见于5岁以下的幼儿。患儿的年龄越小，病情越重，可因并发肺炎、脑病而死亡。

2. 症状

该病潜伏期一般为7 ~ 10天。病初与上呼吸道感染相似，10天后出现阵发性咳嗽，表现为连串的、紧接不断地咳嗽，连续十几声至数十声。咳嗽严重时两眼鼓出，面红耳赤。以夜间为频。病程较长，可达数周至3个月左右。

3. 预防

（1）及时发现和隔离患者，一般自发病时隔离 40 天，自痉挛性咳嗽开始时隔离 30 天。

（2）对于接触患者的易感者，可注射百日咳多价免疫球蛋白，还可用红霉素作药物预防。

（3）白喉类毒素、百日咳菌苗、破伤风类毒素三联疫苗已列入常规预防接种计划之中，幼儿要按计划进行预防接种。

4. 护理

（1）让患儿多喝水，以补充因呕吐失去的体液。

（2）保证室内空气新鲜。

（3）少吃多餐，进食时若呕吐，可片刻后再喂。

（4）要专人护理患儿，防止患儿吸入呕吐物而窒息死亡。

（十六）脓疱疮

1. 流行特点

由混合型细菌引起的化脓性皮肤病，主要通过接触传播。

2. 症状

皮肤感染出现红斑、丘疹、疱疹，疱疹会发展成脓疱，脓疱中的脓液含大量细菌，感染性极强，可引发淋巴肿大，白细胞增多。严重者会导致败血症。

3. 预防与护理

（1）剪短患儿指甲，保持病变部位清洁。

（2）为患儿的衣服、被褥消毒，护理患儿后要清洁消毒。

（3）教育患儿要注意个人卫生，保持皮肤清洁。

（4）隔离患儿，防止传染。

（十七）猩红热

1. 流行特点

猩红热是由乙型溶血性链球菌引起的急性呼吸道传染病。该病病菌存在于患者或健康携带者的鼻咽部，经空气飞沫或接触传播，一年四季都有发生，冬春季节发病严重，多见于 2 ~ 10 岁幼儿。

2. 症状

猩红热潜伏期 1 ~ 7 天，一般为 2 ~ 4 天。

该病起病急骤，患儿全身不适，咽痛明显，等处皮疹密集形成一条条横线状疹，称帕氏征。咽及扁桃体显著充血，可有呕吐。发病后 1 ~ 2 天出小米粒大小的皮疹，似寒冷时起的鸡皮疙瘩，见于腋下、颈部与腹股沟，1 天内迅速蔓延至全身，患儿感觉刺痒；全身皮肤发红，按压时红色可暂退；面部潮红，口唇周围苍白。发病 2 ~ 3 天后，患儿舌质红，舌乳头红肿如杨梅果（称杨梅舌），颈部及颌下淋巴结肿大，有触痛，体温升高，一般为 38 ~ 39℃，严重者可能产生惊厥。发病后 1 周左右，皮疹自面部开始消退，体温恢复正常，皮肤有不同程度的脱皮，一般 2 ~ 4 周脱净，不留色素沉着。

3. 预防

（1）该病流行期间，幼儿应避免到公共场所。

（2）注意居室内通风，保持空气新鲜。

4. 护理

（1）患儿及带菌者应隔离 6 ~ 7 天，发现患者后，应予检疫至最后一个患者发病满 1 周为止。

（2）患儿应卧床休息，饮食宜清淡，以流质半流质为宜，多喝水。

（3）注意患儿的口腔清洁，可含温淡盐水漱口，一日数次。
（4）保持患儿皮肤清洁，皮疹消退脱皮时，不要用手撕削，以免撕破皮肤引起感染。
（5）治疗以青霉素类药物为主。

本章小结

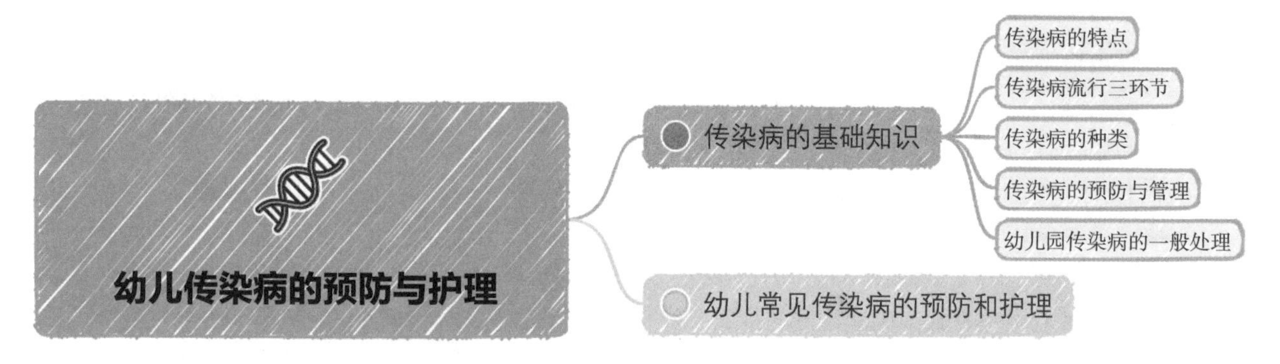

重点 1：传染病痊愈后还可能会复发

传染病病人痊愈后会产生抵抗力，大多数传染病痊愈后终身免疫，不会复发，但少数传染病免疫性较短，会再次感染，如流行性感冒、细菌性痢疾。

重点 2：根据皮疹特点辨别病症

疾病	出疹部位	皮疹特点	流行季节
风疹	全身出疹子	皮疹为细点状淡红色斑疹，从面颈部开始，迅速向下蔓延，1 天内遍及全身，手掌、足底没有皮疹。皮疹消退后无色素沉着，不留疤痕	冬春
麻疹	耳后向肢端发展	口腔内出现麻疹黏膜斑，出疹后逐渐消失。皮疹为玫瑰色斑丘疹	冬春
水痘	由头、面部延及躯干四肢	皮疹具有向心性，由头、面部延及躯干四肢，皮疹多分批出现，病程中在同一部位同时可见斑丘疹、水疱和结痂	冬春
手足口病	手心、足心、四肢	口腔黏膜出现疱疹，手心、足心和四肢等部位出现米粒大小的斑丘疹，后期转为疱疹	夏秋

重点 3：区分流行性脑脊髓膜炎和乙型脑炎

病名	病原体	传播途径	流行季节	主要症状
流行性脑脊髓膜炎	脑膜炎双球菌	空气飞沫传播	冬春	高热、剧烈头痛、全身疼痛，出现血性皮疹，频繁喷射状呕吐，颈部僵直、呆滞、怕光、嗜睡昏迷
乙型脑炎	乙型脑炎病毒	蚊虫叮咬传播	夏秋	高热、嗜睡、肢体僵硬或瘫痪，有后遗症

课后习题 4-1

一、判断题

1. 流行性感冒患者痊愈后可获终身免疫力。（　　）
2. 风疹的传染源是患者。（　　）
3. 流脑主要是通过咳嗽、打喷嚏借飞沫经呼吸道传播。（　　）
4. 百日咳最主要的特点是咳嗽 100 天。（　　）
5. 脓疱疮病原体主要是金黄色葡萄球菌。（　　）

6. 流行性腮腺炎患儿忌吃辛辣和酸性食物。 （　　）
7. 密切接触病禽的分泌物和排泄物会导致被传染禽流感。 （　　）
8. 乙脑通过蚊虫叮咬传播。 （　　）
9. 流行性脑脊髓膜炎流行季节是冬春。 （　　）
10. 水痘痊愈后还会感染。 （　　）

二、选择题

1. 呼吸道传染病的主要传播途径是（　　）。

A. 饮食传播　　B. 虫媒传播　　C. 接触传播　　D. 飞沫传播

2. 传染病特有的症状和体征通常出现在（　　）。

A. 潜伏期　　B. 前驱期　　C. 发病期　　D. 恢复期

3. 玫瑰色斑丘疹是（　　）的典型症状。

A. 手足口　　B. 水痘　　C. 麻疹　　D. 风疹

4. 下列不属于流感的流行病学特点的是（　　）。

A. 病毒变异快　　B. 传染性强　　C. 发病突然　　D. 流行过程长

5. 麻疹出疹顺序先从（　　）开始。

A. 面部　　B. 耳后　　C. 身体　　D. 四肢

三、案例分析

某幼儿园午睡后，保育老师发现红红有一侧耳下腮腺处红肿，触碰后感觉表面发烫，询问幼儿有怕冷、咽痛的症状，立刻将其带至保健室，测量体温为 38.5 度。

请问：该幼儿可能患了什么病？保育老师应该怎样处理？

单元二 幼儿常见疾病的预防与护理

导学视频

【案例导入】

祺祺从小爱吃糖，总是吃很多很糖，到了大班这个坏习惯还没改掉。渐渐地，祺祺患上了严重的“牙虫病”，牙齿黄黑不说，一吃冷热酸甜的食物就会牙痛。祺祺妈妈却说这只是小毛病，等换了牙以后就好了。

祺祺的“牙虫病”是什么病，有什么危害？祺祺妈妈的说法对吗？换牙后“牙虫病”真的会好起来吗？

幼儿正处于生长发育期，免疫能力较差。本节主要介绍幼儿常见的几种疾病，包括呼吸道疾病、消化道疾病、营养疾病、五官疾病、皮肤病和寄生虫病（表 4–2）。

表 4–2 幼儿常见疾病

疾病类型	说明
呼吸道疾病	上呼吸道感染、疱疹性咽峡炎、肺炎
消化道疾病	腹泻
营养疾病	儿童肥胖症、佝偻病、贫血
五官疾病	龋齿、弱视
寄生虫病	蛔虫病、蛲虫病
皮肤病	痱子、疖子

一、呼吸道疾病

（一）上呼吸道感染

1. 流行特点

简称上感，是由感冒引起的鼻、咽、喉部的感染，属于四季常发疾病。

2. 症状（图 4–6）

鼻塞、打喷嚏、流鼻涕、咽痛、咳嗽、咽喉肿胀、发热等。

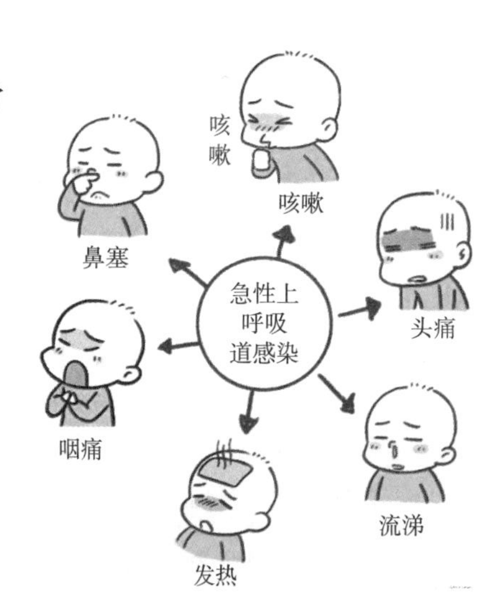

图 4–6 上呼吸道感染症状

3. 预防

（1）教育幼儿加强身体锻炼，增强体质。

（2）换季时，适时为幼儿增减衣物。

（3）保证室内空气新鲜。

（4）教育幼儿在冬春季节少到人口集中的公共场所。

4. 护理

（1）要注意幼儿鼻咽部的清洁和护理。

（2）注意室内通风。

（3）饮食以易消化吸收的营养食物为主。

知识拓展：到底要不要去医院？

关于这件事，分两种情况：

1. 如果孩子正常吃饭、精神等一般情况良好，没有发热或仅有低热，偶尔流清涕、打喷嚏、咳嗽一两声，可多饮水，在家休息、观察；

2. 如果孩子高热不退，咳嗽严重，全身明显不适，家长就应及时带孩子就诊。3 天后仍有发热等症状，可到医院复诊。

（二）疱疹性咽峡炎

1. 流行特点

由柯萨奇病毒引起的口腔疾病。传播途径：粪—口，被污染的食品、衣服、用具等。

2. 症状

高热，2 天内口腔黏膜会出现多个灰白色疱疹，有红晕。后期疱疹破溃会形成黄色溃疡。咽痛，流涎、拒食、精神烦躁等表现。

3. 护理

（1）让患儿注意卧床休息和口腔卫生。

（2）饮食以营养的流食为主，避免刺激性食物。

（3）高热时用药物和物理方式为患儿降温。

（三）肺炎

1. 流行特点

由常见的感冒或上呼吸道感染引起的肺部感染，在冬春季节发病率高。

2. 症状（图 4–7）

发热和因高热会引起寒战、咳嗽伴随咳痰、喘气憋气时胸痛、呼吸困难、烦躁不安等症状。

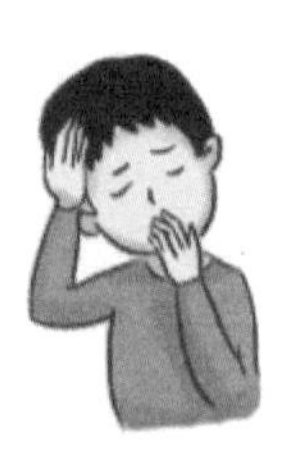

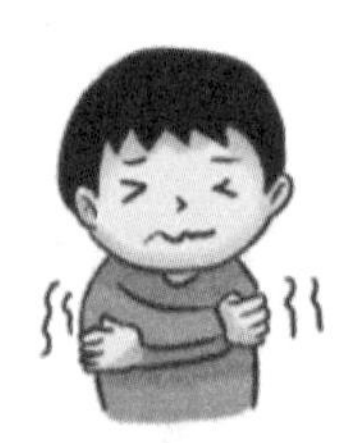

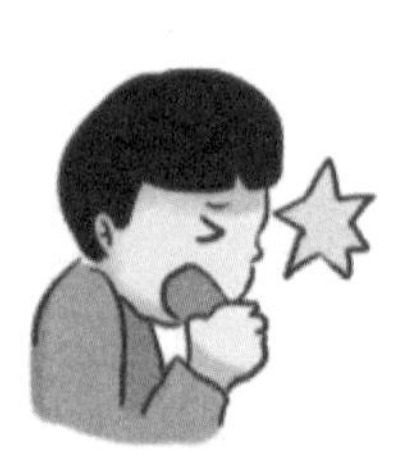

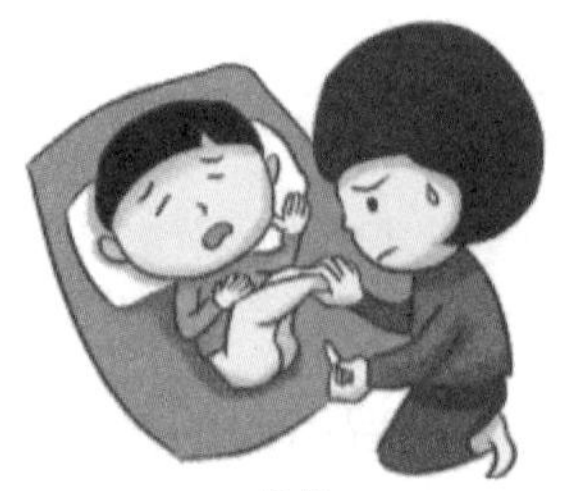

图 4–7　肺炎症状

3. 护理

（1）让患儿卧床休息并经常变换卧姿。

（2）注意多饮水，饮食以清淡营养的流食、半流食为主，多吃蔬菜水果，多补充维生素 C。

（3）高热时要及时为患儿降温。

（4）保持室内空气新鲜、温湿度适宜。

（5）预防感冒、上感、麻疹、百日咳等对预防肺炎很重要。

二、消化道疾病（腹泻）

引起腹泻的有两方面原因：感染性腹泻，可能是幼儿食用了被细菌污染的饮食，患胃肠炎引起腹泻，也可能是因身体疾病造成消化功能失调而腹泻。

非感染性腹泻，可能因成人喂养不当，让幼儿吃得过多造成消化不良而腹泻，也可能因幼儿腹部受凉、吃冷食过多造成胃肠蠕动加快而引起的腹泻。

1. 症状

（1）一般腹泻：大便是黄绿色，为蛋花样或稀糊状，一天数次，食欲和体温正常。

（2）严重腹泻：大便呈水样，一天十几次，有时出现便血，患儿精神极差，食欲减退，尿量减少，少数患儿伴有高热、昏迷和惊厥等症状。

2. 预防

（1）注意饮食卫生，做好消毒工作。

（2）注意幼儿的腹部保暖。

（3）不暴饮暴食，做到合理喂养。

3. 护理

（1）患儿的饮食以富有营养、松软、易消化的食物为主。

（2）每次腹泻后，要为患儿洗净臀部。

（3）严重腹泻的患儿要及时送医院治疗。

知识拓展：判断幼儿是否腹泻，不能单以大便次数是否增多为依据，还要看大便量是否增加和大便性质是否改变。仅排便次数增多，大便依然是成形的，称为假性腹泻。

有些婴儿出生不久就出现黄绿色稀便，大便次数多，但精神很好，没有呕吐，食欲始终很好。这是生理性腹泻，随着年龄增长和添加辅食会自然消失。

三、营养性疾病

（一）儿童肥胖症

1. 原因

长期多食少锻炼、遗传、心理因素、内分泌失调。过食、缺乏适当的体育锻炼往往是发生肥胖症的主要诱因。

2. 症状

食量大，运动量少，特别喜欢甜食和油脂类食品，身体肥硕。由于肢体不灵活，不愿参加集体活动产生自卑感、孤独感。但智力、性的发育一般正常。体重超过相应身高标准体重的 20%，即为肥胖。超过 20%~30% 者为轻度肥胖；超过 30%~50% 者为中度肥胖；超过 50% 为重度肥胖。

3. 护理

（1）控制幼儿的饮食量，控制幼儿谷物类和脂肪类食物的摄入量。

（2）改变幼儿饮食习惯，每日以粗粮、蔬菜和水果为主。

（3）教育幼儿坚持锻炼，增加运动量。

（二）佝偻病

1. 原因

阳光照射不足和饮食不当，缺乏维生素 D。

2. 症状（图 4–8）

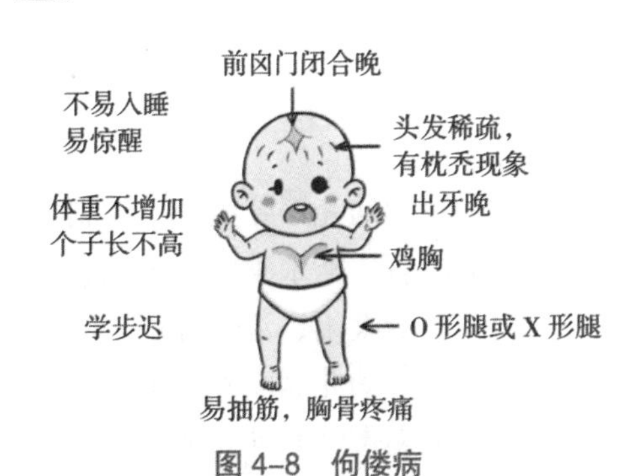

图 4–8　佝偻病

发病早期，患儿烦躁爱哭、食欲差、夜间多汗、发育迟缓、体质较弱，继而骨骼发育会出现畸形，如前囟晚闭、串珠肋、鸡胸、X 或 O 形腿，同时伴有动作发育、语言发育、条件反射形成迟缓等现象。

3. 护理

（1）因患儿体弱多汗，要注意适时为患儿增减衣物。

（2）遵守医嘱，适当为患儿补充维生素 D。注意过度补充可能会造成维生素中毒。

（3）教育幼儿坚持锻炼，增加运动量。

（4）鼓励幼儿多参加户外活动，接受阳光照射。

（三）缺铁性贫血

1. 原因

先天储铁不足、饮食缺铁、疾病造成铁的吸收障碍或丢失，缺铁造成的血红蛋白合成不足。

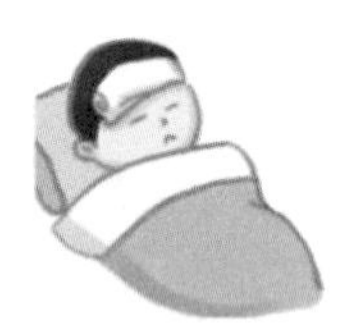
抵抗力弱

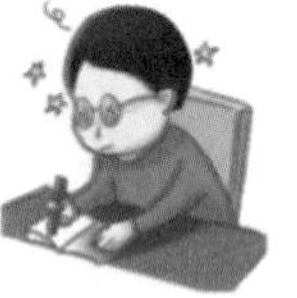
经常头昏眼花

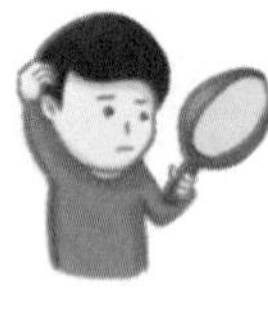
面色苍白

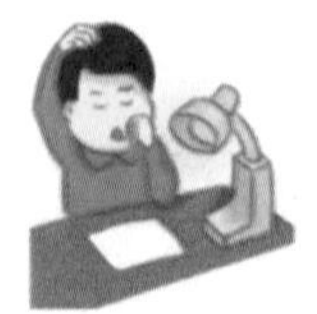
记忆力减退

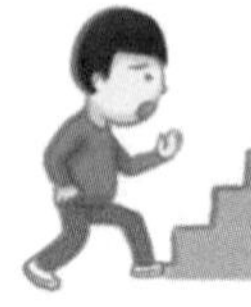
体力差

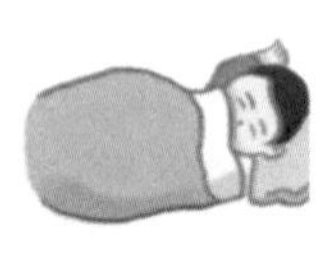
迷迷糊糊不醒

图 4–9　缺铁性贫血症状

2. 症状（图 4–9）

幼儿面色苍白，口唇、耳垂、指甲床等均缺少血色；精神萎靡，食欲不振，记忆力差；呼吸频率和心率加快，运动后心慌气短；常有疲惫、头晕、心悸等症状。

3. 护理

（1）注意幼儿饮食，多添加含铁丰富的辅食，多提供蛋白质和维生素 C 含量丰富的食物。

（2）烹调食物时尽量使用铁制炊具，有利于预防贫血。

（3）适当服用补铁药物。注意，若发现幼儿患有肠炎，应及时治疗。

四、五官疾病

（一）龋齿

1. 原因

口腔内的细菌产生酸性物质侵蚀牙齿，形成龋洞。

2. 症状

龋齿的主要症状是牙齿出现损坏，有龋洞。根据龋洞的深浅和龋洞与牙髓的远近，可将龋齿分为五度，分别为浅龋（Ⅰ）、中龋（Ⅱ）、深龋（Ⅲ）、牙根炎（Ⅳ）和根尖炎（Ⅴ）。一度至三度遇冷热酸甜会产生疼痛感。三度有牙髓炎、四度只留下残根，严重影响口腔咀嚼。

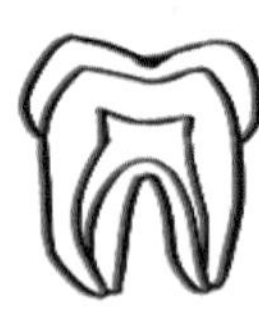
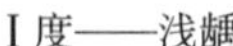
Ⅰ度——浅龋

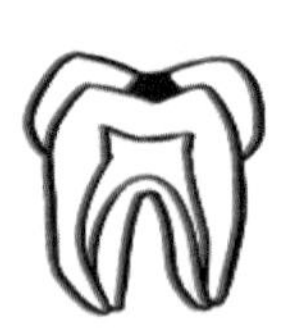
Ⅱ度——中龋

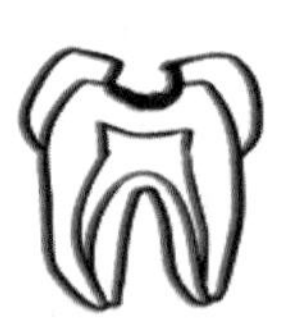
Ⅲ度——深龋

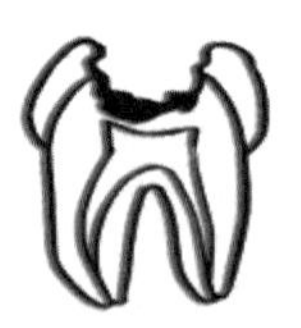
Ⅳ度——牙根炎

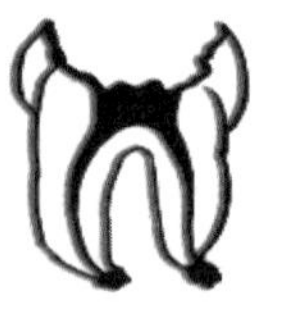
Ⅴ度——根尖炎

图 4–10　龋齿症状

3. 预防

（1）注意幼儿口腔卫生，控制幼儿的甜食量，让幼儿多吃纤维素含量丰富的食物。

（2）饭后用清水漱口，早晚刷牙。

（3）多晒太阳、营养合理，保证牙齿对钙的需求量。

（4）教育幼儿养成爱牙护牙的好习惯，防止牙齿排列不齐。

（5）定期带幼儿进行牙齿检查。

（二）弱视

1. 原因

在视觉发育的关键期（0～3岁）进入眼内的光刺激不够充分，剥夺了黄斑形成清晰物像的机会，或两眼视觉输入不等引起清晰物像与模糊物像之间的竞争，就会导致弱视。

2. 症状

（1）视力和屈光异常。

（2）阅读困难。

（3）眼球运动障碍，包括无法固视或无法精确地跟随物体运动等。

（4）视功能损害，弱视眼有色觉和光觉异常。

（5）固视异常，常以黄斑旁的网膜代替黄斑作固视。

3. 预防与护理

（1）定期检查幼儿视力。

（2）对于视力差、偏头视物的幼儿要及时送医院检查。

五、寄生虫病

（一）蛔虫病

蛔虫是人体内最常见的也是最大的线形寄生虫之一，成虫可长达20多厘米，繁殖快，雌虫每日可产卵20多万个。

1. 流行特点

蛔虫病是由于蛔虫寄生在人体内而引发的肠道寄生虫疾病。蛔虫成虫寄生于人的小肠，虫卵自患者的粪便排出，常存在于土壤、蔬菜和水果表面，如温湿度适宜，就发育成感染性的虫卵。幼儿吃饭前不洗手、吮吸手指或食用带有虫卵的果蔬等，都容易感染该病。

2. 症状

（1）营养不良。因大量蛔虫的寄生导致机体消化不良，出现吸收障碍，表现为贫血、面黄肌瘦、生长发育迟缓。

（2）睡眠不安，睡觉磨牙。

（3）肚脐周围疼痛，片刻缓解后反复发作。

3. 预防

（1）教育幼儿注意个人卫生和饮食卫生，勤洗手，不吃生冷食物。

（2）幼儿园要注意公共卫生，对粪便要进行无害化处理。

（二）蛲虫病

蛲虫又称线虫，虫体细小，乳白色，似短线头。

1. 流行特点

蛲虫病是因蛲虫寄生于人体的结肠和直肠而引发的一种肠道寄生虫病。蛲虫成虫寄生在人体结肠内，雄虫交配后死亡，雌虫沿结肠下行，一般在患儿入睡后2小时左右于肛门周围、会阴部周围产卵，雌虫产卵后也死亡。虫卵6小时后即发育为有感染性的虫卵，可从患儿的内裤、床单、被褥传至手上，如不注意卫生，就会造成自身感染或交叉感染。含有虫卵的灰尘经呼吸道进入鼻咽部，被吞下也可造成感染，幼儿感染率极高。

2. 症状

（1）蛲虫夜间肛门周围产卵，易造成患儿睡眠不安、夜惊。

（2）部分患儿可能出现食欲不振、消瘦、爱咬指甲、精神不振、磨牙、遗尿等症状。

3. 护理与预防

（1）及时、定期为幼儿用药打虫

（2）夜间睡前在肛门周围涂抹治虫药膏，早晨起床后清洗肛门，换下内裤，用高温消毒灭虫卵。

（3）勤洗被单，勤晒被褥。

（4）教育幼儿注意个人卫生，勤洗手，不吃生冷食物，不吮吸手指，穿封裆裤。

六、其他疾病

（一）痱子

1. 原因

天气潮热，人体出汗过多，表皮被汗浸渍，堵塞了汗腺口，出不来的汗胀破了汗腺导管，渗到周围组织就会形成痱子。

2. 症状

皮肤表面会形成针尖大小的红色丘疹，成片状分布，瘙痒，部分有灼热感。

3. 预防与护理

（1）注意皮肤清洁卫生，适当给幼儿用爽身粉，教导幼儿切忌搔抓，以免造成皮肤溃破感染。

（2）要保持室内清凉，注意通风。

（3）帮助幼儿勤洗澡，勤换衣物。

（二）疖子

1. 原因

人体毛囊及其附近的急性化脓性炎症称为疖子，其病变局限于皮肤浅层组织。

2. 症状

红肿，有硬结，成锥形隆起，触摸后有痛感；随后出现黄白色脓头，隆起处有灼热感；之后脓头破溃，排出脓液，炎症便逐渐消失而愈。

3. 预防与护理

（1）保持幼儿皮肤清洁、防止皮肤感染。

（2）面部疖子不能挤压或挑刺。

（3）饮食以清淡、易消化、富含营养的食物为主，忌辛辣及甜腻的食物。

本章小结

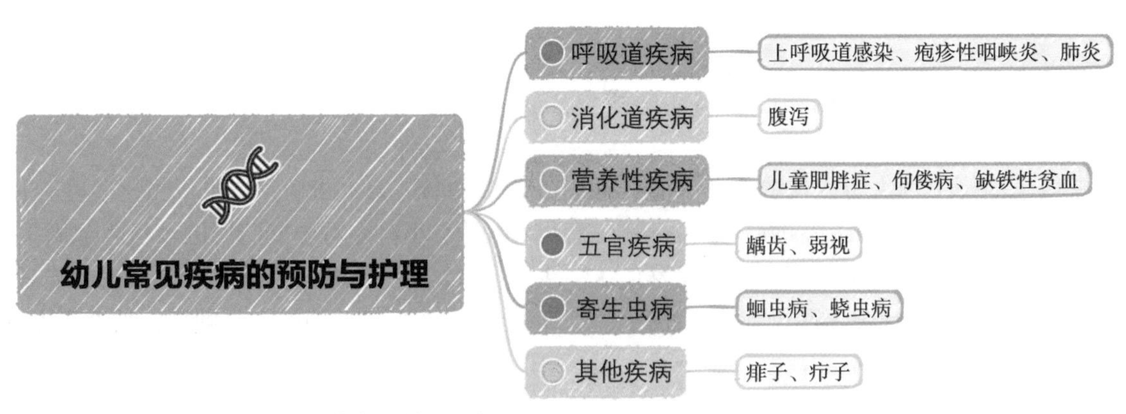

重点1：感染性腹泻和生理性腹泻的区别

感染性腹泻：伴发热、呕吐、腹痛、精神不好等，需要治疗。

生理性腹泻：虽大便次数增多，但无发热、呕吐、腹痛等症状，食欲较好，生长发育不受影响，也无须吃药治疗，添加辅食后大便逐渐转为正常。

重点 2：痱子和湿疹的区别

痱子和湿疹都是皮肤上长出小红点，痒得难受，看上去极为相似，但两者还是有区别的。

1. 致病因素不同：痱子是由于汗管变窄或阻塞引起，而引起湿疹的因素有很多，食物、花粉尘螨、羊毛、生活环境、化学物质等都能引发湿疹。

2. 发病季节不同：痱子发生在夏季，而湿疹不分季节，一年四季都可能发生，常在冬季复发或加剧，易反复发作。

3. 出疹部位不同：婴幼儿痱子多发生在头部、前额等多汗部位，而湿疹可发生于任何部位，多发生在面颊部、前额、眉弓、耳后等部位。

4. 皮疹形状不同：痱子密集成片，但仔细观察皮疹是一粒粒的，而湿疹是一片片的红斑。

重点 3：蛔虫与蛲虫的区别

蛔虫和蛲虫都是常见的人体寄生虫，一旦感染，会影响人体健康，二者区别如下：

1. 大小不同：蛔虫较大，有的蛔虫长达 20 厘米；蛲虫较小，约 1 厘米。

2. 外形不同：蛔虫像红色的蚯蚓，蛲虫是白色的小虫子。

3. 寄生部位不同：蛔虫寄生于小肠内，而蛲虫寄生于肛门附近的回盲部。

4. 症状不同：蛔虫主要是腹痛、腹泻、呕吐、磨牙、食欲不振、烦躁、易怒等，肚脐周围疼痛；蛲虫主要是夜间肛门、阴部瘙痒。

重点 4：手足口病和疱疹性咽峡炎的区别

1. 疱疹位置不一样，手足口病在口腔、手、足都会有疱疹，疱疹性咽峡炎只在咽峡部位有疱疹。

2. 发病风险不一样。疱疹性咽峡炎是一种相对比较温和的疾病，传染性较小，基本不会危害到患儿生命，在 1 ~ 2 周后可自愈。手足口病有可能会引起患儿出现脑炎、心肌炎等并发症，甚至导致患儿死亡，风险较大。

课后习题 4-2

一、判断题

1. 疱疹性咽峡炎比手足口病相对温和。（　　）
2. 适当的运动是改善单纯性肥胖症的主要措施。（　　）
3. 幼儿脸上有虫斑，可能是感染了蛲虫。（　　）
4. 湿疹和痱子都是一年四季都可能发生（　　）
5. 当机体铁吸收不足时，只会导致贫血，不会影响个体体格和智力的发育。（　　）
6. 佝偻病患儿应补充维生素 D 及钙剂，用量越多越好。（　　）
7. 婴幼儿常见的非传染性疾病有佝偻病、缺铁性贫血、肥胖症、龋齿等。（　　）
8. 缺铁性贫血的患儿由于缺铁导致血红蛋白含量低于正常人。（　　）
9. 对于肥胖儿最关键的护理措施是改变其饮食习惯，控制高糖、高脂食物的摄取量。（　　）
10. 灭蚊是预防乙脑及控制其流行的关键。（　　）

二、选择题

1. 以下不属于营养疾病的是（　　）。

A. 龋齿　　B. 儿童肥胖症　　C. 佝偻病　　D. 贫血

2. 佝偻病是由于缺乏（　　）造成的。

A. 维生素 A　　B. 维生素 D　　C. 维生素 C　　D. 维生素 B_1

3. 幼儿腹泻时，错误的做法是（　　）。

A. 观察幼儿大便状况　　B. 给幼儿多喝水

C. 立刻服用止泻药　　D. 检测幼儿精神状态

4. 弱视是视觉发育关键期（　　）时，进入眼睛内的光刺激不够充分，剥夺了黄斑形成清晰物象的机会，或者两眼视觉输入不对等引起的清晰物象和模糊物象之间的竞争导致。

A. 0～1 岁　　B. 1～2 岁　　C. 0～2 岁　　D. 0～3 岁

5. 引起痱子的因素是（　　）。

A. 过敏食物　　B. 花粉　　C. 汗管变窄或阻塞　　D. 螨虫

三、案例分析

宁宁刚满 1 周岁，最近她的脸上出现了好多小疹子，几天后有液体渗出，干燥后结黄痂。晚上睡觉的时候，宁宁还会因为皮肤刺痒哭闹不安，睡眠时间大大缩短。

请问：这是什么疾病？引起该疾病的原因是什么？该如何预防？

模块五　幼儿意外事故的预防和急救

学习目标：具备基本的急救意识和专业知识，了解幼儿意外事故发生的原因和预防措施
掌握常见的安全事故处理方法，当发生意外事故时能做出准确判断和处理

思维导图

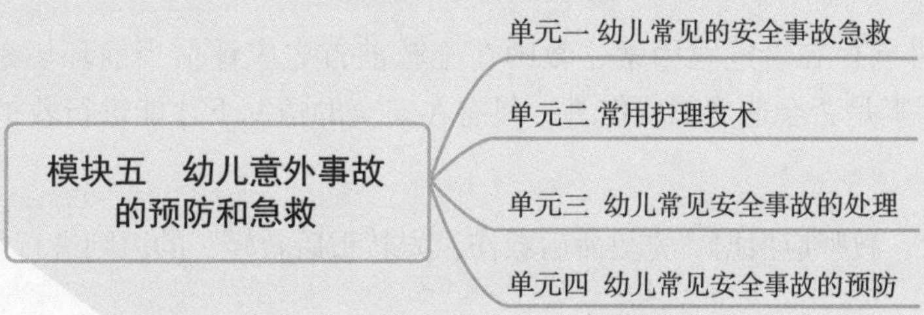

模块五　幼儿意外事故的预防和急救
- 单元一 幼儿常见的安全事故急救
- 单元二 常用护理技术
- 单元三 幼儿常见安全事故的处理
- 单元四 幼儿常见安全事故的预防

急救即紧急救治，当发生意外或急病时，施救者在医护人员到达前，依据医学护理的原则，利用现有的物资，对伤患者进行初步的救援和处理。学习一定的急救知识对于挽救患儿的生命，防止伤病的恶化和促进伤情恢复有重要的意义。

单元一　幼儿常见的安全事故急救

导学视频

【案例导入】

幼儿强强在课间休息时间，偷偷跑出教室，爬到了幼儿园的大树上，不小心脚滑从树上摔了下来，王老师发现后快速上前查看，发现强强头部出血，右腿不能动弹，同时意识比较淡漠。

请问，这时王老师应该如何处理？

一、急救原则

（一）保证安全

发生事故的现场可能存在着危险因素，教师在施救前首先应评估当前环境是否安全，如起火、坍塌、有毒气体等危险因素是否会造成二次伤害。只有在安全的情况下才能进行救护。

（二）先重后轻

当发生意外事故后，教师应根据“先救命后救伤，先救重后救轻”的原则进行救护。具体内容如下：

1. 先重后轻

遇到垂危的和较轻的伤病员时先抢救危重者，对于已经出现心脏骤停、窒息、大出血、神志不清等危重患儿，再抢救骨折固定、伤口包扎等相对较轻的患儿。

2. 先止血后包扎

面对伤员的受伤情况迅速做出简单的判断后，可先进行止血的操作，随后再进行包扎处理，并对出血量较大的部位或骨折部位进行固定。

3. 先呼救后急救

在帮助救护患儿的同时，要及时利用校医、保育员进行协助救助，在第一时间拨打120电话，在医院人员到达现场之前进行急救措施，并在医护人员到达现场后，准确快速地描述患儿情况。

4. 先急救后送医

在现场救助时，要以救命为先，果断实施救护措施。受伤后的12小时是最佳急救期。

（三）防止残疾

在采取急救措施挽救生命的同时，尽量防止患儿伤处发生感染或留下残疾。在救助时尽量做好消毒工作，避免不必要的移动，必须移动时要进行平稳的搬运，避免造成进一步的损伤。

（四）减少痛苦、心理支持

在采取急救措施时，在保证动作准确的同时，尽量轻柔，减少患儿的痛苦；同时对患儿进行心理安慰、鼓励，做好疏导，避免心理阴影的产生。

二、急救程序

当发生意外事故后，教师首先要保持镇定，接着再按照熟记的急救流程展开施救：

立即终止损伤	判断伤情	呼救、报告	现场急救
立即解除危险源。如烫伤应立即解除热源，溺水应立即远离水源，触电应立即切断电源。	通过检查呼吸、脉搏、神志、出血状况和瞳孔来判断伤情。	（1）伤情不严重时，应通知保健医生、幼儿园领导，再根据伤情进行处理。 （2）伤情严重时，应立即拨打急救电话，再通知保健医生、幼儿园领导、家长。	呼救和报告后，教师应立即针对幼儿的伤情进行紧急、科学的处理。

三、常用急救技术

（一）外伤止血

1. 出血类型（图 5–1）

幼儿活泼好动，在生活中很多意外情况会造成出血的情况，出血是指血管破裂导致血液流至血管外，出血按部位分为外出血和内出血（表 5–1）。外出血是指血液经伤口流到体外，在体表可看到出血，内出血是指血液流到组织间隙、体腔或皮下，身体受到损伤时可能同时存在内、外出血。

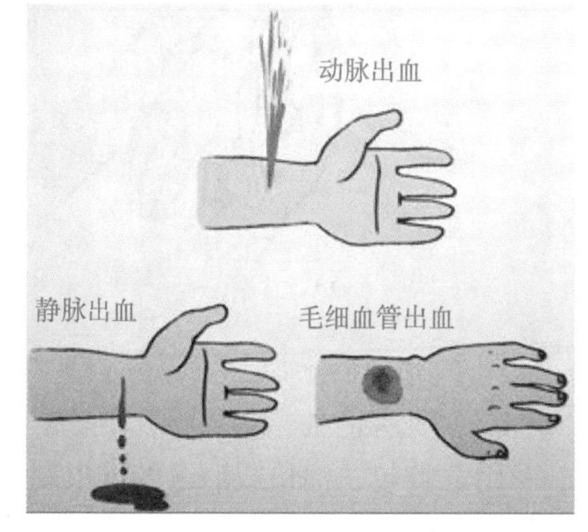

图 5–1 出血类型

表 5–1 出血类型

出血类型		说明
外出血	动脉出血	动脉血含氧量充足，血色鲜红，受到损伤时，出血量大，危险性大，出血呈涌泉状或随心跳节律性喷射
	静脉出血	静脉血含氧量少，血色暗红，受到损伤时，出血量较动脉小，容易止血，但仍应立即止血
	毛细血管出血	血液向外渗出，血色鲜红，出血量小，多数能自动止血
内出血	皮下出血	多发生于跌倒、挤压、挫伤的情况，一般为皮下小血管受到挤压形成血肿，皮肤表面未破损。危害性不大，痊愈较快

知识拓展：

表 5–2 失血量的估计

失血量	症状
轻度失血	当失血量占体重的 20%（约 800ml），会出现轻度休克症状：面部口唇苍白、手脚温度降低、乏力等
中度失血	当失血量占体重的 20% ~ 40% 时（800 ~ 1600ml），会出现中度休克症状：明显头晕、神志不清、呼吸急促等
重度失血	当失血量占体重的 40%（约 1600ml），会出现重度休克症状：脉搏稀疏，严重者会导致昏迷和死亡

2. 止血方法

常见的止血方法有直接压迫止血法、加压止血法、填塞止血法和一般止血法。

（1）直接压迫止血法（图 5–2）

该方法是较为直接、快速的止血方法，可用于大部分外出血的止血。

检查伤口是否有异物，若浅表伤口处有异物，先将异物取出。

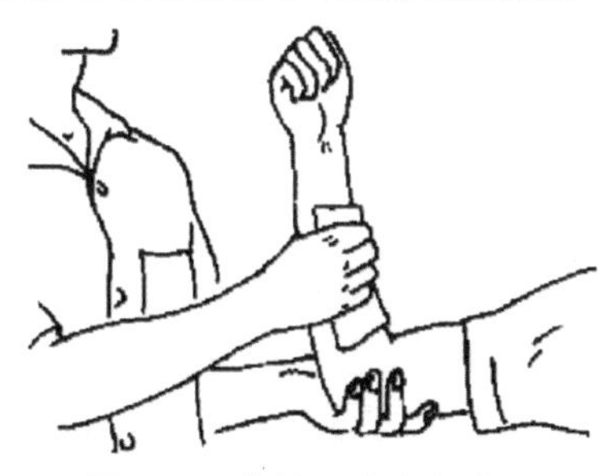
图 5–2 直接压迫止血法

用干净的纱布、手帕、毛巾等作为敷料直接覆盖在伤口上，用手直接压迫止血，必须持续用力地进行压迫止血。

若敷料被浸湿，直接将新敷料进行覆盖，不要更换，继续压迫止血。

（2）加压包扎止血法（图 5–3）

在直接压迫止血的同时，再用纱布，棉花、衣物等进行折叠，置于无菌敷料上，再用绷带或三角巾加压包扎，以停止出血为度。

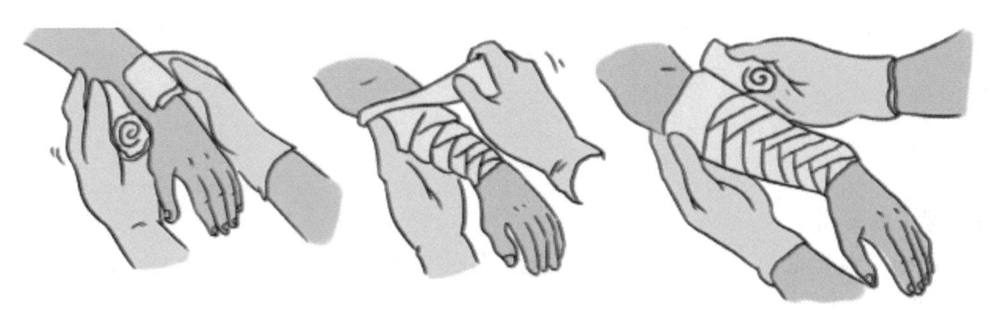

图 5–3　加压包扎止血法

（3）填塞止血

用急救包、棉垫或消毒的纱巾填塞在伤口内，再用加压包扎的方法，多用于大腿根、肩部、口鼻等部位的出血。

（二）人工呼吸（图 5–4）

当遭遇如溺水、触电、煤气中毒、窒息等意外时，个体的呼吸会因此微弱甚至停止。淹溺的过程很快，一般 4 ~ 6 分钟就会因呼吸、心搏停止而死亡。在患者无法自主呼吸的情况下，口对口吹气是最有效的急救方法。向患儿口中吹气，使其从中获取支持自主呼吸的氧浓度，促使其自主呼吸的恢复。

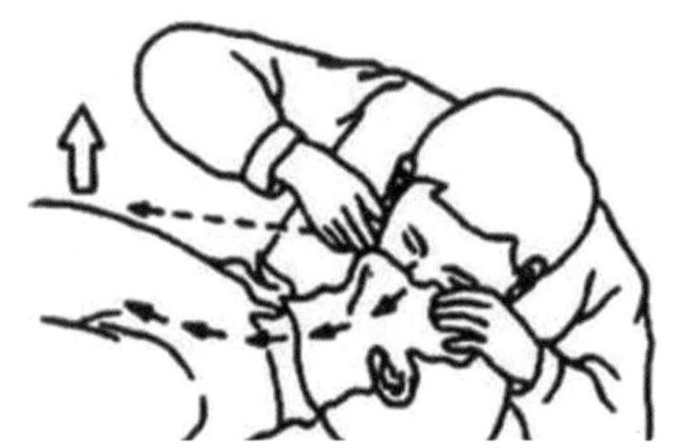

图 5–4　人工呼吸

具体操作方法：

准备工作	吹、排气	注意事项
让患儿取仰卧位，迅速清除其口腔内的异物。	（1）施救者跪在患儿头部一侧，一手捏住患儿鼻孔，一手托在患儿下颌掰开患儿的口，深吸一口气，嘴紧贴并完全覆盖患儿的嘴，将气吹入，促成患儿吸气。 （2）看到患儿腹部稍有隆起时松开鼻孔，移开嘴，使患儿利用胸廓和肺组织的弹性回缩力，使肺内气体呼出，重复吸气与排气动作。	（1）吹气与排气时间比为1∶2；0 ~ 3岁30 ~ 40次，3 ~ 6岁20 ~ 26次。 （2）若患儿口腔有严重外伤或牙关紧闭时可用口对其鼻吹气，注意必须堵住口。

3. 胸外心脏按压

当遇到患儿心搏骤停后立即使用胸外心脏按压法进行抢救，这会使患儿生存率成倍增加。现场抢救者不应根据脉搏决定是否需要胸部按压，而应根据颈动脉的搏动次数进行判断，如颈动脉的搏动少于 60 次每分钟，需立即进行胸外按压。判断过程不超过 10 秒。

具体操作方法如下：

准备工作	按压心脏	注意事项
（1）判断患儿是否有意识、呼吸。 （2）将患儿取俯卧位置于地面或木板上。 （3）开放气道，清理口腔。	（1）按压部位在胸部正中、两乳头连线水平。 （2）采用单张或双掌按压。按压频率为100～120次/分。 （3）按压深度至少为胸廓前后径三分之一（约5cm）。	（1）按压的位置是胸骨而不是肋骨。 （2）按压的力量不宜过大，按压的面积不宜过大。

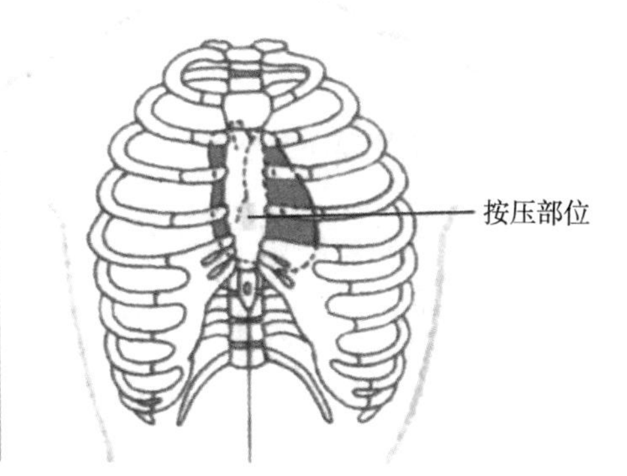

图 5–5　心脏复苏按压位置

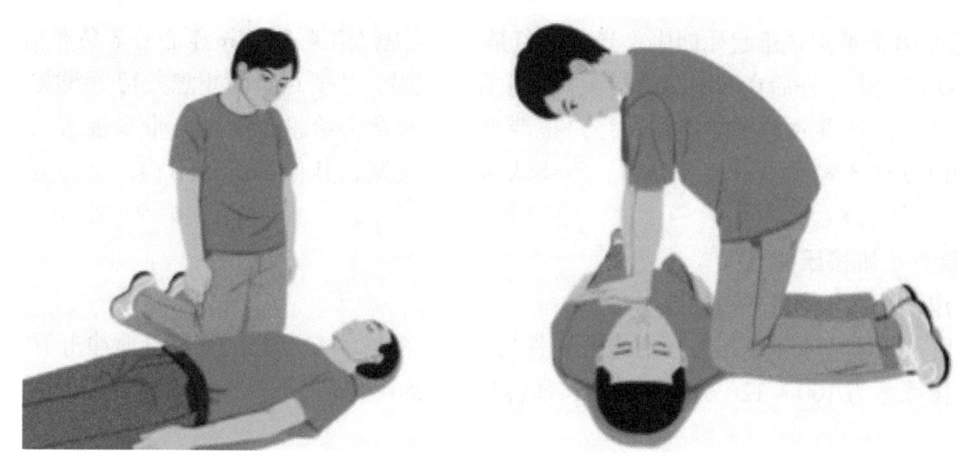

图 5–6　心脏复苏方法

知识拓展：高质量心脏复苏的标准

按压频率：100～120 次 / 分

· 按压深度

－成人 5～6cm

－儿童至少为胸廓前后径的 1/3（约 5cm）

－婴儿至少为胸廓前后径的 1/3（约 4cm）

· 每次按压后胸廓完全回复原状

· 按压过程中尽量减少胸外按压的中断

· 避免过度通气

有些意外事故会造成婴幼儿的呼吸和心跳同时停止，此时胸外心脏按压和人工呼吸需同时进行，即心肺复苏法。不管是单人施救还是双人施救，胸外心脏按压次数与人工呼吸次数的比例为 30：2。以 30：2 的按压 / 吹气比例，进行 5 组心脏复苏法，5 组后再次检查呼吸和脉搏。

本章小结

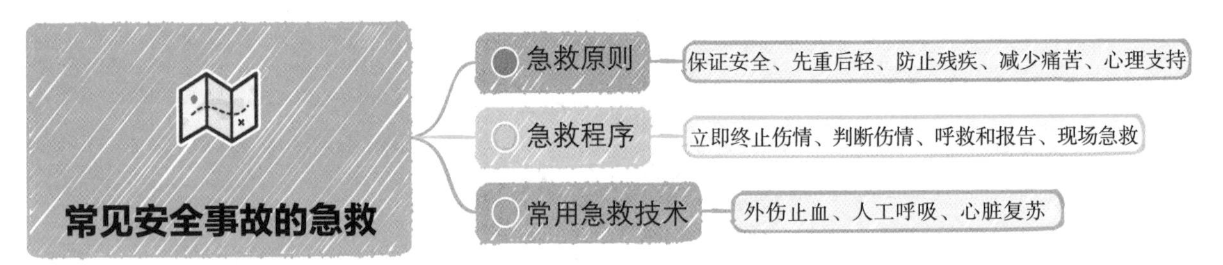

重点 1：急救的原则

急救的原则是挽救生命、防止残疾、减少痛苦。

1. 挽救生命。呼吸和心跳是最重要的生命活动。在常温下呼吸、心跳若完全停止 4 分钟以上，生命就有危险；超过 10 分钟则很难起死回生，当务之急是立即实施人工呼吸、按压心脏等急救措施。

2. 防止残疾。发生意外后在实施急救措施挽救生命的同时，还要尽量防止患儿留下残疾。

3. 减少痛苦。意外事故造成的损伤往往是很严重的，常常会给患儿的身心带来极大的痛苦，因而在搬动、处理时动作要轻柔，语气要温和。不要认为救命要紧，其他都不管不顾，这样会加重患儿的病情。

重点 2：胸外心脏按压的流程

1. 准备工作，让患儿仰卧在地面或木板上。

2. 按压心脏，单手或双手掌根按压在患儿胸骨与双乳头的连线交点上，有节奏地冲击下去。

注意：按压频率为 100～120 次每分钟，按压深度为 2.5～4cm；不要按压肋骨而是胸骨，按压力量不宜过大。

课后习题 5-1

一、判断题

1. 急救的原则包括挽救生命、防止残疾、减少痛苦。（　　）

2. 静脉血的颜色是鲜红色、喷射状的。（　　）

3. 幼儿鼻出血应将头略向前后倾，按压鼻翼和前额压迫止血，冷敷额头。　(　　)
4. 在对幼儿进行急救时，每按压 30 次，口对口呼吸 2 次。　(　　)
5. 心脏复苏的体位应为仰卧于坚硬的平面。　(　　)
6. 看到晕倒的病人，通过轻拍重唤的方法，判断意识，是否需要心脏复苏。　(　　)
7. 受伤后的 24 小时内为最佳急救期。　(　　)
8. 抢救失血伤员时，应先进行询问。　(　　)
9. 现场心脏复苏的成功率，很大程度上取决于对患者开始抢救的时间。　(　　)
10. 可用点线、铁丝、细绳等做止血带用。　(　　)

二、选择题

1. 创伤急救，必须遵守“三先三后”的原则，对于出血的患儿应该(　　)。

A. 先搬运后止血　　B. 先止血后搬运
C. 先送医后处置　　D. 先搬运后送医

2. 在对受伤人员进行急救的第一步应该是(　　)。

A. 观察伤者有无意识　　B. 对出血部位进行包扎
C. 进行心脏按压　　D. 进行人工呼吸

3. 进行心肺复苏术时，双人胸外按压与人工呼吸的比例为______，胸外按压频率为______次 / 分钟(　　)。

A. 15∶2　60 ~ 80　　B. 15∶2　80 ~ 100
C. 30∶2　60 ~ 80　　D. 30∶2　100 ~ 120

4. 心脏复苏中胸外按压的部位为(　　)。

A. 双乳头之间胸骨正中部　　B. 心尖部
C. 胸骨中段　　D. 胸骨左缘第五肋间

5. 美工活动时，朵朵的手不小心被割伤了，老师的做法是(　　)。

A. 直接消毒伤口　　B. 直接包扎
C. 止血即可　　D. 先止血，后消毒，再包扎

三、案例分析

2 岁的壮壮喜爱吃零食，这天他在家中偷吃硬质糖果的时候，因为害怕被妈妈发现，直接吞了下去，结果被噎住了。壮壮立刻挥动双手，呛咳、憋气、使劲喘气。妈妈发现后立刻判断壮壮的情况后，用海姆立克急救法进行急救，并大声呼救。经过紧急抢救，壮壮醒过来了，并送去了医院。

请问：壮壮的妈妈做法对吗？你认为应该怎么急救呢？

单元二　常用护理技术

导学视频

【案例导入】

畅畅是中三班的小朋友。一天中午畅畅的手不小心被门缝夹到，3个指头都红肿起来，王老师看到后连忙拿起畅畅的手指头吹了吹，又把畅畅的小手放到温水里浸泡，说这样可以消肿。

王老师的做法正确吗？应该如何处理？

幼儿期是生长发育的关键阶段，任何疾病对幼儿的生长发育都有着重要影响。作为幼儿教师，在工作中需要对幼儿疾病有所了解，能够分清什么情况下幼儿是健康的、什么情况下幼儿生病了，能比较正确地辨别疾病的轻重程度，并且及时采取措施。做到“勤观察、早发现、早报告、早隔离、早治疗”，力争把疾病对幼儿的影响降至最低。

一、健康观察早发现

幼儿年龄较小，生病时，往往不能准确清楚地描述疾病的部位和症状的轻重，只有依靠成人的细心观察，才能及时发现病情。幼儿生病了，情绪、肤色、精神、食欲、睡眠、大小便等方面都会有所改变，家长和教师只要细心观察，就能早期发现疾病。

幼儿园教师和保育员要每天观察幼儿的健康状况，做好每日入园晨检和全日观察工作，及时发现问题并处理。

幼儿每天入园时，教师要履行好职责，做到“一问、二摸、三看、四查”工作，了解幼儿在家的生活情况、精神情况、是否生病等。若幼儿在园出现状态异常，要及时查明原因并与家长取得联系，严重时要及时将幼儿送往医院治疗。

二、常用护理技术

体温、脉搏、呼吸的测量都是以测量生命体征、了解病情、协助诊断治疗为目的。给药、冷敷和热敷等都是以预防、缓解、治疗疾病为护理目的。那么我们如何判断幼儿的身体状况？怎样对患儿进行护理？幼儿园常见的护理项目包括以下几方面。

（一）生命体征检测

1. 测体温

体温是人体温度的一种客观反映，是衡量身体状况的指标之一。正常人一日内最高体温与最低体温的相差幅度随着年龄的增加而增加，3岁以上差值约为1℃。一般情况下，清晨体温较低，傍晚体温较高。在为幼儿测量体温时，要选择合适的体温计。体温计有水银体温计和电子体温计两种。水银体温计测量较为准确，一般分为腋下体温计（腋表，图5-7）、口含体温计（口表）、直肠体温计（肛表，图5-8）三种。1岁以上的幼儿可选择腋表或肛表进行测量，其中肛门温度更接近实际体温。6～7岁以后的幼儿可以选择口表或腋表。

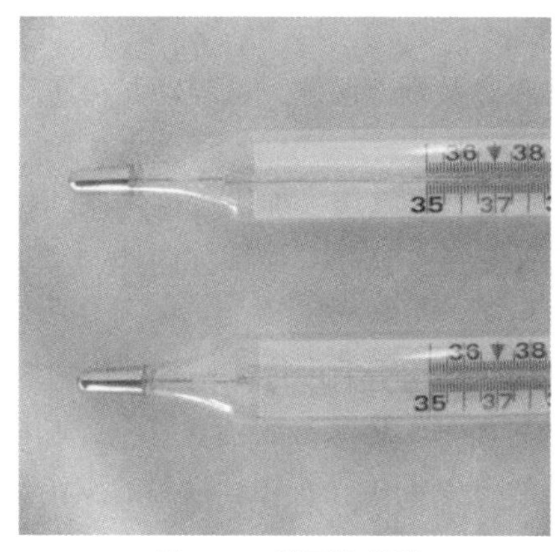

图 5–7 腋下体温计

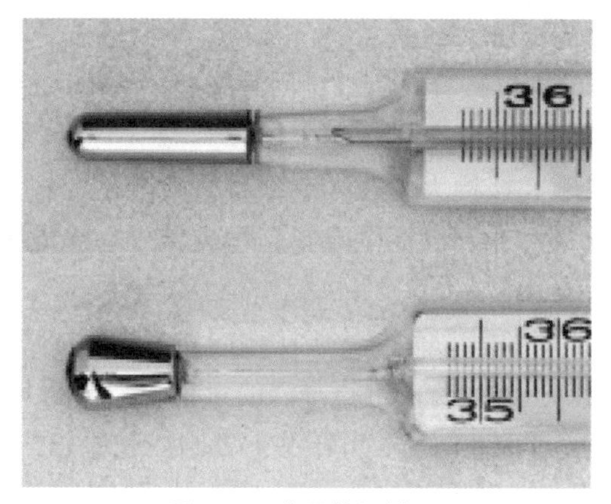

图 5–8 直肠体温计

给幼儿测量体温之前，要先查看体温计有无破损，然后将水银线轻甩至 35℃以下。测量体温时最好选在幼儿进食、饮水、运动出汗等半小时以后，在安静状态下进行。如果腋窝有汗液，先将汗液擦干，把体温计的金属端放在患儿腋窝中间，嘱咐年龄较大的幼儿自己夹紧胳膊，年幼幼儿则需大人帮助扶住其胳膊。一般测量 5 分钟以后取出体温计，准确读数并做好记录。体温计使用完后，用酒精棉球擦拭消毒放置。

2. 测呼吸

正常的呼吸次数，随年龄的不同而不同，一般年龄越小，呼吸次数越多。新生儿每分钟呼吸 35 ~ 45 次；6 个月到 1 岁的幼儿每分钟呼吸 30 ~ 35 次；1 ~ 3 岁的幼儿每分钟呼吸 25 ~ 30 次；4 ~ 7 岁的幼儿每分钟呼吸 20 ~ 25 次；8 ~ 14 岁的幼儿接近成人的呼吸次数，为每分钟 16 ~ 20 次。正常的呼吸均匀、平稳、有规律，通常吸气略长于呼气。如果呼吸过快或过慢，深浅不一或快慢不匀，则有患病的可能。

在测量呼吸时，要让幼儿保持安静，观察其胸部或腹部的起伏，一起一落为一次呼吸，计算 1 分钟的呼吸次数，同时观察其呼吸是否有规律。

3. 测脉搏

通常，脉搏的次数可代表心率。由于脉搏或心率会受活动、情绪等影响，因此测量脉搏宜选在幼儿安静 15 ~ 20 分钟后进行。测量脉搏一般选用桡动脉（表浅动脉）。

幼儿脉搏为 95 ~ 105 次每分钟，运动、生病或刚进食后脉搏略高于正常值。

4. 测血压

正常的血压是血液循环的前提，血压过低或过高都会造成严重后果，血压消失则是死亡的征兆。测血压前先让幼儿安静片刻，使用正确的姿势在血压计上测量。

1 ~ 2 岁婴幼儿的收缩压为 85 ~ 105 毫米汞柱，舒张压为 40 ~ 50 毫米汞柱；2 ~ 7 岁幼儿收缩压为 85 ~ 105 毫米汞柱，舒张压为 55 ~ 65 毫米汞柱。幼儿血压与年龄密切关系，年龄越小，血压越低。

（二）物理降温

幼儿体温调节能力差，幼儿生病后，发高烧时（体温超过 39℃），心跳会加快，体能消耗大，严重时会发生惊厥，因此，当幼儿高烧时要及时降温。

1. 冷敷法

小毛巾折叠成数层，放在冷水中浸湿，拧成半干（以不滴水为准），放在患儿前额，每 5 ~ 10 分钟更换一次，最好有两块毛巾轮流使用，水温多保持在 18℃ ~ 25℃。同时还可在腋、肘、膝窝和腹股沟等大血管处同时使用冷敷。

需要注意的是，枕后、耳郭、阴囊、心前区、腹部、足底等部位忌冷敷；麻疹、风湿病患儿、体质较差的患儿不要进行冷敷。

2. 酒精擦拭法

将酒精的浓度稀释成40%，用其浸润小毛巾后擦拭幼儿腋窝及颈部两侧，可使幼儿快速降温。

3. 冰袋法

将冰块砸成核桃大小放入水中将棱角融平，在冰袋中放入一半冰块，加入少许冷水，排出袋内空气，将盖拧紧，外部以毛巾或布套包裹，放在患儿前额或体表大血管处，如颈部两侧、腋下、腹股沟等处。

冰袋法的注意事项除与冷敷法相同外，还要注意冰敷完毕，要用干毛巾擦冰块敷部位的皮肤。

在运用以上物理方法进行降温的过程中，如幼儿出现各种不适，如寒战，面色苍白，脉搏、呼吸等异常，则应立即停止操作，并给些热饮料。一般患儿体温降至38℃即可停止物理降温的操作。

（三）冷敷和热敷

幼儿跌伤、夹伤、扭伤后造成局部红肿或软组织损伤，在冷敷处理1～2天后进行热敷，具体见表5-3。

表5-3　冷敷、热敷的功效及使用方法

类型	功效	使用方法
冷敷	收缩毛细血管，减轻局部充血和水肿，消炎症和化脓、减痛，降温退热	用湿冷毛巾敷15～20分钟，每1～3分钟换一次
热敷	扩张血管、加速血液循环、消肿消炎	将50℃～60℃的水注入热水袋中，用毛巾包裹后置于患处，也可用热毛巾、加热的理疗盐袋热敷患处

（四）给药

幼儿患病不太严重时，家长通常将药物随幼儿一起带至幼儿园，由教师或保育员给幼儿用药。

1. 滴眼药水

滴眼药时应让幼儿仰卧或坐着，头向后仰稍倾斜，使患眼位置低于健眼，以免药液从患眼流入健眼。轻向下拉开下眼睑，将药水滴在眼球与下眼睑之间，不要直接滴在黑眼球上。滴完后，轻提幼儿的上眼睑，并让其自己轻轻转动眼睛，以使药液均匀覆盖。用手轻压眼角内侧泪囊口处2～3分钟，防止药液进入鼻腔，然后让其闭眼1～2分钟即可。

2. 滴耳药水

用棉签轻轻擦去外耳道内的脓性分泌物。让幼儿侧卧，病耳朝上，一手牵拉其耳郭（婴幼儿朝后下方，幼儿朝后上方），另一手将药液滴入耳孔中央。轻压耳孔前的小突起，使药液进入耳道。保持侧卧姿势5～10分钟。如有必要的话，可用消毒棉球堵塞耳道口，滴药的时候注意药液温度不宜太凉。

3. 滴鼻药水

让患儿平卧，肩下垫枕头，头后仰，鼻孔朝上；或让患儿坐在椅子上，背靠椅背，头尽量后仰。在距离鼻孔2～3cm处将药液滴入，每侧2～3滴。注意每次不要滴入太多，以免引起呛咳。轻压两侧鼻翼，使药液均匀接触鼻腔黏膜。用棉球擦净流出的药液，让患儿保持3～5分钟即可起身。

4. 喂药

喂药是幼儿护理最基本的技能之一，不同剂型的药物有不同的给药方式。

水剂药物，应将药液摇匀再喂服；3岁以上幼儿喂服片剂药物时，小粒的可直接口服，大粒药物需分成几份后口服。要严格按照医生的要求控制药量和用药时间。

对于哭闹或不愿吃药的幼儿，要鼓励他自己吃药，不要吓唬，不要强行灌药，也不要捏着鼻子硬灌，以防呛咳，把药掺在饭菜里也不是一个好法子，饭菜变了味不仅会引起呕吐，还会影响食欲。喂药时，患儿取坐位或半卧位，服药时应用温开水送下。服药后，如果患儿出现恶心、呕吐，应轻拍其后背或逗引以分散其注意力。

喂药前鼓励幼儿自己服药。服药前一定要消除幼儿对服药的恐惧心理，以获得幼儿的合作。服药后可以给幼儿喝点饮料或吃点糖果，并给予表扬。

（五）止鼻血

鼻出血在幼儿中较多见，原因是幼儿的鼻中隔靠前部的两侧各有一个小血管区，此区在学前期由于黏膜幼嫩，极容易破溃而出血。幼儿鼻出血的原因，以外伤居多，主要包括运动中的撞击、跌碰以及刺伤。同时，幼儿鼻黏膜干燥、挖鼻孔、鼻内异物以及感冒发高烧等均可引起鼻出血。

处理步骤是：

步骤 1：安慰幼儿不要紧张，安静地坐着，不能躺着。

步骤 2：让幼儿头略低。如果抬头或平躺的话，血就会流到鼻腔后方、口腔、气管甚至肺部。轻者可能引起气管炎、肺炎；重者可导致气管堵塞，呼吸困难，甚至危及生命。如果把血都咽下去，还可能会引起胃部不适或疼痛，同时很可能导致严重出血。张口呼吸，成人捏住幼儿鼻翼，压迫 5 分钟后松手看看是否止血，若继续流血，再重复压迫 5 ~ 10 分钟。

步骤 3：用冷水拍或用冷毛巾敷前额、鼻部以及颈后部，可使鼻腔小血管收缩，减少出血。

步骤 4：按以上步骤止血后，禁止幼儿在 2 ~ 3 小时内做剧烈运动。如果还是出血较多，可用脱脂棉卷塞入鼻腔，注意填塞紧些才能止血；若有麻黄碱滴鼻液，可把药滴在棉球上，止血效果更好。

步骤 5：若经上述处理后仍出血，应立即送医院处理。

本章小结

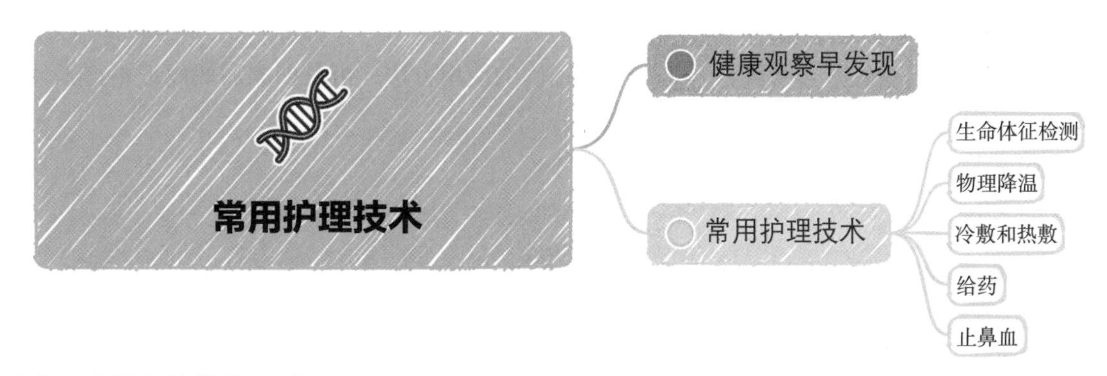

重点：冷敷与热敷的区别

冷敷的功效是收缩毛细血管，减轻局部充血和水肿，防止炎症和化脓扩散，使神经末梢的敏感性降低，从而降低疼痛，还可降温退热；冷敷每隔 1 ~ 3 分钟换一次，持续 15 ~ 20 分钟。

热敷的功效是扩张血管，加速血液循环，消肿消炎；热敷是用 50 ~ 60 度的水注入热水袋中，用毛巾包裹后置于患处。

幼儿跌伤、夹伤、扭伤后造成局部红肿或软组织损伤，一般是先冷敷，收缩毛细血管，1 至 2 天后热敷，扩张血管，消肿消炎。

课后习题 5-2

一、判断题

1. 冷敷和热敷属于急救技术。（　　）

2. 幼儿跌伤后造成的局部红肿或软组织损伤，一般是先热敷后冷敷。（　　）

3. 每次冷敷的时间是 20 分钟。 ( )
4. 幼儿生病时，要鼓励他们自己吃药，不要吓唬他们。 ( )
5. 给幼儿滴鼻药时，让幼儿头向后仰。 ( )
6. 幼儿患病不太严重时，家长可以把药带到幼儿园，由教师和保育员给幼儿用药。 ( )
7. 酒精擦拭法是将酒精浓度稀释成 40%，用气浸润小毛巾后进行擦拭。 ( )
8. 生命体征检测包括：测体温、呼吸和脉搏。 ( )
9. 幼儿正常脉搏为 90 ~ 95 次每分钟。 ( )
10. 给幼儿滴眼药时，一般滴在上眼皮。 ( )

二、选择题

1. 滴鼻药时，一次可以滴（ ）药水。

A. 1 ~ 2 滴　B. 3 ~ 4 滴　C. 2 ~ 3 滴　D. 3 ~ 5 滴

2. 在给幼儿测量脉搏时，宜选在幼儿（ ）状态下进行。

A. 运动　B. 安静　C. 饭后　D. 睡眠

3. 冷敷时，毛巾（ ）分钟更换一次。

A. 1 ~ 3 分钟　B. 5 ~ 6 分钟　C. 6 ~ 7 分钟　D. 6 ~ 8 分钟

4. 酒精擦拭法降温要将酒精的浓度稀释成（ ）。

A. 50%　B. 40%　C. 30%　D. 20%

5.（ ）可以扩张血管，加速血液循环，促进炎症的消散，有消炎退肿的作用。

A. 晒太阳　B. 药物降温　C. 冷敷　D. 热敷

三、案例分析

宝宝眼睛发炎了，医生开了眼药，并告诉妈妈正确的使用方法，可是回家后妈妈记不得了，不敢给宝宝滴眼药。

请问：应怎样给幼儿滴眼药？

单元三 幼儿常见安全事故的处理

导学视频

【案例导入】

户外活动时，筱筱和悠悠追着漂亮的蝴蝶奔跑，筱筱没注意到脚下，踏空摔倒，磕破了膝盖；悠悠则被小蜜蜂蛰到了脸。

请问，如果你是幼儿园老师，你会怎么做呢？为什么？

一、轻微外伤处理

（一）擦伤、刺伤、切割伤

（1）擦伤：即幼儿在奔跑、跳跃时不慎摔倒而蹭破皮肤，造成皮肤表层开放性伤口，是开放伤中最轻的一类创伤。表皮剥脱、血痕、渗血或出血斑点，继而可出现轻度炎症反应，局部会有红肿和疼痛。

（2）刺伤：尖锐物体（如刀尖、竹签等）猛力刺穿皮肤以及皮下组织造成的创伤。伤口可有出血和疼痛，如有异物留存在伤口中，疼痛程度加重。

（3）切割伤：皮肤、皮下组织或深层组织受到玻片、剪刀等尖锐器划割而发生破损裂伤。伤口比较整齐，面积小，但出血较多。具体处理方法见表 5–4。

表 5–4 外伤处理方法

伤口	处理方式
擦伤	清洁伤口、消毒止血、浅表伤口不用包扎；涂抹红汞即可（图 5–9）
刺伤	消毒过的针或镊子顺着刺的方向把刺全部挑拔出来，不应有残留，并挤出淤血，随后用酒精消毒伤口。 如果有刺扎入指甲盖等难以拔除时，应送医院处理
切割伤	伤口很小、出血很少，可以用干净的纱布包裹，进行压迫止血

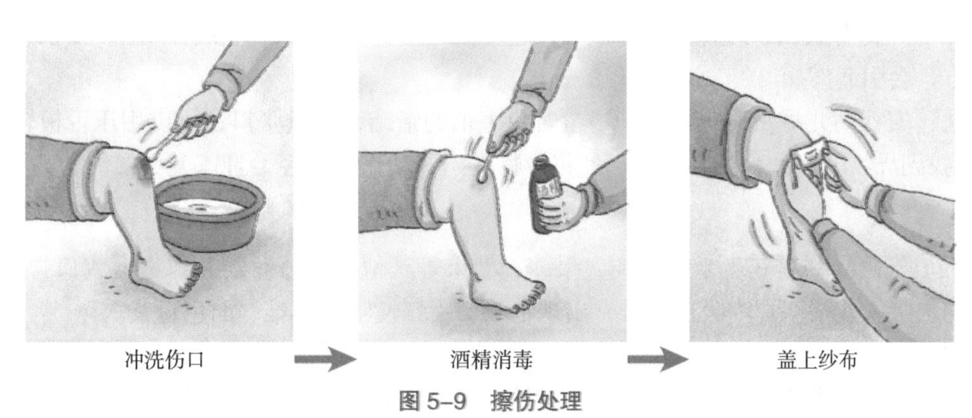

图 5–9 擦伤处理

（二）挫伤、扭伤

（1）挫伤：身体钝器或重物击打、跌打撞击、重物挤压而造成闭合性组织挫伤，以局部的皮下或深层组织损伤为主。幼儿的手指经常被门、抽屉挤压造成挫伤，挫伤程度具体分为：

表 5–5　挫伤类型

程度	表现
轻微挫伤	伤处发青发肿，疼痛明显，这是由于皮下组织、毛细血管、肌肉受损
严重挫伤	出现肌肉肌腱断裂，关节、脑颅和内脏损伤

（2）扭伤：在外力作用下进行关节超常范围活动时（如从高处跳下、活动失度），造成关节部位闭合性软组织损伤，如软骨、韧带、肌腱损伤。扭伤的关节或出现皮下淤血、肿胀、疼痛、活动受阻等症状。此处以踝关节扭伤为例，处理方法如下：

停止活动：让患儿停止相关活动，适当限制受伤部位的活动。抬高腿部，促进肢体的血液循环、静脉的回流，加快淤血肿胀的吸收和消退。

冷敷：冰敷的目的主要是减轻疼痛和抑制肿胀加重，一般每次冰敷 10 到 20 分钟，每隔一个小时敷一次，每天冰敷三次以上。24 小时内不要揉搓患处，以免加重损伤。

热敷：24 小时候采用热敷的方式，促进淤血的吸收，加速组织再生能力，有利于扭伤的恢复。热敷时应注意热敷的温度和时间，温度保持在 40℃左右，热敷的时间一般在 20 分钟左右，注意不要烫伤患儿的皮肤。

二、异物入体的处理

（一）眼内异物

常见的幼儿眼内异物有沙粒、飞虫、碎屑、飞絮等，这些异物进入眼内可能会引起眼部流泪、发痒、疼痛等不适。

处理方法：

提拉眼皮：不要用手揉搓眼睛，向上提起，利用泪腺分泌的泪水将沙尘冲洗出来；或者使用眼药水或纯净水冲洗，将沙尘冲洗干净。若冲洗后仍有刺痛感，应立即送医。

（二）咽部异物

常见的咽部异物有鱼刺、碎骨头、果核等，这些细小的异物扎在在扁桃体周围、舌根或咽隐窝等不易取出的地方，会引起疼痛。

处理方法：安抚幼儿尽量避免哭闹，尽量避免害怕的情绪，尽量张口，可以用压舌板轻轻按压舌前 2/3 的位置，找到异物，用儿科的小镊子迅速将异物夹出，动作一般轻柔且速度尽量快。

（三）喉、气管异物

常见的喉、气管异物有花生米、豆类、果冻、糖果等其他小物体。幼儿在进食或口含小物件玩耍、哭闹时，异物被吸入并堵塞在呼吸道部位，出现呛咳、吸气性呼吸困难、面色青紫。

处理方法：

（1）背部叩击法（图 5–10）：抱起幼儿，让幼儿趴在成人大腿上，同时手掌将后头颈部固定，头部向下倾斜，手掌在肩胛骨之间给予 5 次快速叩击。

（2）腹部冲击法（图 5–11）：成人站在幼儿身后，环绕幼儿腰部，一只手握空心拳，另一只手抓紧此拳头，用力快速向内、向上冲击。使肺内形成高压，利用高压气流将异物冲出。

知识拓展：

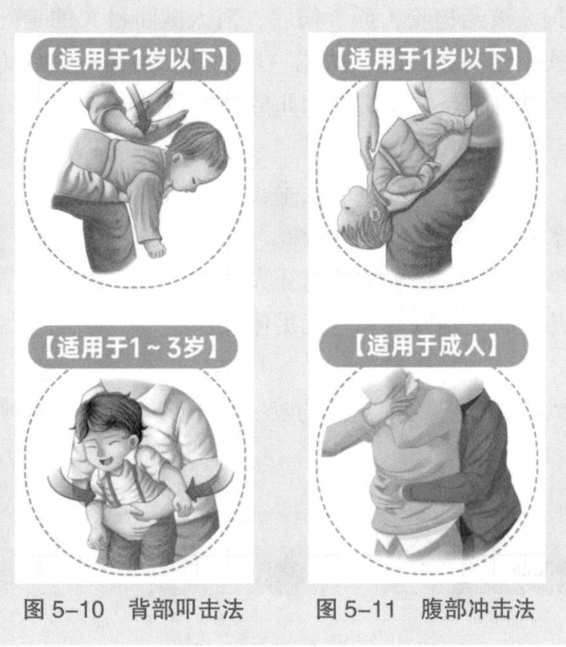

图 5–10　背部叩击法　　图 5–11　腹部冲击法

（四）外耳道异物

外耳道异物多为活动的生物，如小昆虫。

处理方法（图 5–12）：

可用灯管诱其爬出，或植物油滴入外耳道，等待虫子失去活力后用镊子取出。

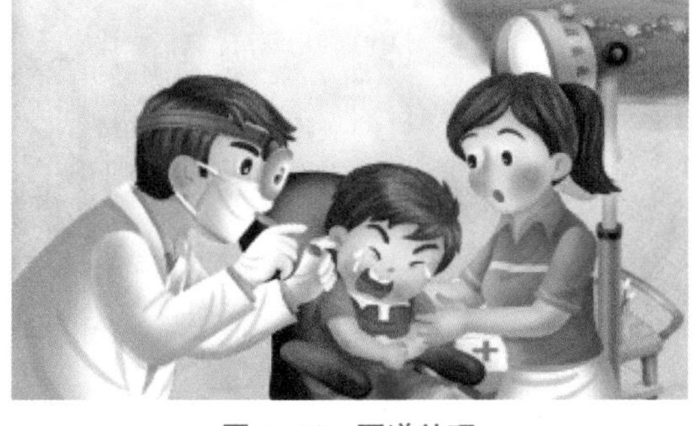

图 5–12　耳道处理

（五）鼻腔异物

幼儿常见的鼻腔异物有果核、豆类、纽扣、弹珠等小物件，幼儿因为好奇将异物塞入鼻孔，从而影响呼吸。

处理办法：

让幼儿深吸一口气，压住鼻腔异物的鼻孔，用力擤鼻子，让异物随气流排出。也可以用胡椒粉、羽毛等刺激鼻子，使异物随喷嚏喷出。若异物仍不能排出应立即去医院处理（图 5–13）。

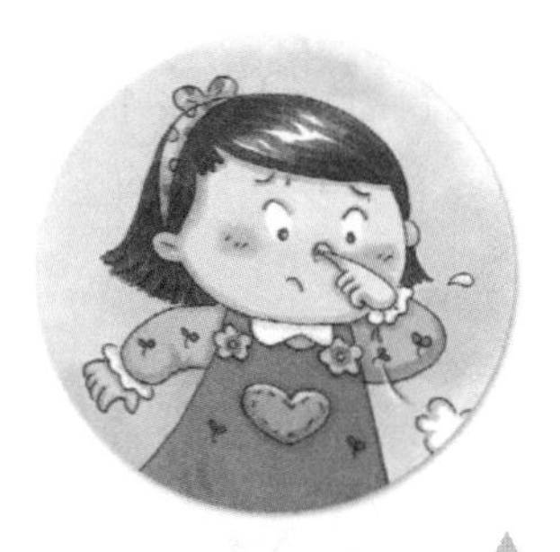

让幼儿用口深吸一口气，用手指压住无异物的一侧鼻孔，用力擤鼻

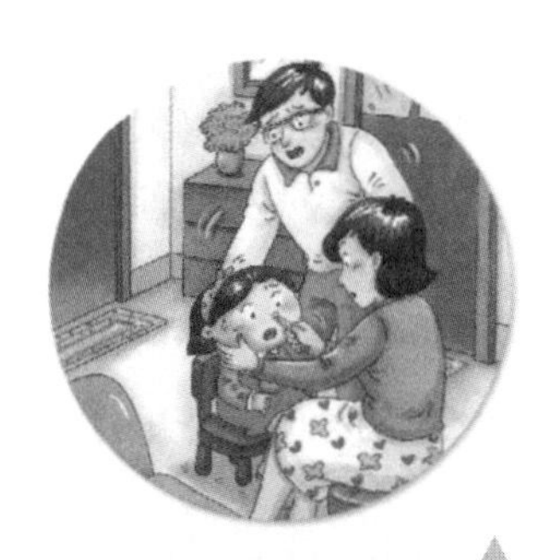

也可用纸捻、胡椒粉等刺激鼻黏膜，使幼儿通过打喷嚏排出异物

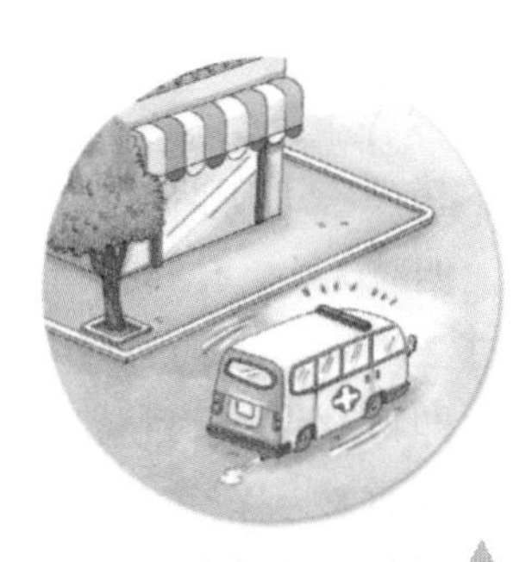

若异物还不能排出，应送医院处理

图 5–13　鼻腔异物处理

三、动物、虫咬伤

1. 宠物咬（抓）伤

家庭饲养的宠物有猫、狗，被宠物咬（抓）伤后，对人威胁最大的是狂犬病。目前的医疗条件下狂犬病可防不可治，发病后致死率极高。因此，幼儿一旦被猫、狗等动物咬（抓）伤，家长和教师要紧急处理伤口，除止血止痛外，最重要的是注射避免幼儿感染的狂犬疫苗。

处理方法：

（1）教师做好保护措施，条件允许戴双层橡胶手套进行伤口处置。

（2）立即用肥皂水或清水冲洗伤口至少 15 分钟。

（3）不包扎伤口，立即到就近的医疗机构注射狂犬病疫苗。

（4）注射疫苗期间，幼儿应避免剧烈运动，充足休息。

2. 虫咬（蜇）伤

幼儿外出玩耍时容易收到蚊虫的叮咬，常见的咬（蜇）伤有蚊子、蜜蜂、黄蜂、洋辣子等昆虫引起的咬（蜇）伤。

处理方法：

蚊子叮咬	蜂蜇伤	洋辣子蜇伤
（1）使用酒精、碘酒涂抹在患处。 （2）使用花露水、风油精等涂抹在叮咬处，具有止痒作用。 （3）使用复方醋酸地塞米松乳膏涂抹在患处。	1. 挑出断刺：将留在皮肤的刺取出，注意使用消毒过的镊子或针。 2. 挤出或吸出毒液：将毒素挤出或用嘴吮吸出。 3. 中和清洗：蜜蜂的毒液为酸性，使用碱性溶液中和，例如肥皂水、苏打水；黄蜂毒液为碱性，使用酸性液体清洗涂抹伤处，例如柠檬汁、白醋等。 4. 若出现乏力、恶心、呕吐等情况，应紧急送医。	（1）检查皮肤是否刺入毛刺，如果有，应先拔出。 （2）中和清洗：使用肥皂水清洗，中和洋辣子酸性的毒液。 （3）若发生过敏或红肿，应送医治疗。

四、突发情况的处理

1. 晕厥

晕厥俗称昏厥，是指患者突然发生严重的、供血障碍，从而导致的短暂意识丧失，特点是突然发生、迅速、短暂，即所谓“来得快，去得快”。晕厥发生前多有前驱症状，例如短时间的头晕、心慌、眼前发黑、四肢无力、出冷汗等症状。

处理办法：

（1）立即将患儿以仰卧位置于平地上，头略放低，松开的衣领和腰带等。

（2）开窗通风，保持室内空气清新。

（3）从下肢开始做向心性按摩，促使血液流向脑部。

（4）观察患儿的神志及生命体征，检查有无摔伤。上述处理未见好转，应拨打急救电话，或将患者送至就近的医院进一步诊治。

平卧　按摩　休息

2. 惊厥

惊厥，俗称抽风或抽搐、惊风，是儿童常见的急、重症，常因高热、癫痫、水解质紊乱、流脑引起。通常表现为四肢和面部肌肉抽动，双侧眼球上翻、凝视或斜视、神志不清，有时伴有口吐白沫或嘴角抽动、呼吸暂停、面色青紫等，有时反复发作，甚至呈持续状态。

处理方法（图 5–14）：

（1）清理周围危险物品，松开幼儿衣领腰带。

（2）保持患儿呼吸道通畅，将小儿头部，颈部后仰，并偏向一侧，以免口中呕吐物堵塞咽喉。用干净的手巾或者是医用纱布裹着筷子，放在孩子的上下牙齿之间，以免咬伤舌头。

（3）指压人中穴和合谷穴。

（4）经过紧急处理以后，无论孩子是否恢复神志正常，应该带孩子去医院进行检查，进行进一步的治疗。

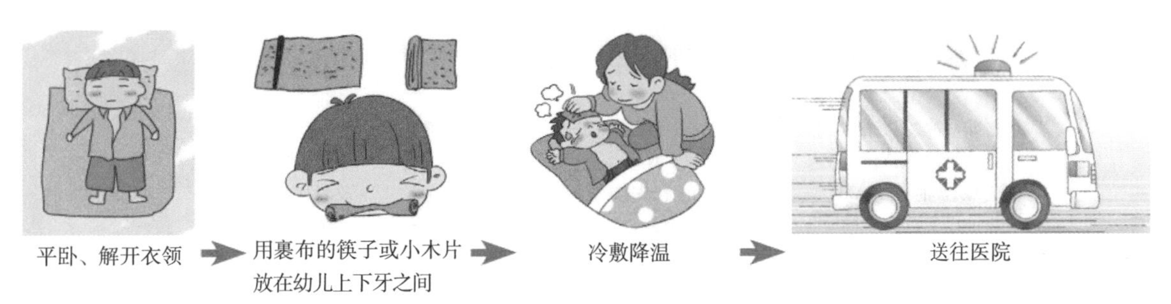

图 5–14　惊厥处理

3. 鼻出血

幼儿鼻出血常见的症状之一，引起鼻出血的原因较多，可能是鼻外伤或鼻腔异物，也可由鼻部疾病或全身疾病所致。鼻出血多为单侧，少数情况下可出现双侧鼻出血。很多幼儿看见出血就很紧张、害怕，此时应尽量让幼儿避免哭闹，安抚他们的情绪，使他们保持安静。

让幼儿头略向前低，吐
出流到口中的血
让幼儿安静坐下，按压
止血点止血
清洗掉流出的鼻血
若紧急处理还不能止血，
及时送医

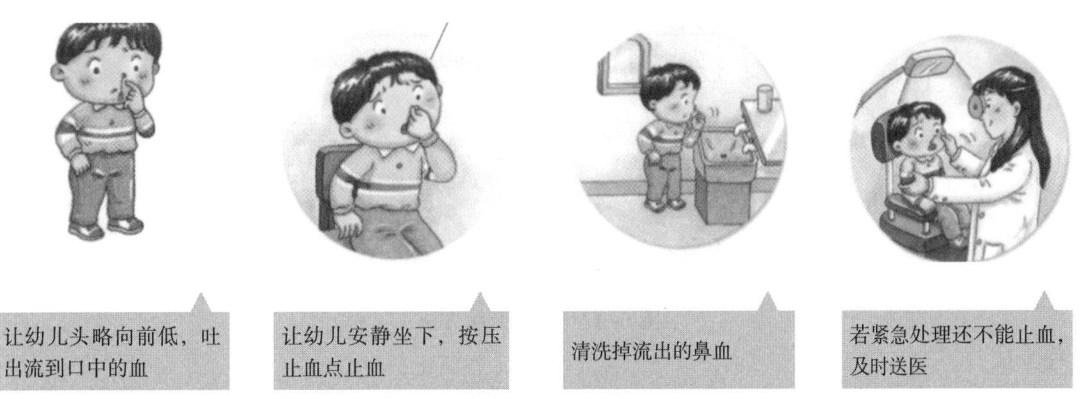

图 5–15　鼻出血处理

五、突发事故的处理

1. 烫（烧）伤

烫（烧）伤是生活中常见的意外伤害，在幼儿烫（烧）伤事故中，因沸水、热粥（汤）、火焰造成伤害的情况居多。烫（烧）伤对人体组织的损伤程度一般分为三度（图 5–16）。

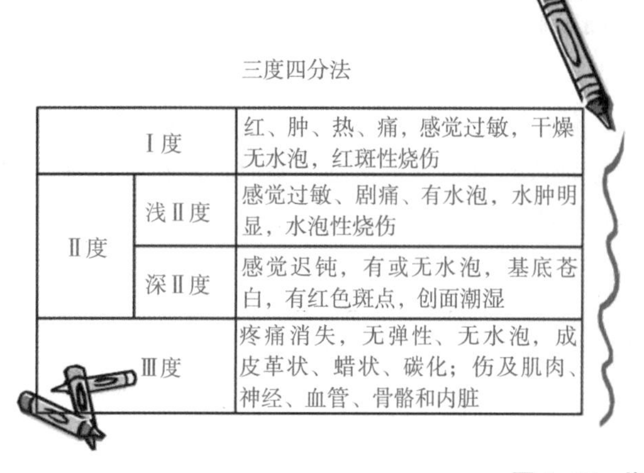

三度四分法

分度		表现
Ⅰ度		红、肿、热、痛，感觉过敏，干燥无水泡，红斑性烧伤
Ⅱ度	浅Ⅱ度	感觉过敏、剧痛、有水泡，水肿明显，水泡性烧伤
	深Ⅱ度	感觉迟钝，有或无水泡，基底苍白，有红色斑点，创面潮湿
Ⅲ度		疼痛消失，无弹性、无水泡，成皮革状、蜡状、碳化；伤及肌肉、神经、血管、骨骼和内脏

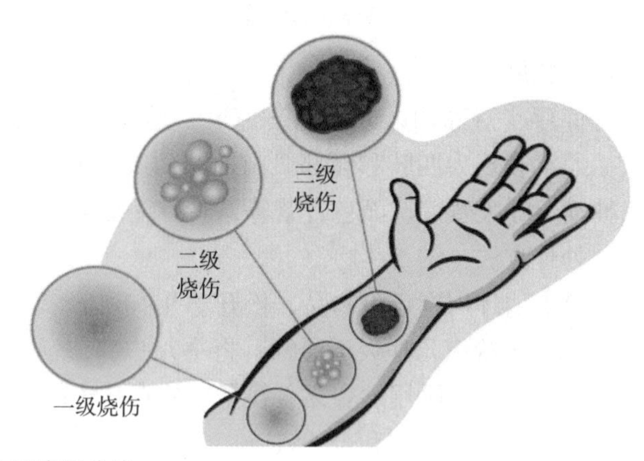

图 5-16　烧伤三度四分法

处理方法：

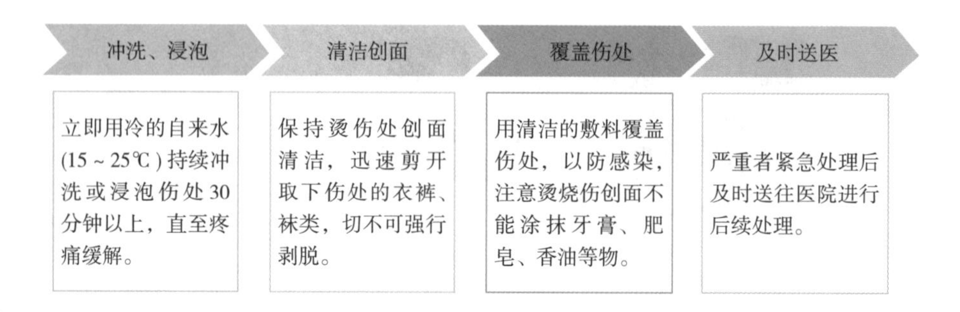

2. 骨折

骨折（图 5-17）是因外伤破坏了骨的完整性，一般可分为闭合性骨折和开放性骨折。骨折处皮肤不破裂，与外界不相通为闭合性骨折；若骨折处皮肤破裂，与外界相通则为开放性骨折。

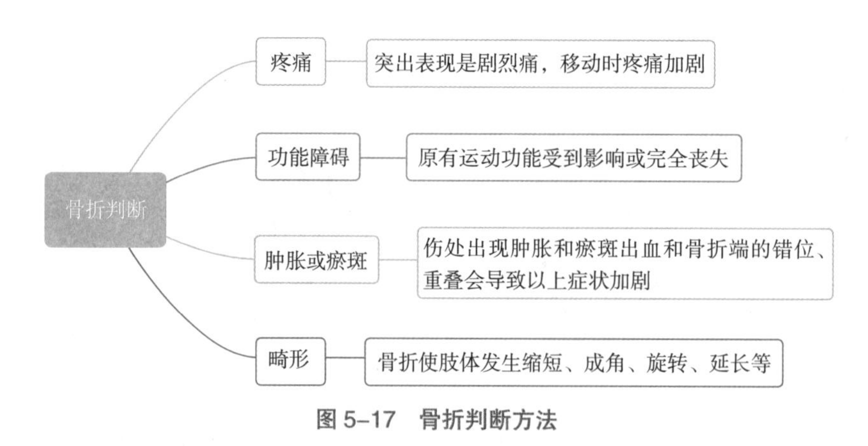

图 5-17　骨折判断方法

处理方法：

不移动幼儿	固定伤肢	覆盖纱布	及时送医
在未经急救包扎前，不要移动幼儿。若随意搬动幼儿，可能会造成骨折部位移位。	骨折处理原则是使断骨不再刺伤周围组织，不使骨折再加重，这种处理方式叫“固定”。	若是开放性骨折，应在伤口处盖上消毒纱布再固定。	严重者紧急处理后及时送往医院进行后续处理。

3. 脱臼

脱臼，又称关节脱位，指的是组成关节的骨之间部分或完全错位。具体处理方法如下：

（1）扶着患儿躺下，固定患处，不要随意搬动或揉捏受伤部位，以免加重损伤。

（2）在患处可用厚衬垫或消毒棉花包裹，用绷带或三角巾包扎固定并在患处适当加压。

（3）尽快送到医院进行检查、复位，教师和家长不可贸然复位。

4. 中暑

中暑的主要表现为多汗、口渴、乏力、头晕眼花、恶心，高温和高湿是导致中暑的根本原因。具体处理办法：

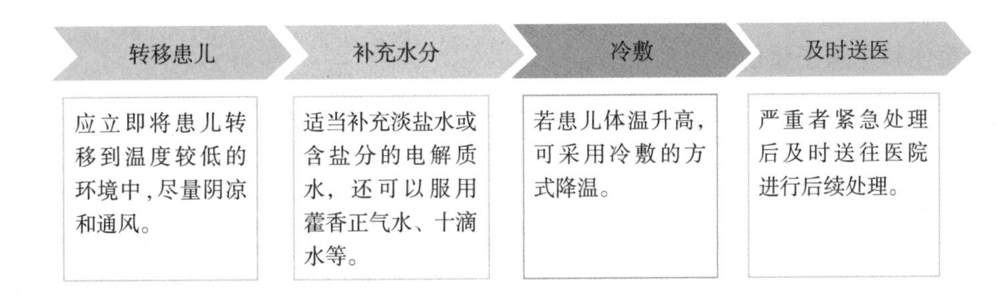

5. 溺水

溺水是幼儿常见的意外事故，每年夏秋季更为多见。淹溺的过程很快，一般 4 ~ 6 分钟就会因呼吸、心搏停止而死亡，溺亡在幼儿意外伤害死亡事故中有重大比例。

溺水症状为当幼儿坠落水中而身体被淹没时，口腔和鼻腔为水所充满，氧气不能进入；同时，因冷水或吸入水的刺激而引起反射性咽喉痉挛，于是发生窒息。若幼儿不断挣扎，使窒息加重，因而引发缺氧和昏迷。如水继续被吸入肺内，则幼儿会因缺氧而死亡。处理方法如下：

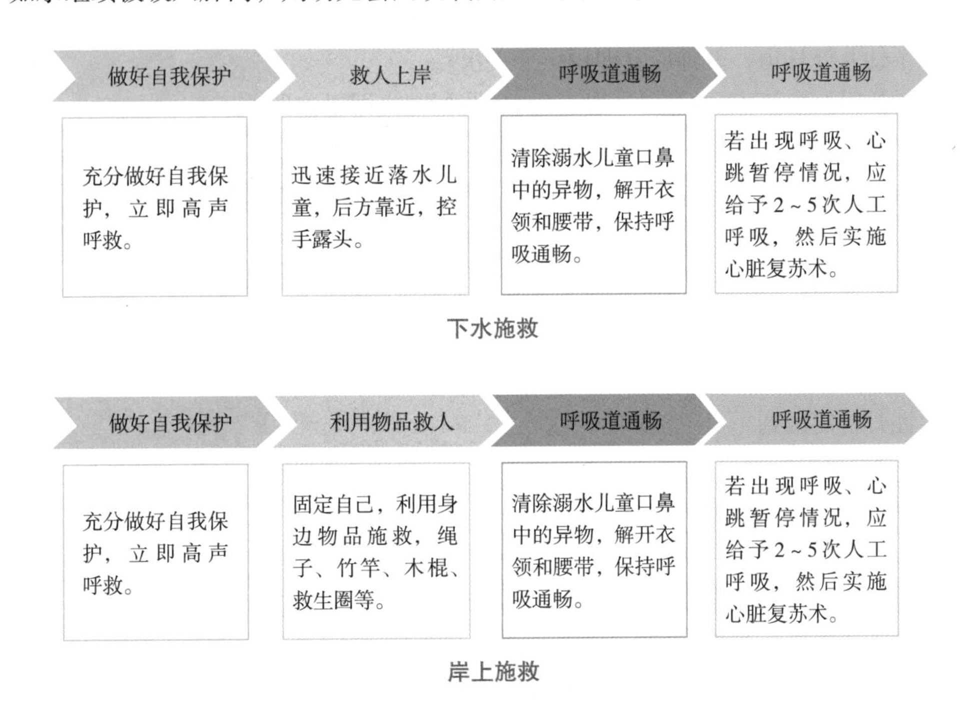

本章小结

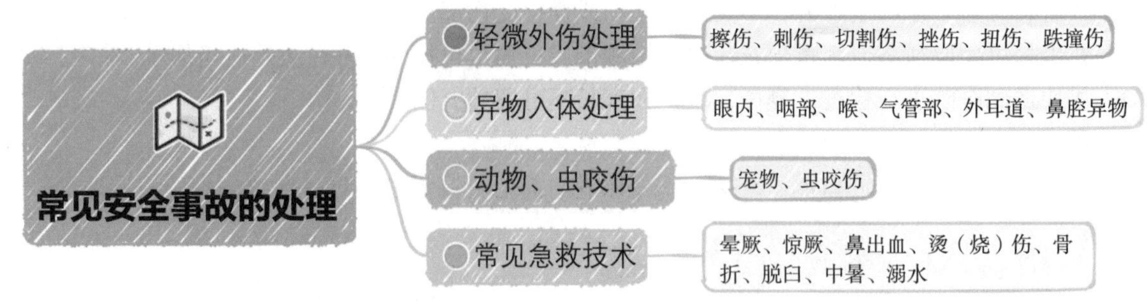

重点 1：蜂蜇伤和洋辣子蜇伤的区别

1. 蜜蜂的毒液为酸性，伤处用碱性液体涂抹；黄蜂的毒液为碱性，伤处用酸性液体涂抹。
2. 洋辣子的毒液为酸性，伤处用碱性液体涂抹。

重点 2：骨折和脱臼的区别

1. 骨折是指因外力作用下，骨骼的连续性中断，或者完整性遭到破坏；损伤部位有刺痛感。
2. 脱臼是指因外力导致关节失去了正常的对合关系，关节脱位导致畸形，活动受限，有肿痛感。

课后习题 5-3

一、判断题

1. 小宇在家玩滑板扭伤了脚，爸爸立即用热水给小宇敷脚，以减轻肿胀。（　　）
2. 蜜蜂的毒液为碱性，被蜇伤后使用食醋、柠檬汁等酸性物质涂抹伤处。（　　）
3. 幼儿左腿局部肿胀、畸形、疼痛明显。不能活动，应首先考虑骨折。（　　）
4. 昆虫进入了幼儿外耳道，教师应立即用镊子夹出。（　　）
5. 发现幼儿骨折时，应该安抚幼儿情绪后，将患儿抱起立即送往医院。（　　）
6. 给幼儿洗澡时，要先倒凉水，再加入热水调节温度。（　　）
7. 幼儿跌伤后，如果伤口大而深，出血较多，应首先考虑止血，将受伤部位抬高，马上送医。（　　）
8. 对于烫伤的处理，首先应该对伤口进行降温，采用冲水或浸泡的方式。（　　）
9. 对于溺水者，首先采用后方、仰泳的方式进行救援。（　　）

二、选择题

1. 处理开放性骨折需做到（　　）。

A. 不用止血，救命要紧

B. 止血后在伤口处覆盖消毒敷料包扎

C. 止血后可以不用消毒敷料包扎

D. 不用止血，但是要用消毒敷料包扎

2. 鼻出血常见的止血方法是（　　）。

①冷敷止血法　②仰头止血法　③指压止血法　④堵塞止血法

A ①②③　　B. ①②④　　C. ①③④　　D. ②③④

3. 妞妞落水后被众人救起时已经没有了呼吸和心跳，教师立即进行现场施救，正确的步骤是（　　）。

A. 保持呼吸道畅通、倒水、进行心肺复苏术
B. 保持呼吸道畅通、进行心肺复苏术、倒水
C. 倒水、保持呼吸道畅通、进行心肺复苏术
D. 进行心肺复苏术、保持呼吸道畅通、倒水

4. 下列关于被洋辣子蜇伤后的处理方式中，错误的是（　　）。
A. 剔出断刺：用消毒的镊子、针剔出留在皮肤中的断刺
B. 中和清洗：用肥皂水或其他碱性液体清洗
C. 消炎：在伤口处涂抹抗生素防止发炎、溃烂
D. 若出现大面积红肿或过敏，应及时就医

5. 严防异物进入幼儿呼吸道的正确做法是（　　）。
A. 允许幼儿吃果冻时整吞
B. 允许幼儿吃饭时嬉笑打闹
C. 进食时可以惊吓、逗乐、责骂幼儿
D. 教育幼儿不能将豆类、花生、瓜子等小物品放入鼻孔

三、案例分析

洋洋小朋友的鼻子出了鼻血，夏老师立即采取了救助措施。之后夏老师对洋洋小朋友说：“今后不要再抠鼻子了。再抠，鼻子要生气了。”洋洋小朋友点了点头。

请问：夏老师的做法对吗？为什么？你认为幼儿教师应采取什么样的措施来处理幼儿的鼻出血？

单元四 幼儿常见安全事故的预防

导学视频

【案例导入】

幼儿园户外活动区有滑滑梯，孩子们对这个游戏活动的热情一直非常高，因为从小班一直玩到大班，老师们一致认为孩子们很熟悉了，没必要一直强调注意事项，孩子们也不愿意仔细听。

请问，你觉得老师们的做法对吗？为什么？

一、幼儿意外事故发生的原因

（一）幼儿运动功能不完善，身体机能较差

幼儿年龄较小，正处在生长发育迅速发展的时期，但身体机能不完善，各器官系统不成熟，例如幼儿的运动系统和神经系统发育不完善，动作的协调性较差，反应不够灵敏，平衡能力差。因此幼儿在活动过程中容易发生摔跤、磕碰、擦伤等意外情况。

（二）幼儿自身缺乏经验，安全意识薄弱

幼儿本身缺乏对于外界生活经验，对危险事物的理解和判断能力较差，无法做出正确的判断，造成令人痛心的意外发生。例如，玩火造成烫（烧）伤、在河湖边玩耍造成溺水事件、误食造成的气管堵塞或食物中毒等类似的意外事故。

（三）幼儿天性好奇，喜爱探索

幼儿天性好奇、活泼好动、精力充沛且易冲动，容易在意外活动中造成伤害。例如，头或身体被卡住、攀高造成的摔伤或骨折。

（四）相关幼儿机构规章制度和设施亟待完善，保教人员疏忽。

托幼机构不健全的制度、执行管理时的疏漏往往带来较大的安全隐患；保教人员的安全意识淡薄，专业知识、责任意识欠缺；另外，幼儿园班内幼儿人数较多，保教人员人数较少易诱发意外事故。

二、预防幼儿安全事故的一般方法

1. 安全知识教育

幼儿年龄较小，自身的生活经验较缺乏，因此对幼儿进行安全教育是十分有必要的，让他们积累生活经验，懂得危险，注意安全。具体内容包括以下几个方面：

（1）生活安全。教师应告知幼儿生活中潜在的危险，让幼儿了解相关知识以及掌握相关自我保护技能：

· 不随身携带尖锐物品，如小刀、牙签、针等。
· 不从高处往下跳，不翻墙、爬树。
· 不把捡来的东西放入嘴中，不随便吃陌生人给的东西。
· 不让别人摸自己的身体，特别是穿背心和短裤的地方。
· 不玩插座和电器。
· 和伙伴玩耍时不抢玩具，不咬人、抓人、打人。

（2）交通安全教育。教师教授幼儿基本的交通规则，并教育幼儿遵守交通规则（图 5–18）：

· 认识交通信号灯，“红灯停，绿灯行”，过马路走斑马线，过马路不嬉戏打闹。

· 认识基本的交通标识，能在实际生活中进行辨认。

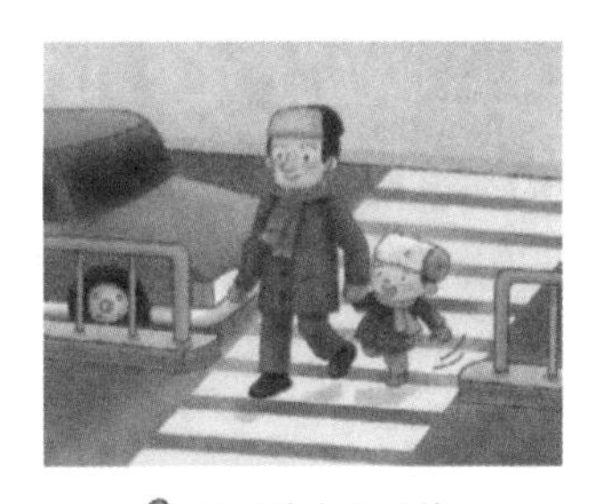

过马路走斑马线

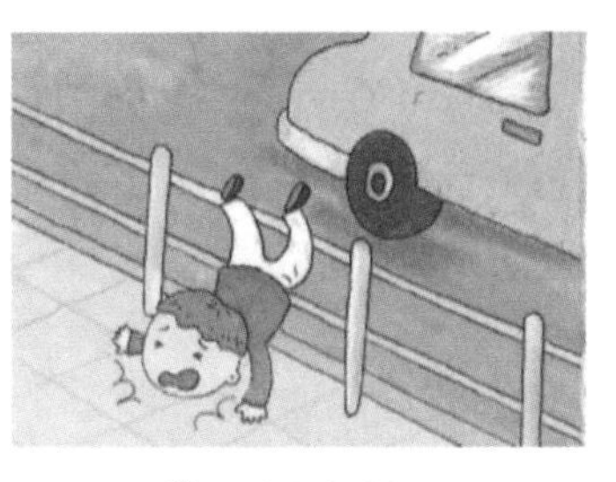

不翻越栅栏

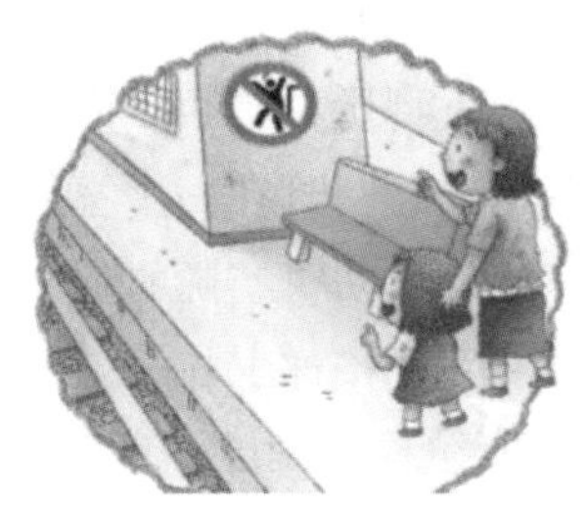

学会认识安全标识

图 5–18　交通安全教育

（3）防火（图 5–19）、防电、防溺水教育。

· 让幼儿懂得玩火、玩水、玩电的危害。

· 不玩煤气、炉火、火机、开水壶、打火机等危险物品。

· 不把纸、塑料这些容易着火的东西拿近火源。

· 掌握 119 火警电话。

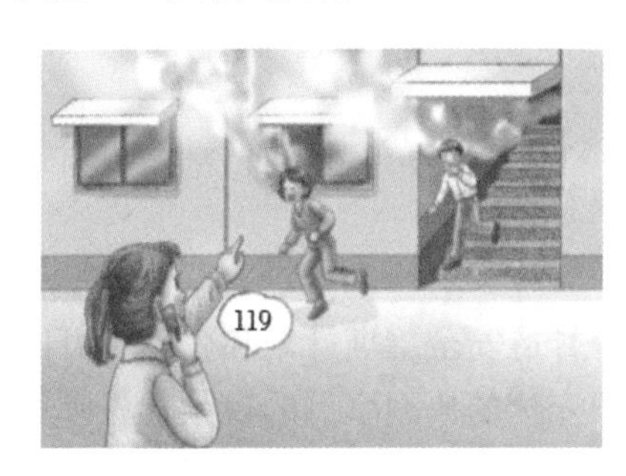

拨打求救电话

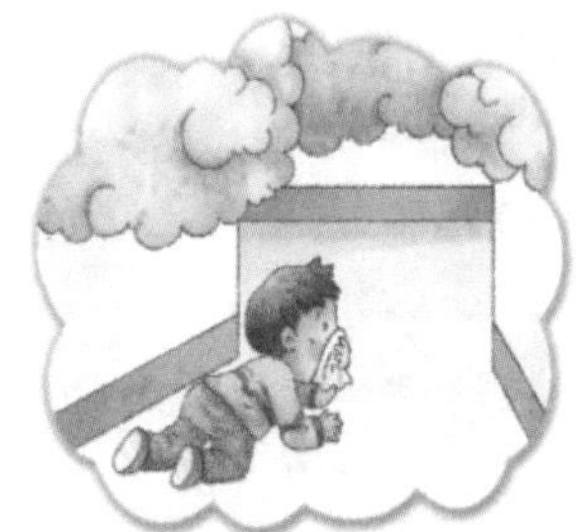

火灾逃亡

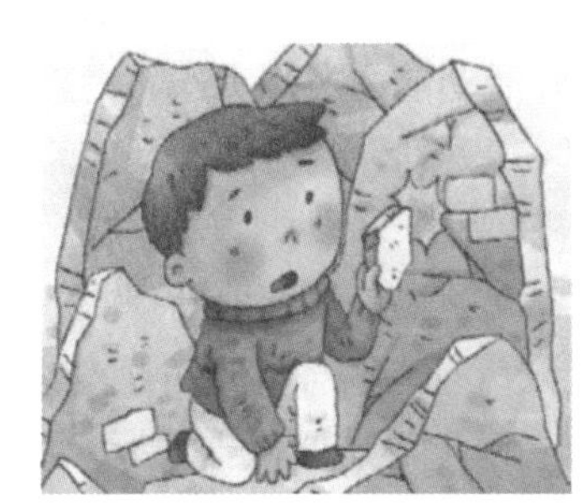

地震求救

图 5–19　防火防震知识

· 不摸电线，不玩电源插头和接线板。

· 不乱动家用电器，如落地灯、电扇等。

· 不要走近设有“小心触电”标志的地方。

· 不独自到河边、冰面上去玩耍。

知识拓展：

禁止右转

掉头

小心跌落

安全出口

图 5–20　安全标识

2. 安全措施

幼儿园要消除意外安全事故的隐患，预防幼儿园安全事故的发生，不单单要提高幼儿自身的安全意识，还应该加强幼儿园本身的安全检查，做好以下几个方面的工作：

（1）消除幼儿园硬件方面的安全隐患。

· 定期检查大型玩具是否牢固，是否存在危险尖角，及时消除安全隐患。

· 避免多个幼儿同时在一个室外玩具上玩耍，以防止相互发生碰撞或者踩踏。

· 幼儿在室外活动时，随时巡视，谨防意外。

· 不允许幼儿在楼梯上玩耍。

（2）建立安全检查制度，严格执行相关安全标准。

托幼园所要设专人定期、不定期地检查园内的房屋、场地、家具、玩具、生活用品、器械等。如幼儿的运动器械要随时检修，检查简易秋千的绳索是否结实；铁制的运动器械是否生锈，边角有无卷起、焊接处有无脱落、螺扣是否脱落，以免幼儿运动时发生外伤。

建立健全安全管理制度和应急机制，如校车接送制度、门卫制度、接送卡制度、家园联系制度、卫生保健制度、饮食卫生制度、特殊药品管理制度等。消除各种安全隐患，加强检查监督工作，认真落实安全防范措施，狠抓落实，减少薄弱环节。

（3）全面提高幼儿园工作人员的安全素养。

幼儿园应加强对幼儿活动时的看护监管，作为幼儿园教师，在幼儿活动时应做到以下几点：

· 做好活动前的准备工作，消除一切安全隐患。

· 随时观察幼儿的活动和反应。

· “眼观六路、耳听八方”，“放手不放眼”。

· 发现问题快速妥善地处理。

幼儿园管理者应当定期开展安全教育活动，为幼儿教师量身打造安全培训计划和内容，可以邀请公安、消防、医护等专业人士开展专题讲座，也可以选取一些关于安全的典型事例的视频让教师们集体观看并讨论，还可以创建专门的安全教育宣传栏目普及安全知识。综合利用各种手段，使幼儿教师懂得安全的重要性，提高其安全责任感，提高防范事故的能力。

本章小结

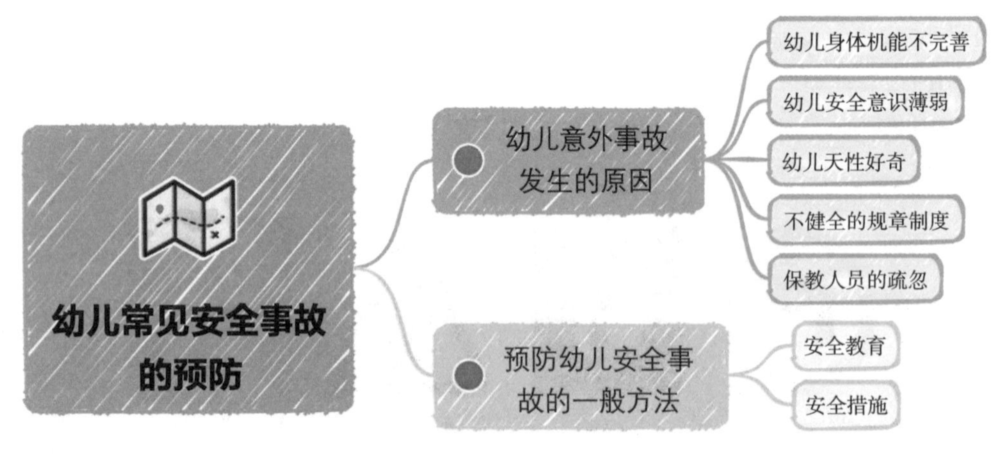

重点：预防安全事故的一般方法

（1）进行安全知识和技能教育。

（2）学习自救知识和求救方法。

（3）严格执行有关安全管理的法律法规及制度。

课后习题 5-3

一、判断题

1. 对幼儿进行安全教育时，应通过游戏的方式，随时随机地教育。（　　）

2. 幼儿园应委派专人定期和不定期地检查幼儿园房舍、场地、水电设备、各种器械、用具用品是否出现损坏，若发现问题，应及时维修。（　　）

3. 为了防止幼儿受到意外伤害，幼儿园应多开展安静的活动，减少户外活动和游戏活动时间。（　　）

4. 对于幼儿的安全教育，强调正面教育和引导，尽量使用禁止式的手法。（　　）

5. 在室外遇到雷电天气，应教授幼儿及时到大树下进行躲避。（　　）

6. 幼儿园的各个班级中幼儿的药品应放在他们拿不到的地方，可以根据幼儿的实际情况进行喂药。（　　）

7. 幼儿园发生意外事故，多是人为因素造成的。幼儿园要杜绝、减少幼儿的意外事故，并应以预防为主。（　　）

8. 为了避免幼儿将小的玩具塞进口、耳、鼻中造成意外，玩具宜大不宜小。（　　）

9. 门卫管理制度是安全岗位责任制度的一部分。（　　）

10. 对于幼儿的意外伤害，应该将教育的重点放在“预防和急救”上。（　　）

二、选择题

1.《幼儿园教育指导纲要（试行）》指出，幼儿园必须把放在工作的首位（　　）。

A. 发展幼儿的智力

B. 保护幼儿的生命和促进幼儿的健康

C. 发展幼儿的社会性

D. 激发幼儿的好奇心与求知欲

2. 幼儿缺乏安全意识的具体表现是（　　）。

①缺乏生活经验

②缺乏对外界事物的认识和判断

③缺乏科学文化知识

④缺乏安全防范意识

A. ①②③　　B. ①②④　　C. ①③④　　D. ②③④

3. 成人的疏忽易导致幼儿安全事故的发生，下列不属于此类情况的是（　　）。

A. 安全意识不强　　B. 安全措施落实不到位

C. 疏于照顾　　D. “放手不放眼”

4. 幼儿园要确保各项设施的建设和设备的采购均符合幼儿的安全要求。下列不符合安全要求的是（　　）。

A. 幼儿园教具、玩具和文具的制作材料应无毒

B. 幼儿园必须设有医务室、隔离观察室、消毒室等用房

C. 幼儿园桌椅等家具应做成圆边圆角

D. 幼儿园的选址要避开空气污染 、噪声污染的区域，出入口宜设在交通主干道处，便于家长接送幼儿

5. 幼儿园要全面提高工作人员的安全素养，下列做法错误的是（　　）。

A. 加强幼儿园工作人员责任心的教育

B. 提高工作人员安全责任意识

C. 养成急救为主的习惯，把工作重点放在事故发生后的处理上

D. 保证安全管理规章制度的执行力

三、案例分析

在游戏活动结束之后，几个幼儿在走廊追着跑，龙龙摔倒碰到栏杆上，额头碰了很深的一道口子，张老师问清情况后赶紧把受伤的龙龙送到医院包扎，放学后还到龙龙家中，给家长说清事情来由，并诚恳地道了歉。

请问：张老师的做法对吗？为什么？在幼儿园容易发生的安全问题有哪些？

模块六　幼儿的心理健康

学习目标： 理解幼儿心理健康的标志，了解幼儿心理的保健及影响因素

掌握幼儿常见心理问题的表现及矫治方法

理解幼儿心理健康发育对幼儿发展的重要性

思维导图

模块六　幼儿的心理健康
- 单元一 幼儿心理健康概述
- 单元二 幼儿常见心理问题和心理疾病的表现及矫治

健康是指一个人在身体、精神和社会等方面都处于良好的状态。世界卫生组织提出“健康不仅是躯体没有疾病，还要具备心理健康、社会适应良好和有道德”。因此，对于婴幼儿来说健康是第一位的，既要有健康的身体，又要有健康的心理。重视幼儿心理健康，普及相关知识、使之有良好的成长，已经成为幼儿园卫生保健工作的重要内容。

单元一　幼儿心理健康概述

导学视频

【案例导入】

朵朵是个性情孤僻、不大合群的小女孩。入园时，对妈妈尤其依恋，哭了将近两个月。进入中班后，每天早上来还是哭。上课时，提到有关妈妈的事，她就哇哇大哭，每天都在喊："我要妈妈！我要妈妈。"与小朋友相处时，她有点霸道，稍不如意，便说："我叫我妈妈来！"

朵朵为什么会有这样的表现呢？这种现象属于幼儿哪方面的问题？我们该如何针对幼儿的心理问题进行保育？

一、幼儿心理健康的标志

《3～6岁儿童学习与发展指南》中指出，幼儿阶段是儿童身体发育和机能发展极为迅速的时期，也是形成安全感和乐观态度的重要阶段。发育良好的身体、愉快的情绪、强健的体质、协调的动作、良好的生活习惯和基本生活能力是幼儿身心健康的重要标志，也是其他领域学习与发展的基础。幼儿心理健康的标志主要有以下五个方面：

（一）智力发展水平正常

幼儿心理健康最基本的条件是智力发展正常。智力正常的幼儿的认知思维能力、观察力以及注意力、记忆力、想象力等方面有正常的发展，不落后于同龄的儿童。

（二）儿童的性格特征良好

心理健康的幼儿在性格方面没有不良的表现，平时比较主动自信，性格比较温和；能够展现一定的意志坚强。

（三）和谐的人际关系

心理健康的幼儿乐于与同伴交往，行为举止友好，不随便打人骂人，在集体环境中能愉快地生活，在成人的指导下，能够为集体做些力所能及的事情。

（四）有较强的求知欲

心理健康的幼儿喜欢提问题并积极寻求解答；生活中对力所能及的事，乐于自己做，不过分依赖别人的帮助，能比较认真地完成别人委托的事。

（五）情绪稳定愉快

平时多处于良好的情绪状态，有恰当的情绪反应，比如遇到开心的事情会开心大笑，遇到负面的事情或刺激性的事情则会焦虑、恐惧、容易哭泣等，基本上能听从成人的合理嘱咐，不经常无理取闹，不无故摔打玩具与其他事物。

知识拓展：

智力商数系个人智力测验成绩和同年龄被试成绩相比的指数，是衡量个人智力高低的标准。是美国斯坦福大学心理学家特曼教授提出的，主要反映人的认知、思维、语言、观察、计算、律动等方面的能力（图 6–1）。

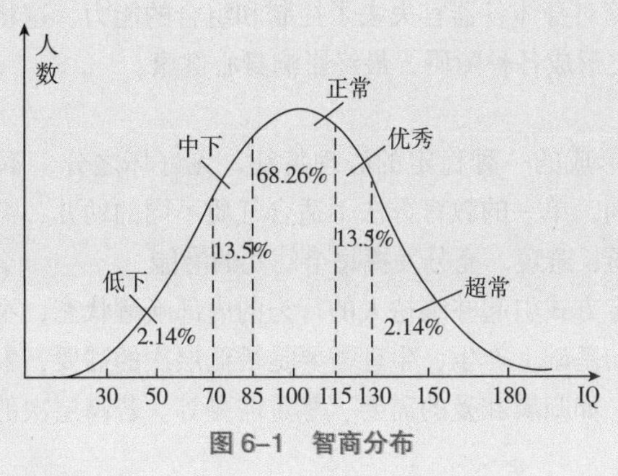

图 6–1 智商分布

二、幼儿心理保健的要点

（一）为幼儿提供良好的生活环境和教育环境

幼儿的家庭、幼儿园和整个社会，都应该为幼儿的健康发展提供良好的生活环境和教育环境，使幼儿的基本权益得到保障，减少并消除有损于幼儿身心正常发育的各种因素，从而使幼儿能受到良好的保护并得到充分的发展。

（二）帮助幼儿形成积极的自我概念

（1）摆正幼儿在家庭中的位置。要让幼儿明白自己在家庭中担当的“角色”，幼儿不是家中的“小霸王”。

（2）营造良好的家庭氛围。让幼儿在家庭中能放松情绪，感受家庭的温暖。

（3）正确对待幼儿的过失和错误。成人要注意循循善诱，说清道理，不能一味斥责，甚至打骂。

（4）增加社交的机会。让幼儿多与同龄伙伴交往，增强幼儿对社会和自然的了解。

（三）培养正确的性别角色

正确对待幼儿的性问题，当幼儿提出有关性的问题时，不要回避或斥责，可借用绘本引导幼儿了解相关知识；培养幼儿性别角色意识，3 岁左右，幼儿就应该知道自己的性别；培养幼儿自我保护意识，防止性侵害，要告诉幼儿，隐私部位不允许别人触碰。

（四）帮助婴幼儿做好从家庭到幼儿园的过渡

通常，进入小学是幼儿人生中一个重要的转折点，入学前的刚进入幼儿园的婴幼儿在从家庭到幼儿园这一过程中会出现“分离焦虑”现象。为了能让幼儿顺利地适应小学的生活与学习，成人要帮助幼儿提前了解小学的生活及环境，培养幼儿的独立性、自主性以及任务意识、规则意识，培养幼儿的学习兴趣和良好的学习习惯，激发幼儿入学的愿望，并在生活作息的安排上逐渐与小学衔接等。

三、幼儿心理健康

（一）影响幼儿心理健康的因素

1. 生理因素

（1）先天遗传因素。在人类进化发展的历史过程当中，共有的遗传素质是使儿童能够形成人类心理的前提条件。因此，遗传因素在儿童成长过程中的作用是客观存在的，更是不能被忽略的，它为儿童的心理发展提供了天然的物质前提和绝对可能性。

（2）后天脑损伤。幼儿在生长过程中，可能会因为外伤、部分传染疾病造成脑损伤，进而影响幼儿智力，诱发一系列行为问题。

（3）感觉统合失调。外部的感觉刺激信号无法在儿童的大脑神经系统进行有效组合，而使机体不能和谐运作，意味着儿童的大脑对身体各器官失去了控制和组合的能力，这将会在不同程度上削弱人的认知能力与适应能力，久而久之形成各种障碍，最终影响身心健康。

2. 心理因素

（1）气质。气质是先天形成的一种稳定的心理特征，无好坏之分，不同气质的幼儿，其性格、情绪、行为方式表达都有所不同，单一的教育方法不适合气质不同的幼儿，需要教师因材施教，结合幼儿自身特点采取灵活的方法；扬长避短，充分发挥每个幼儿的潜能。

（2）动机。动机指以一定方式引起并维持人的行为的内部唤醒状态，主要表现为追求某种目标的主观愿望或意向，动机在需要的基础上产生，生理需要是最低层次的需要，家长在满足幼儿低层次需要时容易忽略幼儿的高层次需要，如归属和爱的需要、尊重需要等。若高层次的需要长时间得不到满足，容易产生不良情绪。

知识拓展：

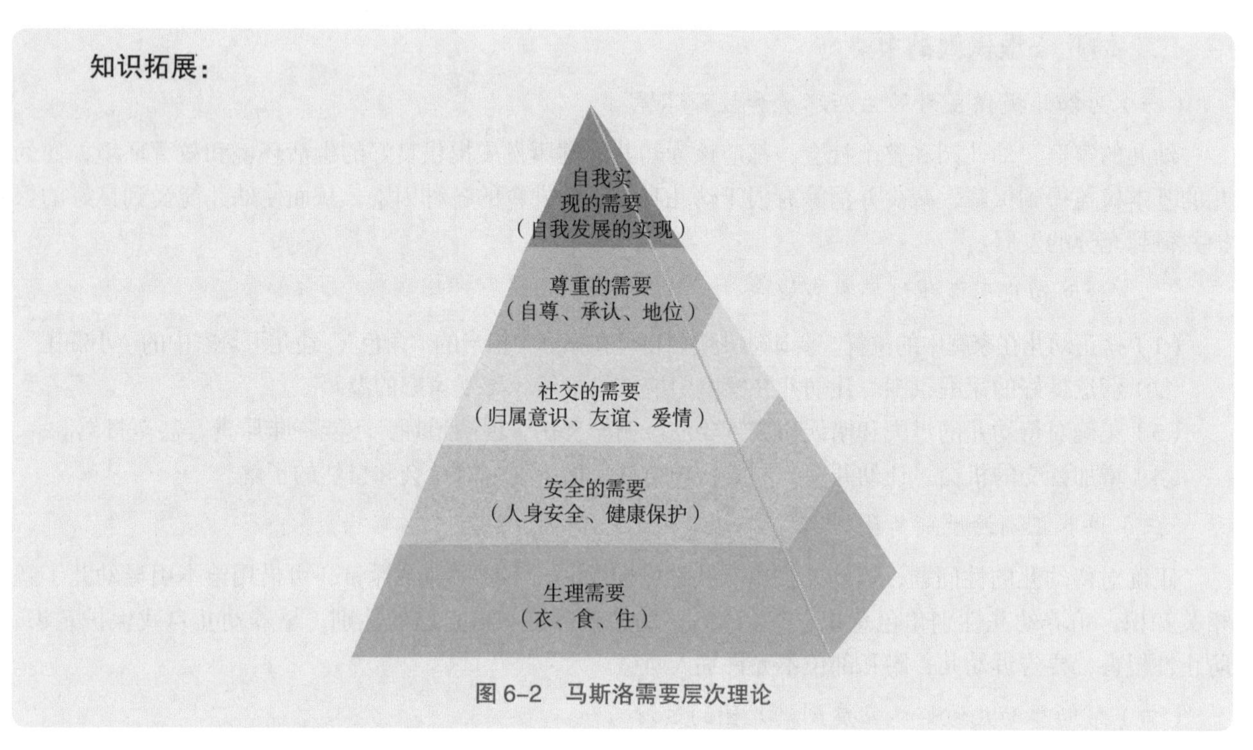

图 6–2　马斯洛需要层次理论

（3）情绪。不良的情绪会阻碍幼儿与他人正常交往，而长期不良的人际关系导致的紧张、压抑、会使幼儿产生攻击性行为及焦虑症等问题。

3. 社会因素

（1）家庭。家长是孩子的第一任老师，“推动摇篮的手就是推动世界的手”，家庭影响对孩子的心理起了非常重要的作用。家庭结构、家庭生活成员之间的关系、家长的教养方式和态度、家庭社会生活的内容和方式，将直接或间接影响幼儿心理的健康程度。

表 6–1　家长教养方式

教养方式	具体表现
溺爱型	对于幼儿包办过多，幼儿缺乏独立性。这类幼儿对成人既苛刻又依赖，往往会表现出冲动、自私、任性、无合作意识、责任心较差、做事情容易半途而废等行为
严厉型	采用这种方式的父母在子女的教育中表现得过于支配，儿童的一切都是由父母来控制的，在这种环境下长大的儿童容易形成消极、被动、依赖、服从、懦弱，甚至不诚实的人格特征

续表

教养方式	具体表现
放纵型	采用这种方式的父母对儿童过于溺爱，让儿童随心所欲，对儿童的教育有时达到失控的状态
民主型	父母与儿童处在一种平等和谐的家庭氛围中，父母尊重儿童，给儿童一定的自主权和积极正确的指导。父母的这种教育方式能够使儿童形成一些积极的人格品质

表 6-2　家长教育态度与幼儿性格的关系

教育态度	性格养成
民主	独立、大胆、机灵，善于交往，能独立分析与思考
严厉	顽固、冷酷无情、倔强，或缺乏自信、自尊
溺爱	任性、缺乏独立性、情绪不稳定、骄傲
分歧	警惕性高，两面讨好、易说谎、投机
支配性	顺从、依赖、缺乏独立性
过于保护	被动、依赖、沉默、缺乏社交能力

（2）幼儿园。幼儿园是儿童成长的第二大环境，是幼儿从出生以来最早参与集体生活与社会生活的公共场所，对幼儿的社会适应性行为的形成具有深远的影响作用。幼儿教师更是幼儿生活中除父母亲人之外接触最多的成人，幼儿对教师具有很强的依赖性。如果教师的言行举止有意或无意地伤害了幼儿的自尊心，这就会对幼儿的心理安全造成很大的创伤。

（3）社会。不同文化背景及主流的社会价值观、教育观都会影响幼儿心理健康的发展。不良的社会舆论导向、道德观念、文化冲击等，都会对幼儿产生潜移默化的精神污染，影响其心理健康。

（二）促进幼儿心理健康的措施

1. 提高幼儿教育工作者的心理健康知识和心理健康素养

为了孩子的健康，教育工作者要加强幼儿心理健康教育的理论学习，将相关的知识活学活用，把所学的内容运用到教育教学工作当中去，心理知识匮乏的幼儿教育工作者是很难做好幼儿心理健康工作的。

2. 营造宽松愉快的幼儿园氛围

这种氛围包括幼儿园的物质环境和心理环境。物质环境是指幼儿园的园所建设及硬件设施，幼儿园相关活动都符合幼儿生长的特定年龄段的身心健康发展；心理环境是指教师与幼儿之间以及教师与教师之间的态度及情感情绪的交流状态，如和谐温馨的师生关系、交流合作的伙伴关系。如果具有一个积极阳光、团结和谐、相互尊重、相互关心且富有同情心的风气和氛围，幼儿的心理就能得到健康的发展。

3. 根植家庭

家长是幼儿的第一任老师，家长的教养态度、家长本身的文化素养、家庭氛围都会对幼儿的身心健康产生直接影响，根植家庭是保证幼儿心理健康的重要措施。家长应多方面了解幼儿心理健康的相关知识，从根源上保证幼儿心理健康教育。

本章小结

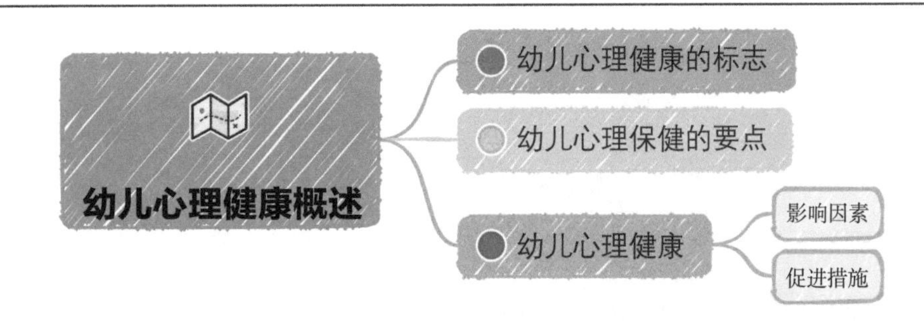

重点：影响幼儿心理健康因素

（1）生理因素：遗传、后天脑损伤、感觉统合失调

（2）心理因素：气质、动机、情绪

（3）社会因素：家庭、幼儿园、社会

课后习题 6-1

一、判断题

1. 某幼儿很少生病，他很健康。（　）
2. 只要幼儿有与心理健康标志中的一些特征不符的，都视为心理不健康。（　）
3. 和谐的人际关系是心理健康不可或缺的条件，也是获得心理健康的重要途径。（　）
4. 动机是在需要的基础上产生的，而人的生理需要是最基本、最低层次的需要。（　）
5. 感觉统合失调的幼儿动作灵活、失调，很难安静。（　）
6. 良好的生活习惯有利于幼儿情绪饱满、情绪稳定。（　）
7. 放纵型的父母对儿童过于溺爱，让儿童随心所欲，对儿童的教育有时达到失控的状态。（　）
8. 如果幼儿心理出现长期停滞不前，甚至不进反退的现象，那很可能就不正常。（　）
9. 智力正常或超常是心理健康唯一的标准。（　）
10. 当幼儿暴怒发作时，成人需要冷处理，让其冷静下来再讲道理。（　）

二、选择题

1.（　）是人正常生活的最基本的心理条件，是心理健康的首要条件。

A. 身体健康　　B. 情绪稳定

C. 自我意识良好　　D. 智力正常

2. 幼儿心理健康的标志有（　）。

①智力发展正常　②情绪稳定愉快　③和谐的人际关系　④适当的求知欲　⑤健全的个性特征

A. ①②③④　　B. ②③④⑤

C. ①③④⑤　　D. ①②③④⑤

3.（　）父母与儿童处在一种平等和谐的家庭氛围中，给儿童一定的自主权和积极正确的指导。

A. 溺爱型　　B. 专制型　　C. 民主型　　D. 放纵型

4.（　）是幼儿第一次较正规地步入的集体生活环境。

A. 社区　　B. 托幼机构　　C. 家庭　　D. 小学

三、案例分析

强强的父母常年在外务工，一年在家的时间屈指可数，都是由爷爷奶奶照顾强强。作为弥补，他们对强强有求必应，每次回家看望强强，强强想要什么都会满足他。

请问：

（1）强强父母的做法合理吗？

（2）从家庭角度维护幼儿心理健康应该怎么做？

单元二　幼儿常见心理问题和心理疾病的表现及矫治

导学视频

【案例导入】

思思是个非常可爱的小女孩，父母十分喜爱她，对她的要求基本上是有求必应。如果稍微不合她的心意，思思就会撒泼打滚，大哭大闹，这令她的父母十分头疼。

请问，思思为什么会这样呢？有什么办法纠正吗？

一、应对幼儿心理健康问题的通用策略

1. 强化策略

强化理论是美国心理学家和行为科学家斯金纳提出的，他认为，人的行为大部分是操作性行为，任何习得行为，都与及时强化有关。因此，可以通过强化来塑造或改造儿童的行为。如，幼儿在课堂上表现正确，教师给予鼓励和表扬，会起到强化的作用。如果一个儿童出现了不良行为，如愤怒发作或无理取闹，成人可以暂时不予以理睬，采取“冷处理”，排除对他的注意。

2. 独处策略

独处策略也属于一种“冷处理”，这种策略适用于年龄稍大的幼儿。当幼儿出现不良心理行为时，成人可适当让幼儿独处，反思自己的言行，独处时要注意保证幼儿所处的环境安全。

3. 转移注意策略

有意识地将注意从当前对象转至其他对象，从而使情绪得到调节的一种先行关注策略。例如，当幼儿产生哭闹时，教师可以通过提供一些玩具或者材料把幼儿的注意力从一个活动转移到另一个活动上，减少其不良情绪的产生。

二、幼儿常见的心理问题及卫生保健

1. 情绪问题

（1）幼儿期恐惧。幼儿期恐惧是幼儿对日常生活中的客观事物和情景产生过分的恐惧和焦虑的情绪。在孩子的生长过程中，短暂的害怕情绪是正常的，比如孩子会怕黑、怕某个动物、怕打雷等。

· 表现

对某种物体、特定场景、人产生异常强烈的恐惧反应，同时伴有回避行为和焦虑反应。

· 原因

幼儿期恐惧的产生是基于日常的经验和学习，如成人、父母的威胁和吓唬，或者现实生活中一些恐怖的场景、影视作品，幼儿无法真实、准确地分辨，都会使幼儿产生恐惧。

· 矫正

成人对儿童的恐惧心理不要大惊小怪，要给予耐心的解释，给予安慰和鼓励，帮助孩子学会怎样应付害怕的对象，帮助孩子消除恐惧。联合使用认知疗法和行为疗法能帮助幼儿有效应对恐惧情境和情绪，常见的行为疗法包括系统脱敏法。

知识拓展：

系统脱敏法是行为疗法的一种，患者面前出现焦虑和恐惧刺激的同时，施加与焦虑和恐惧相对立的刺激，从而使患者逐渐消除焦虑与恐惧，不再对有害的刺激敏感而产生病理性反应。该法可以用来治疗恐怖症，也适应于其他以焦虑为主导的行为障碍，如口吃和强迫症等。

（2）幼儿焦虑症。幼儿焦虑症是一种以恐惧不安为主的情绪体验，同时伴有躯体症状表现出来，如呼吸急促、胸闷、睡眠不宁、心悸、食欲减退、无指向性的恐惧等。幼儿常见的焦虑症类型有分离型焦虑、过渡型焦虑、期待型焦虑。

· 表现

主要表现焦虑情绪、紧张性行为和自主神经功能紊乱三方面的症状，部分患儿可并发恐惧症和臆想症。

· 原因

幼儿焦虑一般由先天或后天环境造成。先天因素为神经系统发育问题，对外界细微的变化过于敏感；后天因素为周围环境或父母教养方法造成，例如父母要求过于严苛使幼儿长期处于紧张状态；父母分开时，会有明显的焦虑。

· 矫正

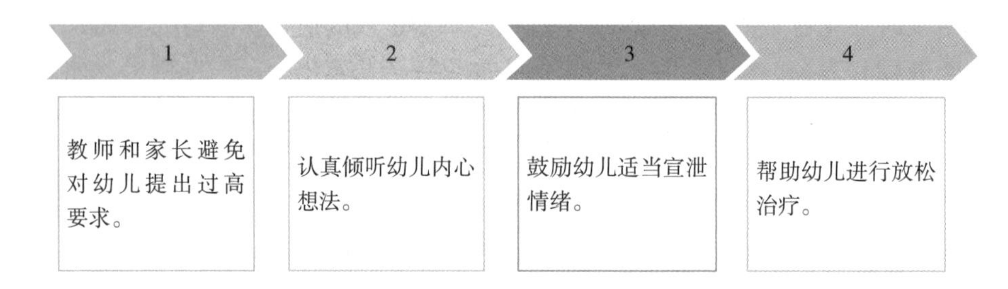

（3）选择性缄默症。幼儿在没有言语器官损伤或病变的情况下，由于心理因素而引起的在言语交往上选择性地保持缄默不语的状态。

· 表现

缄默不语，也不回答问题，但有时可以通过点头或手势与成人交流。

· 原因

多数是因为心理因素引起，受惊、恐惧、生气或怕被人嘲笑等精神因素引起的防卫性反应，常见于敏感、胆小、内向、羞怯、体弱的幼儿，女孩多于男孩。

· 矫正

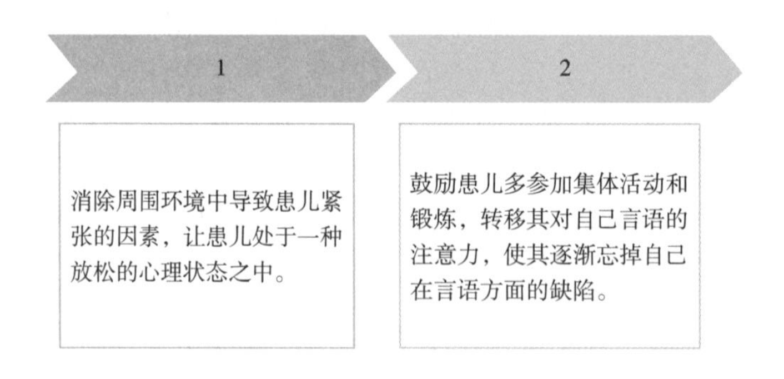

2. 品行问题

（1）攻击性行为。攻击性行为指任何有目的地伤害他人身体、情感，或者是故意导致他人财物损坏的行为。幼儿攻击性行为指当幼儿的需求得不到满足，或者权利受到损害时，幼儿出现的身体上的进攻、语言上的攻击等侵犯性行为。

攻击性行为一般分为无意性攻击、工具性攻击、敌意性攻击。无意性攻击一般发生在儿童游戏过程中，他们会无意地伤害到别人；敌意性攻击是有意伤害他人的行为，其目的是打击、伤害他人；工具性攻击是为了达到一定的非攻击目的（如获得某一物品）而伤害他人的行为。随着儿童年龄的增长，工具性攻击明显减少，而敌意性攻击明显增加。

· 表现

幼儿身体和语言上的攻击性行为有打人、咬人、骂人、发脾气、扔东西等。

· 原因

幼儿攻击性与遗传因素有关，同时还与人体内分泌腺和雄性激素分泌过度有关；家庭教养方式同样对幼儿的攻击性行为有影响，父母过于放任孩子的教育，很容易培养出高攻击性行为的幼儿。

· 矫正

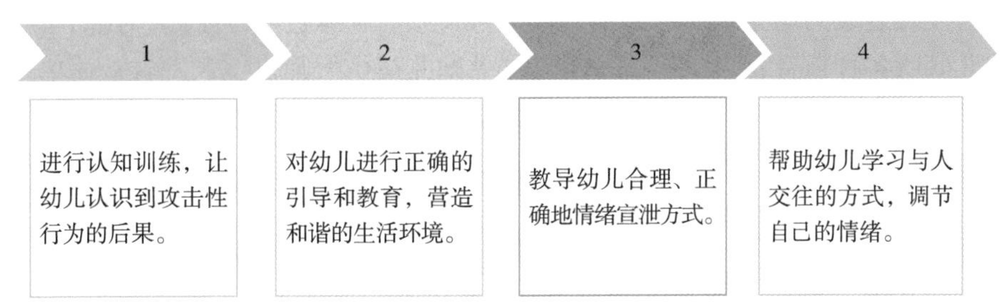

（2）说谎。

· 表现

说谎指幼儿说不符合事实的假话。幼儿说谎包括无意说谎和有意说谎。

· 原因

幼儿说谎一般分为无意说谎和有意说谎。无意说谎：幼儿有时会把想象、愿望与现实混淆，把希望发生的事情说成已经发生的情况，这与幼儿的理解能力有关。有意说谎：幼儿可能会为了取悦成人，满足虚荣心或害怕惩罚等原因而说谎。

· 矫正

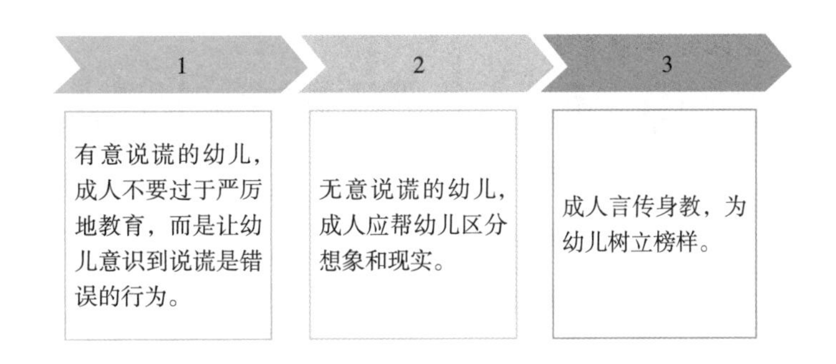

3. 学习问题

（1）口吃。口吃并非生理上的缺陷或发音器官的疾病，而是与心理状态有着密切关系的言语障碍。

· 表现

发音障碍，如在某个字、词上表现出停顿、重复、拖音等现象，说话不流畅，同时伴随动作，出现摇头、跺脚、歪嘴等动作。

· 原因

心理紧张是引起口吃的重要因素。如突然的精神刺激、环境的改变、精神过度紧张等，这些都可导致幼儿发生口吃现象；当幼儿发音不准、说话不流利的时候，成人过分指责给幼儿造成心理压力，从而导致口吃。

· 矫正

要消除环境中导致幼儿心理紧张的不良因素；正确对待幼儿说话时不流畅的现象；成人和幼儿说话时要正确示范，要教给幼儿正确的说话方法。

（2）语言发育迟缓

表现：幼儿口头语言的发育明显落后于同龄幼儿的正常发育水平。如 2 岁时仍未说任何字语；2 岁后大部分语音仍含糊不清，难以理解，发音能力较正常发育时间晚 1 年以上；3 岁不会说简单句子，大多使用韵母发音，很少使用声母发音；5 岁时，句子结构仍明显错误；5 岁后，仍不能流利地说话，有不正确的节律、速度和语调。这是最常见的一种语言障碍形式。

原因：由生物、心理、社会多种因素引起。主要病因有：精神发育迟滞、脑性瘫痪、听力障碍、婴儿孤独症、心理及社会不良环境影响、缺少言语刺激以及存在特殊性的语言障碍等。

矫正：对语言发育迟缓的幼儿要强调早期训练，家长参与训练过程，家庭和托幼园所同步训练效果更好。可先让幼儿倾听各种声音，并告之名称；再要求幼儿模仿教师口型，发音从简单到复杂；然后让幼儿听语音指物，再指物说名称；接着学习简单的口语对话；最后念儿歌。这样做遵循了正常语言的发展历程，并由易到难，要长期坚持。

4. 行为问题

（1）梦魇与夜惊。梦魇与夜惊是一种主要由精神紧张引起的睡眠障碍。常见于 4 ~ 7 岁幼儿，男孩多于女孩。通常于青春期开始后消失。

· 表现

梦魇常在夜间睡眠的后期发生，临床表现为做噩梦；夜惊是一种意识蒙胧状态。幼儿入睡一段时间后，突然坐起、哭喊、瞪眼直视或双眼紧闭、惊恐状，对周围事物无反应，很难唤醒，次日一般对发作经过不能回忆。

· 原因

受惊和紧张不安是主要的精神因素。鼻咽部疾病导致睡眠时呼吸不畅，以及肠道寄生虫病也是导致夜惊的常见原因。

· 矫正

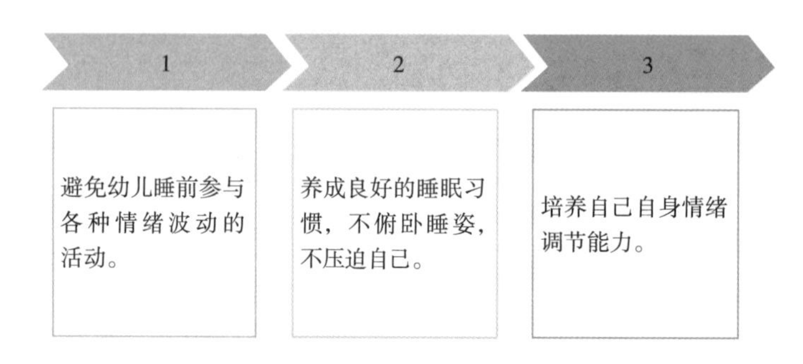

（3）幼儿多动症。注意缺陷障碍又称儿童多动综合征，简称多动症。是以多动为主要特征的幼儿常见行为障碍。

· 表现

特发于儿童学前时期，活动量多是明显症状。注意缺陷障碍是多动、注意力不集中、参与事件能力差，伴认知障碍和学习困难，智力基本正常等表现的一组综合征。

· 原因

幼儿多动症是多方面的因素造成的，如遗传因素、不良的社会、家庭和学校环境发育延迟、不恰当的教育方法都可能是原因。

· 矫正

1 制定家庭规则，引导幼儿逐步形成良好的行为习惯；当幼儿出现良好的行为习惯时，给予适当强化。

2 （1）教授幼儿识别判断自己的行为是否正确，会导致什么样的后果。（2）在日常生活中对幼儿进行鼓励、表扬。

5. 不良习惯

由于不适当的环境或不良的教育，部分幼儿会产生多种不良习惯。这些不良习惯是一些比较固定的、完全自动化动作的倾向，若不及时纠正，会成为幼儿心理发展的障碍。

（1）习惯性口腔动作。

· 表现

幼儿常见的口腔动作有吮咬手指、咬指甲、衣物等。

· 原因

吮咬手指或咬指甲是幼儿时期较常有的一种不良行为习惯，主要是由幼儿的需要长时间得不到满足、缺乏同伴关系交往、环境的改变、模仿等原因造成的。饥饿、紧张等不良情境也容易导致幼儿有口腔动作。

· 矫正

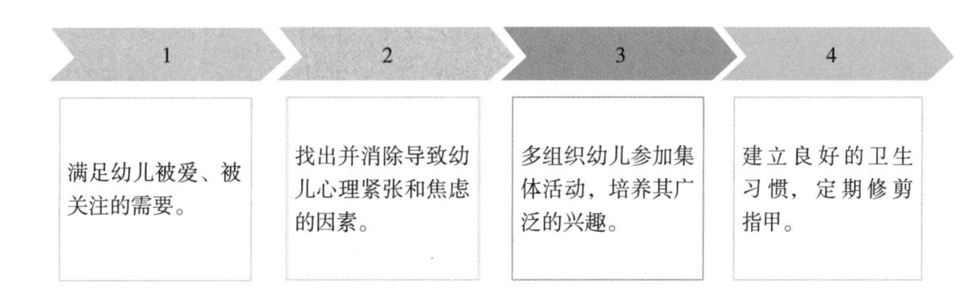

（2）习惯性阴部摩擦。

· 表现

幼儿用手或被子、枕头、衣物等玩弄或摩擦外生殖器。

· 原因

偶然机会地摩擦获得快感而形成习惯；生殖器局部不洁或患有疾病，如湿疹、蛲虫、包茎等引起阴部瘙痒，促使幼儿摩擦止痒，以致形成习惯。

· 矫正

当发现幼儿有这种习惯后，不要简单地用惩罚、责骂、嘲笑等手段来处理，而应该适时地转移幼儿的注意力，同时加以诱导。不要穿过于紧身的衣服，尤其是内裤不要太紧。平时注意幼儿外生殖器的清洁卫生，并检查局部有无疾病，并及时治疗。

三、幼儿其他心理问题及卫生保健

1. 孤独症

孤独症是广泛性发育障碍中最常见、最具有代表性的疾病。

表现：表现为三大类核心症状，即：社会交往障碍、交流障碍、兴趣狭窄和刻板重复的行为方式，多数患儿还会伴有不同程度的精神发育迟滞。社会交往障碍如回避目光接触、呼之不理、我行我素；交流障碍如不会用点头、摇头表示自己的意愿，患儿说话常常较晚，言语形式及内容异常，语调平淡；兴趣狭窄和刻板重复的行为方式如倾向于使用僵化刻板、墨守成规的方式应付日常生活。

原因：主要以遗传为主，遗传因素和环境因素相互作用而导致。

治疗：

①教育治疗，主要目标是要教会他们一些有用的社会技能，比如说生活处理能力，与人交往的方式和技巧，与周围环境协调的能力等。

②行为治疗，对患儿不良行为要进行矫正，一般采用在高度结构化的环境中，由专门学习和培训的专业人员对其进行特殊的行为矫正。

③药物治疗，目前药物治疗还无法改变孤独症的病程，只能是在一定的程度上控制其过激的反应，使用的药物主要有抗精神病药物的中枢神经兴奋剂、抑郁制剂、维生素等。

2. 智力落后

又称精神发育迟缓，智力测验所测查出来的智商低于 70（正常儿童在 100 左右）为智力落后。根据智商，可以将智力落后分为四个等级：轻度、中度、重度和极重度。

表现：

①轻度。早年发育较正常儿童落后。语言发育迟缓，但仍有一定的表达能力。经过耐心帮助可达小学毕业水平。有一定社交能力。生活基本能自理。成年后具有低水平的职业能力，缺乏主见，对环境变化的适应能力差。

②中度。自幼语言及运动功能发育都较正常儿童缓慢。学习能力低下，生活自理能力差。经过耐心训练可以从事简单的劳动。

③重度。可因脑部损害同时有脑瘫、痫厥等症状，出生不久即被发现其精神及运动发育明显落后。年长后，仅能说很简单的语句。不能接受学校教育。生活不能自理。很难学会简单技能。无社会适应能力。

④极重度。完全没有语言能力。不认识亲人。仅有原始的情绪反应，如以哭闹、尖叫表示要吃东西或不高兴。时有攻击性或破坏性行为。不知躲避危险。全部生活需别人照料。

原因：先天愚型在智力落后中占有重要位置，它的发病率高，主要由遗传因素引起。孕妇服用有害于胚胎或胎儿的药物；不适当地运用射线做检查、治疗；产妇健康状况不佳；难产致胎儿宫内窒息缺氧；早产；产后脑外伤以及疾病、儿童早期经验等因素均可造成智力落后。

矫治：对发育偏离或可能偏离正常的 5 ~ 6 岁以前的儿童采取教育、训练措施，通过早期干预，可望使这部分儿童的智力有所提高，并获得一定的生活能力和技巧。到了入学年龄，可以和正常儿童安置在一起接受教育，也可上培智学校，接受特殊教育，以使患儿尽早适应社会。家长也应在专业人员的指导下对患儿进行各种训练。

本章小结

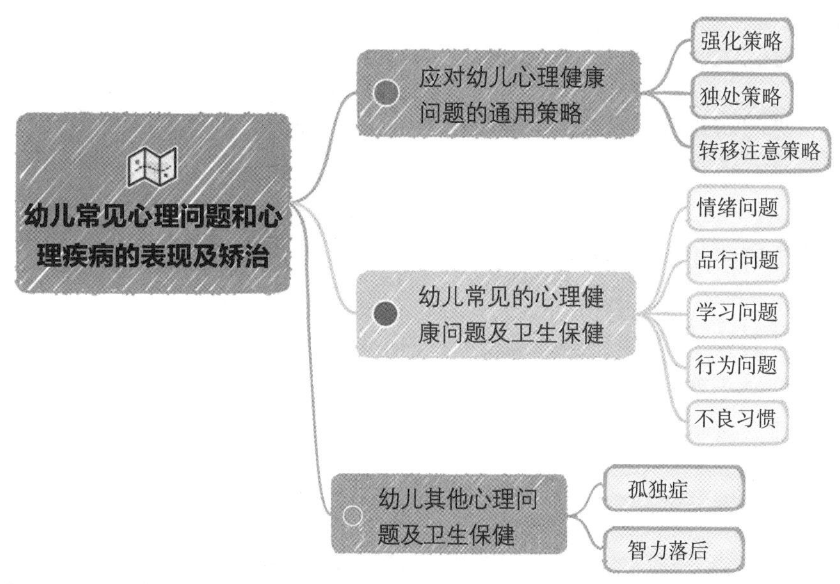

重点 1：多动幼儿和多动症幼儿区别

	多动幼儿	多动症幼儿
注意力方面	做喜欢的事情时，能专心致志，并且不喜欢别人的干涉和影响	很少有兴趣爱好，注意集中难且注意持续时间短暂、指责、注意力缺损。经常显得不安宁，手足小动作多，容易因外界刺激而分心，难以从事安静的活动或游戏
目的性方面	在玩耍和做某事时有目的性、计划性，并有适当的安排	行动常常是冲动式的，做事不顾及后果，凭一时兴致行事，常与同伴发生打斗或纠纷，造成不良的后果；做事逻辑非常混乱无序，也不能有始有终地完成一件事情
自制力方面	在严肃陌生的地方有自我控制能力，会察言观色并收敛自己的行为	没有自制力，在别人讲话时喜欢插嘴或打断别人的谈话，不能耐心地排队等候，常被指责为“不识脸色”，情绪不稳定

重点 2：有意说谎和无意说谎的区别

类型	原因	矫治
无意说谎	想象与现实混淆；幼儿理解能力弱，难以理解抽象概念	帮助幼儿进行区分，分清想象与现实
有意说谎	取悦成人；满足虚荣心；避免惩罚	及时制止说谎行为，帮助幼儿形成正确的判断力

课后习题 6-2

一、判断题

1 无论多大的儿童，只要提出无理要求，就应该采用独处策略。（　　）

2. 幼儿出现心理健康方面的问题，可能出现行为上的巨大变化。（　　）

3. 老师对表现好的幼儿给予小红花作为奖动，这是一种强化策略。（　　）

4. 刚上幼儿园的小朋友普遍害怕幼儿园，这是幼儿期恐惧。（　　）

5. 选择性缄默症主要由生理原因引起。（　　）

6. 攻击性行为的目的主要是发泄情绪、缓解紧张或者维护自尊。（　　）

7. 大班幼儿的攻击性行为大多是工具性攻击，为了得到某一物品。（　　）

8. 幼儿说谎可能是为了满足虚荣心。（ ）

9. 多动症的幼儿常表现出注意力不集中、活动过多、情绪不稳定、学习反应快等现象。（ ）

10. 幼儿临睡前应该安排大量的活动，这样活动累了，睡眠就好了。（ ）

二、选择题

1. 夜惊是一种常见的幼儿行为问题，主要是由（ ）引起。

A. 心理因素　　B. 生理因素

C. 社会因素　　D. 环境因素

2. 下列属于注意障碍的儿童发展特点的是（ ）。

A. 表达能力较强　　B. 好动，很难安静

C. 掌握运动技能比较快　　D. 动作灵活

3. 下列属于常见的幼儿恐惧对象的是（ ）。

A. 妈妈　　B. 玩具　　C. 黑暗　　D. 幼儿园

4. 系统脱敏法是一种（ ）。

A. 认知技术　　B. 精神分析法

C. 认知疗法　　D. 行为疗法

5. 幼儿有时候会把幻想、愿望与现实混淆，这种说谎是（ ）。

A. 联想说谎　　B. 幻想说谎

C. 有意说谎　　D. 无意说谎

三、案例分析

5 岁的圆圆在幼儿园是个“小霸王”，经常为了抢玩具与小朋友发生冲突，有时甚至对小朋友拳打脚踢，不少小朋友都被圆圆打伤过，其他家长都让自己的孩子离圆圆远点，大家都躲着圆圆，圆圆很不受小朋友的欢迎，老师和家长都很头疼。

请问：幼儿攻击性行为产生的原因是什么？怎么帮助圆圆改正呢？

模块七　幼儿园的卫生保健制度

学习目标： 掌握各项活动的卫生保健要求

掌握各项卫生保健制度的要求

思维导图

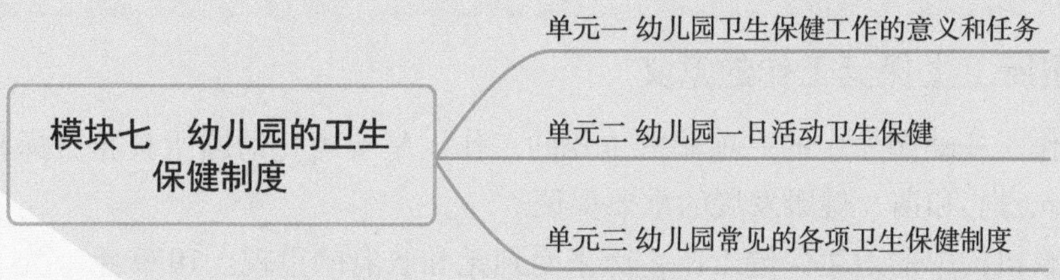

托幼园所的卫生保健制度包括：生活制度、健康检查制度、膳食制度、卫生与消毒制度、体格锻炼制度、预防疾病制度、伤害预防制度、健康教育制度、信息收集制度、卫生保健相关制度等。幼儿园的各项卫生保健制度是否健全是衡量幼儿园保健工作好坏的重要依据，也是防止和控制各种传染病在幼儿园中发生和流行、保证幼儿健康成长的必要条件。

本模块在阐述幼儿园各项卫生保健制度的基础上，重点介绍幼儿的生活制度。幼儿园保教工作人员应树立卫生保健意识，在工作中严格执行卫生保健制度。

单元一　幼儿园卫生保健工作的意义和任务

导学视频

【案例导入】

经常会看到这样的家长，总是把孩子抱在怀里，或让孩子坐在小推车里，以至于孩子甚至都两岁了，走路还不稳。也有的家长整天把孩子关在屋里，学琴、认字、背诗，从不让孩子出去和别的小朋友一起玩。还有的家长几乎让孩子在室外玩跑一天，孩子饿了才回家吃饭，到了该午睡的时间又跑出去玩。

家长的这些做法合理吗？孩子是否需要一个有规律的生活？孩子进入托幼园所后，教师和保育员应如何安排儿童的一日生活？

一、托幼园所卫生保健工作的意义

卫生保健工作是托幼园所中的一项非常重要的工作，是实现托幼园所教养目标和管理目标的重要条件，是促进婴幼儿身心和谐、健康发展的重要保证。

集体幼儿保教机构中的卫生保健工作，历来受到党和政府的重视。1979 年，为了加强集体幼儿保教机构的卫生保健工作，全国妇联、全国总工会、教育部、卫生部等联合召开了全国托幼工作会议。中共中央和国务院联合转发了这次会议的纪要，指出“加强对婴儿的保健和教育工作，培养体魄健壮、品德良好和智力发达的后一代，是关系到国家和民族前途的根本大计”。随后，国家卫生部妇幼卫生司制定了《三岁前小儿教养大纲（草案）》《城市托儿所工作条例（试行草案）》《托儿所、幼儿园卫生保健制度》等，对托幼机构开展早期教育及卫生保健工作提出了具体要求。

健康的身体是婴幼儿身心和谐发展的基础。因为婴幼儿正处在生长发育较快时期，身体的各器官、组织的发育及其功能尚不完善，免疫力较弱，易感染疾病，甚至影响其心理的健康成长，造成心理障碍的发生。因此，就特别需要加强集体幼儿保教机构的卫生保健工作，积极贯彻预防为主的方针，使集体生活的婴幼儿健康成长。

二、托幼园所卫生保健工作的任务

托幼园所卫生保健工作的根本任务是：在集居的条件下，教师、保育员、医务人员、保健人员等共同配合，保障和促进婴幼儿的身心健康成长，使幼儿的身体健康和心理健康两个方面和谐与协调，而且做到保育工作与教育工作相结合，实现保教统一。

保健工作的具体任务是：

（1）建立合理的托幼机构常规管理制度，加强婴幼儿生活护理及教养，促进幼儿的身心健康成长。

（2）加强饮食营养管理，根据不同年龄幼儿生长发育的需要，为幼儿提供合理的膳食，防止发生各种营养缺乏性疾病。

（3）建立健全健康检查制度，定期体检，并对幼儿进行生长发育监测，对发现的问题及时进行干预和矫治。

（4）贯彻“预防为主”的方针，做好预防接种、消毒隔离等工作，控制及降低传染病的发病率。

（5）开展体格锻炼，组织丰富多彩的健身活动，增强幼儿体质及抗病能力。

（6）开展安全教育，培养幼儿的安全意识，并采取相应的安全措施，防止意外事故的发生。

（7）创设良好的生活和娱乐环境，房舍、场地、设施、教学、活动、游戏等应符合卫生学和教育学的要求。

（8）逐渐培养幼儿良好的卫生习惯、健康的适应性行为及良好的道德品质，促进幼儿身心健康、和谐地发展。

三、保健医室的职责

为了保证托幼机构卫生保健工作的顺利开展和工作效果，保教机构要有专门的保健人员或保健医生，设置幼儿保健室，负责组织本机构的卫生保健工作。

（1）根据卫生部门的要求和托幼园所工作安排，制定园所卫生保健工作计划，健全卫生保健制度，并督促检查执行，发动和依靠全园人员做好卫生保健工作。

（2）按时完成或提醒家长按计划完成幼儿各项预防接种工作，定期做好幼儿体格检查，测量幼儿身高、体重及其发育状况，并对幼儿进行生长发育监测。

（3）督促保教人员搞好班级卫生保健工作，发动全体保教人员做好经常性的清洁消毒，搞好环境卫生，定期组织检查，做好记录和分析。

（4）组织、协调晨间检查，督促保教人员组织幼儿户外锻炼，并注重对幼儿的全天观察，发现问题及时处理并做好记录。

（5）定期与炊事人员共同研究幼儿伙食管理，根据幼儿身体生长发育的需要，协助制定每周食谱，保证为幼儿提供合理的营养。

（6）做好传染病的预防、监控和管理工作，如有发生及时上报，并及时采取有效措施，严格控制传染病的蔓延流行。

（7）建立完整的保健工作档案。

（8）采取多种形式，对园所内有人员及幼儿家长进行卫生保健科普宣传，提高大家对卫生保健工作重要性的认识。形成园所、家庭、社会的合力，共同做好幼儿卫生保健工作。

本章小结

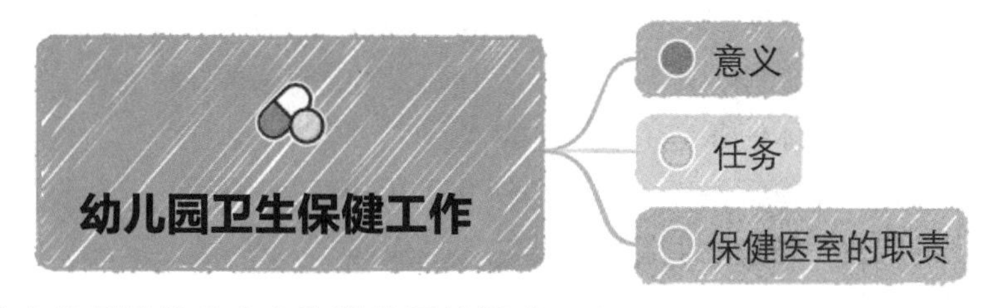

重点 1：健康的身体是婴幼儿身心和谐发展的基础

因为婴幼儿正处在生长发育较快时期，身体的各器官、组织的发育及其功能尚不完善，免疫力较弱，易感染疾病，甚至影响其心理的健康成长，造成心理障碍的发生。

重点 2：贯彻“预防为主”的方针

幼儿园应贯彻“预防为主”的方针，做好预防接种、消毒隔离等工作，控制及降低传染病的发病率。

课后习题 7-1

一、判断题

1. 保教工作应贯彻“治疗为主”的方针，做好预防接种、消毒隔离等工作，控制及降低传染病的发病率。（　　）

2. 健康的心理是婴幼儿身心和谐发展的基础。（　　）

3. 卫生保健工作是托幼园所中的一项非常重要的工作，是实现托幼园所教养目标和管理目标的重要条件，是促进婴幼儿身心和谐、健康发展的重要保证。（　　）

4. 因为婴幼儿正处在生长发育较快时期，身体的各器官、组织的发育及其功能尚不完善，免疫力较弱，易感染疾病，甚至影响其心理的健康成长，造成心理障碍的发生。（　　）

5. 保教机构不需要有专门的保健人员或保健医生，设置幼儿保健室，本班教师负责组织本机构的卫生保健工作。（　　）

6. 卫生保健工作是托幼园所中的一项非常重要的工作，是实现托幼园所教养目标和管理目标的重要条件，是促进婴幼儿身心和谐、健康发展的重要保证。（　　）

7. 集体幼儿保教机构中的卫生保健工作，只需要幼儿园自身重视。（　　）

8. 幼儿园应加强饮食营养管理，根据不同年龄幼儿生长发育的需要，为幼儿提供合理的膳食，防止发生各种营养缺乏性疾病。（　　）

9. 保健医室定期与老师共同研究幼儿伙食管理，根据幼儿身体生长发育的需要，协助制定每周食谱，保证为幼儿提供合理的营养。（　　）

10. 保健医室需要采取多种形式，对园所内有人员及幼儿家长进行卫生保健科普宣传，提高大家对卫生保健工作重要性的认识。形成园所、家庭、社会的合力，共同做好幼儿卫生保健工作。（　　）

二、选择题

1. 以下对托幼园所卫生保健工作的意义论述错误的一项是（　　）。

A. 婴幼儿正处在生长发育时期，各器官已经发育完善

B. 健康的身体是人的素质结构的要素，是婴幼儿身心和谐发展的基础

C. 卫生部妇幼卫生司制定了《三岁前小儿教养大纲（草案）》《城市托儿所工作条例（试行草案）》《托儿所、幼儿园卫生保健制度》等，对托幼机构开展早期教育及卫生保健工作提出了具体要求

D. 卫生保健工作是促进婴幼儿身心和谐发育的保证

2. 下列哪一个不是卫生部妇幼卫生司对托幼机构开展早期教育及卫生保健工作提出的具体要求（　　）。

A.《三岁前小儿教养大纲（草案）》　　B.《城市托儿所工作条例（试行草案）》

C.《托儿所、幼儿园卫生保健制度》　　D.《幼儿园工作规程》

3. 下列不属于保健工作的具体任务是（　　）。

A. 建立合理的托幼机构常规管理制度，加强婴幼儿生活护理及教养

B. 为幼儿提供合理的膳食，防止发生各种营养缺乏性疾病

C. 建立完整的保健工作档案

D. 做好预防接种、消毒隔离等工作

4. 下列不属于保健医室的职责的是（　　）。

A. 根据卫生部门的要求和托幼园所工作安排，制定园所卫生保健工作计划，健全卫生保健制度，并督促检查执行，发动和依靠全园人员做好卫生保健工作

B. 创设良好的生活和娱乐环境，房舍、场地、设施、教学、活动、游戏等应符合卫生学和教育学的要求

C. 督促保教人员搞好班级卫生保健工作，发动全体保教人员做好经常性的清洁消毒，搞好环境卫生，定期组织检查，做好记录和分析

D. 组织、协调晨间检查，督促保教人员组织幼儿户外锻炼，并注重对幼儿的全天观察，发现问题及时处理并做好记录

5. 保健医室应采取多种形式，对园所内有人员及幼儿家长进行卫生保健科普宣传，提高大家对卫生保健工作重要性的认识。形成（　　）的合力，共同做好幼儿卫生保健工作。

A. 园所、家庭、国家　　B. 园所、国家、社会

C. 园所、家庭、社会　　D. 国家、家庭、社会

三、案例分析

欢欢在活动课上总是没精打采，脸色也比以前苍白了。方老师在离园环节，跟欢欢妈妈反映了这个情况，并建议周末带欢欢去医院做健康检查。然而，欢欢妈妈却认为在家好好的，又没有生病，这可能只是对上幼儿园的抗拒反应。没过几天，欢欢在一次体育活动中晕倒了，送去医院检查，医生诊断欢欢患有贫血。

请问：

（1）欢欢妈妈的想法正确吗？为什么？

（2）幼儿健康检查包括哪些内容？

单元二　幼儿园一日活动卫生保健

导学视频

【案例导入】

幼儿园每天的午睡对于张老师来说成了一个难题，小朋友们一个个在床上翻来覆去，不是伸手，就是跷腿，偶尔还能听见一些小朋友伸头叫一下自己旁边的小伙伴，更聪明的是以想小便为理由，干脆到厕所去转一圈。这样一来，中午就再也没有几个小朋友能睡好觉。这怎么能行？休息不好会直接影响到他们的生长发育！于是张老师想出了一个妙计——请他们做梦！

首先张老师编了一个有趣的梦讲给他们听，在他们听得津津有味时，问道："你们想做梦吗？""想！"孩子们异口同声地回答。"那好，让我们一起闭上眼睛吧，这样梦精灵就会把最好的梦送给睡得最香的孩子！"老师的话音未落，孩子们就把自己眼睛紧紧地闭了起来。寝室里一片寂静，只能听到孩子呼吸的声音！他们睡得香极了！起床后孩子们争先恐后地给老师讲述着他们做的梦……

一、制定生活制度的意义

（一）合理的生活制度能促进幼儿的生长发育

制定合理的生活制度，将不同类型的活动穿插安排，使幼儿的脑力活动与体力活动交替进行，使大脑皮质各个功能区的工作和休息相应变换，从而预防过度疲劳、促进幼儿的生长发育。

（二）正确执行生活制度，能培养幼儿的良好习惯

幼儿园合理的生活制度，每天重复执行，这样时间就会成为一种信号，在幼儿大脑皮质形成一系列时间性的条件反射，使整个生理活动按一定规律进行，养成有规律的生活习惯，从而使幼儿吃饭时食欲旺盛，就寝时按时入睡，该醒时能够醒来，活动时精力充沛，游戏时活泼愉快。形成习惯后，幼儿大脑皮质能用最低的消耗，收到最佳的效果。幼儿年龄越小，越易形成良好的习惯。

（三）生活制度是保健人员做好工作的基本保证

组织好幼儿一日的生活，不但有利于幼儿的身体健康，促进幼儿的生长发育，帮助幼儿养成良好的行为习惯，而且能使保教人员有更多的时间组织幼儿进行各项活动，使幼儿更好地发展，所以生活制度是幼儿园完成幼儿全面发展教育任务的重要保证。

二、制定生活制度的原则

（一）根据幼儿的年龄和体质安排活动

幼儿园按不同年龄分班，不同年龄幼儿的进餐、睡眠、活动和游戏的时间不同。年龄越小，睡眠时间越长，学习时间越短。随着年龄的增长，睡眠时间逐渐减少，学习时间相对延长。总之，不同的班级应有不同的作息制度。

幼儿之间存在着较大的差异性，例如，有的幼儿精力十分旺盛、睡眠的需要较少；而有的幼儿由于体质较弱等原因，需要更多的睡眠时间；再如有的幼儿吃饭较慢，需要较长的时间等。对此，生活制度还应该兼顾幼儿的个别差异，适当地加以区别对待，以适应不同幼儿的特点，满足幼儿的不同需要。

（二）根据幼儿的生理活动特点安排活动

幼儿经过一夜睡眠，大脑的疲劳得到了恢复。因此早晨7～10时，幼儿的头脑清醒，是精力最旺盛的时间，此时学习、活动，接受教育效果最佳，所以幼儿园一般都安排在这段时间内上课。上午10～11时，幼儿神经系统的兴奋性逐渐降低，可以安排一些轻松愉快的游戏以消除其疲劳。午餐后，幼儿大脑皮质的兴奋已降至最低，所以需要午睡。午睡后，大脑皮质的兴奋程度又逐渐增高，但不如上午旺盛，因此下午一般不再安排教学活动，而是让幼儿做做体操、游戏等。晚上睡眠前，除洗脸、洗脚外，可安排一些安静的活动，不要让幼儿过度兴奋影响入睡。

（三）根据地区特点及季节变化做适当的调整

我国地域辽阔，具有较大的南北气候差异以及东西时间差异，各园应根据本地区的具体地理特征以及本园的实际情况，制定相应的生活制度。同时，在制定生活制度时，还应考虑到不同季节的特点，对生活制度中的部分环节进行适当的调整。例如，夏季昼长夜短，幼儿入园的时间可适当提前，寄宿制幼儿园早上起床的时间也可以适当提前，而晚上睡眠的时间适当推迟。为了保证幼儿每天有足够的睡眠时间，中午可适当延长幼儿的午睡时间。必要的话，幼儿园可根据当地的具体情况和需要，制定出不同季节的生活制度。

（四）根据家长的需要，安排幼儿入园和离园的时间

幼儿的年龄特点决定了幼儿入园以及离园都必须由家长亲自接送，因此，幼儿园在制定生活制度时，还应该考虑幼儿家长的实际情况和需要，尽量与家长上下班时间相衔接，更好地为家长服务。例如，儿童入园的时间，可以根据家长的需要适当地提前，而离园的时间也可以适当地推迟。

制定出合理的一日生活制度后，保教人员不仅要严格执行，还要明确分工、密切配合、坚持一贯性、一致性的原则，以保证幼儿在园内生活的规律性。但由于幼儿在园内的活动并不是一成不变的，有时会有一些特殊的活动介入，例如开幼儿运动会、组织幼儿外出进行远足活动、进行健康检查等。因此，幼儿一日生活的安排，既应该保证一定的稳定性和规律性，同时又应该具有相对的灵活性。

三、幼儿生活制度的内容及要求

（一）幼儿一学年生活制度的内容及要求

托幼园所要合理安排幼儿一学年的生活制度。幼儿园可根据家长工作的需要，适当调整寒暑假的时间，或让保教人员轮休。每学期开始，要让入园幼儿有一个逐步适应的过程，尤其对新入园的幼儿，生活制度上不必太严格，还要更加细心地照顾，以让幼儿逐步适应。保教人员要熟知幼儿的身心发展规律和需要，了解每个幼儿的家庭状况，便于和家长联系。幼儿园大班的生活制度应逐步靠近小学的要求，以便他们顺利度过幼儿园和小学的衔接期，较快适应小学的学习生活。

（二）幼儿一周生活制度的内容及要求

幼儿一周生活制度也要根据幼儿的身心特点来合理安排。幼儿周末在家休息两天，生活作息时间随父母习惯会有所变化，在幼儿园形成的良好生活习惯可能会遭到破坏，到每周一入园后就需要进行调整，因此幼儿园在周一和周五可安排较简单的教育活动、而在周二至周四可以安排一些有难度的教育活动。幼儿园还要让家长密切配合，使幼儿在家的作息时间尽量与幼儿园保持一致，周末不要给幼儿增加太多的学习负担，也不要让幼儿玩得太疲劳，以免影响幼儿入园时的生活。办有特长班的幼儿园，不能因为“创收”而影响了幼儿正常的生活秩序。

（三）幼儿一日生活制度的内容及要求

幼儿在幼儿园一日生活活动主要环节包括：晨检（午检、晚检）、进餐、睡眠、盥洗、教育活动、

入园和离园等。保教人员必须严格地执行生活作息制度，组织好各个环节，并对幼儿明确地提出具体的卫生要求，充分体现“一日生活即课程”的教育理念，培养幼儿各种能力，最终达到促进幼儿身心和谐发展。

四、晨检

为了及时发现疾病，在幼儿早晨起床或入园时、中午起床后，及晚间入睡前（寄宿制幼儿园），均应进行健康情况的观察。

晨检的重点内容可概括为：一问、二摸、三看、四查。

“一问”是指询问家长，幼儿有无不舒服，在家的饮食、睡眠、排便等生活情况。

“二摸”是指摸幼儿的额部，了解体温是否正常，摸幼儿颈部淋巴结及腮腺有无肿大。

“三看”是指认真查看幼儿的咽喉部是否发红，幼儿的脸色、皮肤和精神状况等有无异常。

“四查”是指检查幼儿是否携带不安全物品到幼儿园来，一旦发现问题及时处理。

五、进餐

1 岁半以后幼儿每天应安排三餐两点（早、中、晚各一餐，再加两次点心）。正餐间隔的时间为 3.5 ~ 4 小时。

（一）做好餐前的各项准备工作

做好餐前的准备工作是保证幼儿愉快进餐的首要条件。第一，为幼儿创设安静、清洁、愉快的进餐环境，还可以播放愉悦舒缓的音乐。

第二，提供适合幼儿使用的餐具，无论什么样的餐具，都要符合国家的卫生要求，拒绝使用一次性或者各种塑料制品的餐具，小班孩子可以使用勺子，中、大班可以使用筷子。

第三，提供色香味俱全、可口的饭菜，饭菜的温度要适宜，避免烫伤孩子。

第四，让孩子养成进餐前洗手的习惯。

第五，饭前半小时禁止做剧烈的运动。

第六，从中班开始可以安排幼儿做值日生，协助教师做好进餐的工作，以培养孩子的独立生活能力。

第七，让幼儿根据要求自己独立取餐。

（二）进餐时教师要细心观察，指导幼儿正确用餐

第一，幼儿每餐进餐时间为 20 ~ 30 分钟，保证孩子吃饱吃好每餐。

第二，禁止教师在幼儿进餐的过程中处理各种影响幼儿情绪的问题。

第三，幼儿进餐时，教师应仔细观察每一名幼儿的进餐行为，观察幼儿进餐情绪、进餐速度、进餐量以及对食物的偏好，发现问题及时处理。如果个别幼儿出现食欲不好、进餐速度慢等问题要及时与家长沟通了解幼儿的身体情况。

第四，在进餐的过程中培养幼儿良好的饮食习惯，吃饭时安静进餐，不挑食，不吃汤泡饭，细嚼慢咽，按时、定量、定位就餐，保持桌面、地面的干净整洁。

第五，鼓励幼儿独立进餐，对于小班刚入园的幼儿，有时需要成人的帮助，对于进餐速度非常慢的幼儿，进餐时可以让他提前就餐。

（三）做好就餐的结束工作

第一，就餐结束可以让幼儿独立收拾餐具，并将小椅子放回指定的位置。

第二，让幼儿养成饭后漱口、洗手的习惯。

第三，饭后半小时内不做剧烈的运动，可以让幼儿看看书，等待饭后的散步。

第四，就餐结束要保持就餐环境的干净整洁。

第五，洗刷餐具，并进行合理的消毒（如果使用紫外线消毒，让幼儿远离紫外线；如果使用消毒液消毒一定要冲刷干净，避免二次污染；最好使用高温蒸煮消毒）。

六、睡眠

充足的睡眠可以使孩子全身的器官得到很好的休息，特别是对大脑最好的保护，脑垂体在睡眠的情况下分泌的生长激素也最多，所以必须要保证幼儿充足的睡眠，从小培养幼儿按时睡眠的好习惯。《托儿所幼儿园卫生保健工作规范》中明确指出 3 ~ 6 岁幼儿的午睡时间可根据季节以 2 ~ 2.5 小时每天为宜。

表 7–1　婴儿睡眠时间

年龄	夜间	白天	合计
新生儿	睡 ~ 醒	睡 ~ 醒	18 ~ 20
2 ~ 6 个月	9 ~ 10	4 ~ 5	14 ~ 16
7 ~ 12 个月	9 ~ 10	3 ~ 4	14
1 ~ 3 岁	9 ~ 10	2.5 ~ 3	12 ~ 13
3 ~ 6 岁	9 ~ 10	2 ~ 2.5	11 ~ 12

（一）做好睡眠前的准备工作

第一，创设温馨舒适的睡眠环境，卧室要保持安静，空气清新，室温一般为 16 ~ 18℃，卧室的墙饰以暖色调为主，使幼儿容易入睡。

第二，提供适合不同年龄班幼儿的卧具，包括小床、被褥、枕头等，避免小床过软，影响幼儿脊柱的发育。

第三，睡前应开窗通风，被褥等应经常清洗、暴晒、消毒。

第四，睡前不做剧烈运动，不喝茶、咖啡等刺激性饮料，不看惊险电视节目，安排幼儿睡眠动作要轻柔，态度要和蔼，使幼儿保持安定的情绪，这样有利于入睡，并减少睡眠障碍。

第五，入睡前提示幼儿去小便。

第六，教给孩子自己穿脱衣服。

（二）睡眠过程中教师要巡回观察，避免意外的发生

第一，教会幼儿正确的睡眠姿势，一般以右侧卧位或仰卧位为宜，不要俯卧，不蒙头，要用鼻子呼吸。

第二，对于熟睡幼儿姿势不正确的，或者被子被踢掉的要给予及时的帮助。

第三，有针对性地叫醒幼儿排尿，如果发现个别幼儿有尿床、吸吮手指、睡眠不安及玩弄生殖器等情况时，应分析原因，帮助纠正，但不可当众大声斥责，否则会伤害幼儿的自尊心，并会影响其他幼儿的睡眠。

第四，排除噪声、光等影响睡眠的各种因素。

第五，对于个别确实存在入睡困难的幼儿，教师可让他延迟睡眠，以免影响他人，禁止用恐吓的方法逼迫幼儿入睡，可和家长沟通，寻找解决问题的办法。

（三）做好起床后的整理工作

第一，起床后保教人员指导幼儿自己穿衣服、叠被子，必要的情况下给予适当的帮助。

第二，保教人员帮助幼儿整理仪容仪表，例如帮助女孩梳头。

第三，可以播放舒缓愉悦的音乐。

七、盥洗

幼儿盥洗是为了保持手脸及全身皮肤和毛发的清洁，增强皮肤抵抗力，养成爱清洁、讲卫生的好习惯。盥洗环节也是幼儿每天必不可少的重复多次又毫不起眼的一个环节，包括刷牙、洗脸、洗手、洗浴、修剪指（趾）甲和如厕等环节。在这看似简单而平凡的一环中却蕴含着许许多多的学问，养成良好的盥洗习惯，是保障幼儿身体健康的第一道防线。

（1）刷牙。幼儿养成早晚刷牙、进食后漱口的好习惯，掌握正确的刷牙方法：上下刷，里外刷，每个牙齿都刷到，尽量刷 3 分钟；漱口时用力鼓水，反复几次，将水吐掉。

（2）洗脸。每天早晚要洗脸，外出归来要洗脸，用流动水或湿毛冲洗，耳后、脖子都洗到。

（3）洗手（图 7–1）。饭前便后及手脏时幼儿能主动洗手，掌握正确的洗手方法：先用流动水淋湿手，再用肥皂或洗手液将手心、手背、手指甲、手指缝反复搓至少 1 分钟，再用流动水冲洗。

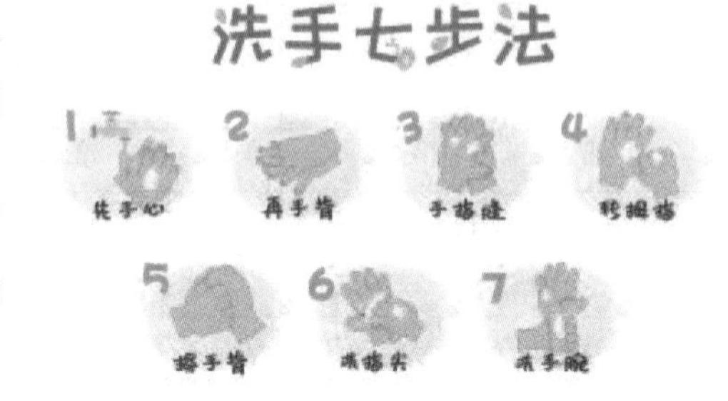

图 7–1　七步洗手法

（4）洗澡、洗头。幼儿应定期洗澡、洗头。夏季每天可以洗一两次澡，冬季不用每天洗澡时，必须每晚为幼儿清洗外阴部和脚，以保持清洁卫生。夏季可以隔一两天洗一次头，冬季可以隔三五天洗一次。

（5）剪指（趾）甲。每周剪一次手指甲，每两周剪一次脚指甲，避免残留污垢。

（6）如厕。如厕环节能反映一个人最基本的生活自理能力和卫生习惯。从小培养幼儿的如厕能力，让幼儿养成良好的排便习惯，预防泌尿系统疾病，保证幼儿身心健康。

①为幼儿创设良好的如厕环境，做好如厕前的准备工作。

第一，根据《幼儿园工作规程》的要求，幼儿园的每个班级必须有专用的厕所，提供适合男、女幼儿使用的便池，厕所要有良好的通风条件；

第二，用直观形象的手段交给幼儿正确的如厕方法，包括如何脱裤子、穿裤子，如何擦屁股；

第三，为幼儿准备好如厕使用的卫生纸，放在固定的地方，一般纸宽约 10 厘米，纸长约 13 厘米，教育幼儿要节约用纸。

②在幼儿如厕的过程中，教师要做一个观察者、指导者。

第一，在幼儿活动前后、睡眠前后，教师要提示幼儿如厕，培养幼儿定时排便的习惯，避免幼儿出现尿床、尿裤现象；

第二，教师监督、指导幼儿用正确的如厕方法；

第三，提醒幼儿养成文明如厕的习惯，例如便后要冲水，不在厕所拥挤、打闹等；

第四，教师要注意观察幼儿的排便情况，包括排便的次数及粪便的颜色，如果幼儿出现异常及时和家长沟通；

第五，教育幼儿不要憋尿，有小便要及时排出。

③如厕结束后，做好整理工作。

在幼儿每次如厕结束时，要保证厕所地面不要有水，防止幼儿摔倒，每天要对厕所进行消毒及自然通风，保证空气新鲜。

八、教育活动

幼儿园里幼儿的教育活动卫生是幼儿生活保健的重要内容，它涉及幼儿园的教学过程和保育过程，包括上课、游戏、艺术活动和体育锻炼等，还涉及幼儿园、家庭和社区互相配合、对幼儿实施同步教育的问题。

（1）上课活动卫生：上课是幼儿园最重要的教学活动，它是幼儿园有计划地向幼儿传授粗浅知识、技能和发展智力的主要手段。

①时间安排合理。根据幼儿年龄特点，年龄越小，教学活动时间越短，次数和内容越少，而且应安排在幼儿精力最充沛、注意力最集中的时间，一般在早饭后半小时为宜，时间在上午 9：00—10：00。幼儿园小班每天安排一节课，10 ~ 15 分钟，中班每天两节课，每节 20 ~ 25 分钟；大班每天安排两节课，每节 25 ~ 30 分钟，到大班末期每节课可延长 5 分钟。

②室内外清洁。教室要保持干净卫生、通风透气、光线充足，桌椅排列有利于人际交流。上体育课或音乐课前应用湿拖把拖地，以免尘土飞扬。若在室外，要避免选择尘土多、不平坦、不干净的地面进行奔跑跳跃、钻爬等教学活动。

③培养幼儿正确的姿势。教师在教学活动过程中要注意培养幼儿正确的坐、立、行、阅读、绘画及握笔的姿势，预防幼儿近视，不提倡幼儿手背在后面听课。

（2）艺术活动卫生：在进行唱歌、朗诵活动时，教师应选择适合幼儿音域特点的歌曲和朗读材料，不宜演唱成人歌曲，以防止幼儿声带疲劳；还要教给幼儿正确的发声方法，达到保护嗓子和预防呼吸系统疾病的目的。幼儿唱歌的地点要求无尘，空气新鲜，温度适宜；唱歌的姿势以立式为主，挺胸抬头，以保证胸腔与横膈膜的充分活动。唱歌时间不宜过长，并注意配合舞蹈、动作训练和音乐欣赏；中大班幼儿还可以学打击乐，为歌曲和律动乐曲伴奏，培养节奏感；对有音乐才能的幼儿可个别辅导，重在培养幼儿的音乐兴趣。

幼儿园一般 1 ~ 2 周有一次娱乐活动，每学期至少有一次大型节日活动，这些艺术娱乐活动的内容要适合幼儿年龄特点，形式活泼多样，如看电影、电视、幻灯、木偶戏和文艺表演、艺术比赛、体育比赛、家园联谊等。影视内容要简单化、幼儿化，小班幼儿不宜多看电影、电视。活动场所要空气流通，照明良好，干净无污染，并注意安全。

随着电视、游戏机和电脑的普及，幼儿与视频打交道的时间与机会越来越多。虽然这些能促进幼儿的认知和想象力的发展，但如不适时控制，会弊多利少。如看电视时间过长不利于幼儿的创造力发展，还会影响幼儿的进食而导致营养不平衡，严重的还会引起攻击行为和性行为增多，因此，幼儿园和家庭要互相配合，规定幼儿看电视、玩游戏机和电脑的时间及内容，并在成人指导下进行。还要教育幼儿注意保护视力，每次看完电视后要闭目休息或远眺；电视图像要清晰，色彩适中，避免闪烁；室内要有适当照明，以减少明暗适应所带来的维生素 A 的消耗。

（3）游戏活动卫生：游戏是幼儿的基本活动，是幼儿园对幼儿进行全面教育的重要形式。它能促进幼儿身心健康，增长知识，培养良好的情感和道德感，增强意志品质，改善人际交往，认识社会和预防疾病。

①最好在户外进行。在户外游戏，幼儿能接受空气中的温度、湿度、气流的刺激和阳光的照射，有利于增强肌体对外界环境的适应能力，促进新陈代谢，增进健康。户外的游戏活动能满足幼儿的生理需求，游戏内容更加丰富多彩，活动效果更加明显。

②注意保持幼儿的愉快情绪。游戏可以增长幼儿的知识，使幼儿发展自己的爱好和兴趣，从而使幼儿保持长久的愉快情绪。在安排幼儿游戏角色时要考虑幼儿不同的性格，如玩“老鹰捉小鸡”的游戏，应该让性格内向的幼儿扮演老鹰和母鸡，而让性格外向的幼儿扮演小鸡，这样能充分调动幼儿的积极

性，使游戏活动活泼有趣；反之，让性格内向的幼儿扮演小鸡，会使这些幼儿更加胆小、内向、自卑，情绪更加焦虑。

③游戏活动时间适当合理。户外游戏活动时间，春、夏、秋季每天不少于 3 ~ 4 小时，夏季太阳过大时，可选择树荫下或凉棚下活动；冬季不少于 2 小时；其中 1 小时为体育活动。集体活动时间不要过长，游戏内容不宜太恐怖剧烈，以免幼儿过度兴奋导致疲劳，不易恢复；对幼儿在游戏中的各种要求也要适应其身心特点。

④游戏中注意安全保护。开展游戏活动要加强安全教育，游戏前，游戏器材和大型玩具由保教人员帮助搬动，保教人员还要认真检查玩具、器械及场地是否安全和符合卫生要求，并仔细向幼儿交代注意事项，做好准备活动，在游戏过程中要加强对幼儿的监督、照顾和保护，以免发生意外事故。

（4）体育锻炼卫生：体育锻炼活动是幼儿园里幼儿教育活动的一个重要内容，是促进幼儿生长发育、增强体质、提高身心健康水平的重要手段。

幼儿体育锻炼活动的主要任务是：发展幼儿的基本动作，提高幼儿对环境的适应能力，培养幼儿的良好品质与性格，激发和养成幼儿的体育锻炼兴趣和良好习惯。

幼儿体育锻炼活动的途径包括：日常生活中的体育活动和利用自然因素进行的特殊锻炼——“三浴”锻炼。

①日常体育活动。幼儿日常体育活动的形式和方法有很多，如体育游戏活动、早操、晨间活动、户外活动等。一般是以体育游戏活动为主，重点是发展幼儿的基本动作能力。幼儿应掌握的基本动作有：正确地行走、跑步、跳跃、钻爬、攀登、投掷，能在有限制的支撑点上保持平衡。这些目标可通过各种体育活动和训练达成。如单脚直立，可发展幼儿的平衡性；单脚连跳，发展耐力；跳绳或拍皮球，可发展运动的技巧性；立定跳远，发展爆发力；反复侧跳，可发展灵敏性；体前屈，发展柔软性。对幼儿的各种体育活动要科学组织，掌握活动量，培养正确姿势，注意安全防护。

②“三浴”锻炼。指空气浴、日光浴和水浴锻炼。利用这些因素进行锻炼，不需要特殊器材，又易被幼儿接受，还可增强幼儿机体的抵抗力，磨炼意志，提高幼儿对自然环境的适应力。

空气浴主要是利用气温和人体表面的温差进行反复刺激，促使皮肤的血液循环加快，新陈代谢旺盛。室气浴锻炼能预防感冒，减少呼吸道疾病的发病率，提高幼儿对环境变化的适应性，增强肌体对外界不良因素的抵御能力。空气浴最好从夏季开始，逐渐过渡到冬季。锻炼应先室内，后室外。室温应逐步下降，每 3 ~ 4 天下降 1℃，持续的时间可由开始时的几分钟延长到 20 ~ 30 分钟。夏季可结合水浴或游戏进行，冬季可结合舞蹈与形体训练进行。选择空气浴的场所要求绿化条件好，空气新鲜。在幼儿锻炼过程中，要注意密切观察幼儿有无寒战、打喷嚏、脸色苍白等状况，若有应立即停止。身体显著衰弱、有急性呼吸道疾病及其他严重疾病的幼儿则不宜锻炼。

日光浴是利用阳光中的紫外线、红外线，促进幼儿生长发育，是在适应空气浴后的锻炼方法。日光浴锻炼能促进钙、磷吸收，增强幼儿免疫能力，预防和治疗佝偻病。日光浴应选择清洁、平坦、干燥、绿化较好、空气流畅但又避开强风的地方。日光浴春秋季以上午 10：00—11：00 为宜，夏季以上午 8：00—9：00 为宜，冬季以上午 10：00—12：00 为宜，空腹或饭后 1 小时内不宜进行日光浴。幼儿进行日光浴时，身体尽量裸露，但要注意保护眼睛。在锻炼过程中若发现幼儿出汗过多、精神不振、头部晕痛和心跳加快的现象，要暂停锻炼，立即扶到阴凉处休息，并立即补充少量水分。日光浴后，应让幼儿休息 3 ~ 5 分钟，再用温水冲洗，还可喝些饮料和开水，但不要马上进食。

当幼儿进行了空气浴、日光浴的锻炼后，可开始水浴的锻炼。水浴锻炼是利用身体表面和水的温差来锻炼身体，此法更容易控制强度，充分发挥幼儿的个体特点，且一年四季均能进行。水浴锻炼能预防反复呼吸道感染，防范手脚冻疮，增强皮肤对寒冷环境的适应能力。

水浴是幼儿非常喜爱的锻炼形式。方法有冷水盥洗、擦身、淋浴和游泳等。水浴可从温水逐步过渡到冷水。对幼儿应提倡长期坚持冷水盥洗，每天用冷水洗手洗脸，可提高幼儿对冷刺激的抵抗力，预防感冒。冷水擦身宜用柔软的湿毛巾，刺激温和，还有按摩的作用。擦洗的部位依次为：上下肢、胸、腹、背，之后用干毛巾擦干身子，将皮肤擦红，但不可用力过猛，以免擦伤。淋浴对幼儿的作用较大，它既可以利用水温，又可以利用水的冲击力，对身体的刺激性较强。淋浴的喷头要合适，先从上肢开始，再到背部、胸腹部、下肢。冬季冲后将身体擦干至微红；夏季可结合空气浴和日光浴进行。淋浴时若发现幼儿寒战、面色苍白，应立即停止或及时调节水温。游泳结合了水、空气和日光三种自然因素，刺激作用比较强，它是一种综合性的锻炼，也是幼儿非常喜爱的锻炼。游泳应选择晴朗、无风的天气，水温、气温都要适宜，游泳池不能太深，注意清洁和安全。幼儿刚开始时游泳时间不宜太长，可逐步延长。饭后 1.5 小时内或空腹状态下，以及患病幼儿不宜游泳。组织幼儿游泳时教师必须同时参加，每次幼儿人数不宜太多，便于照顾，如有面色发青、寒战、腿部抽筋的幼儿，要立即出池进行护理和治疗。

一旦幼儿适应“三浴”锻炼，则“三浴”可在一天内同时进行，如早上空气浴与日光浴，睡前水浴，也可交叉或间断进行。

九、日托幼儿来园及离园的卫生要求

保教人员要做好日托幼儿的来园及离园工作，幼儿的来园及离园是幼儿园和家庭联系的重要环节，是教师与家长互通信息、交流孩子生活状况、提出一致的保教措施的重要沟通时刻。

（1）来园。幼儿来园前教师应做好活动室的清洁卫生区通风换气工作，冬季要提前做好采暖工作。家长把幼儿送来时，教师要热情接待，并向家长了解幼儿在家的表现及健康状况，然后进行晨检，并对幼儿提出一日的卫生要求。每班教室应为幼儿安排生活柜，以方便幼儿来园后有固定的地方放置衣物、书包和替换的鞋。教师还要教育幼儿不带危险物品入园。对刚入园的幼儿，教师要耐心做好安抚工作。

（2）离园。幼儿离园前教师要教育幼儿把玩具、桌、椅等放置好，待穿戴整齐后，教师亲自交给家长，此时可向家长进行一些家教指导。幼儿全部接走后，教师把活动室收拾好，然后到厕所、卧室巡视一遍，确定没有幼儿留下时再锁门。个别晚接的幼儿必须由本班教师亲自交给值班人员，要确保幼儿安全，严防丢失。

幼儿离园时若有家长来访，教师要耐心解答家长的疑问，与家长友好地交流幼儿在园情况及教育方法，满足家长的需求。

班级有什么通知可在本班门口贴出，以便家长及时知道。

本章小结

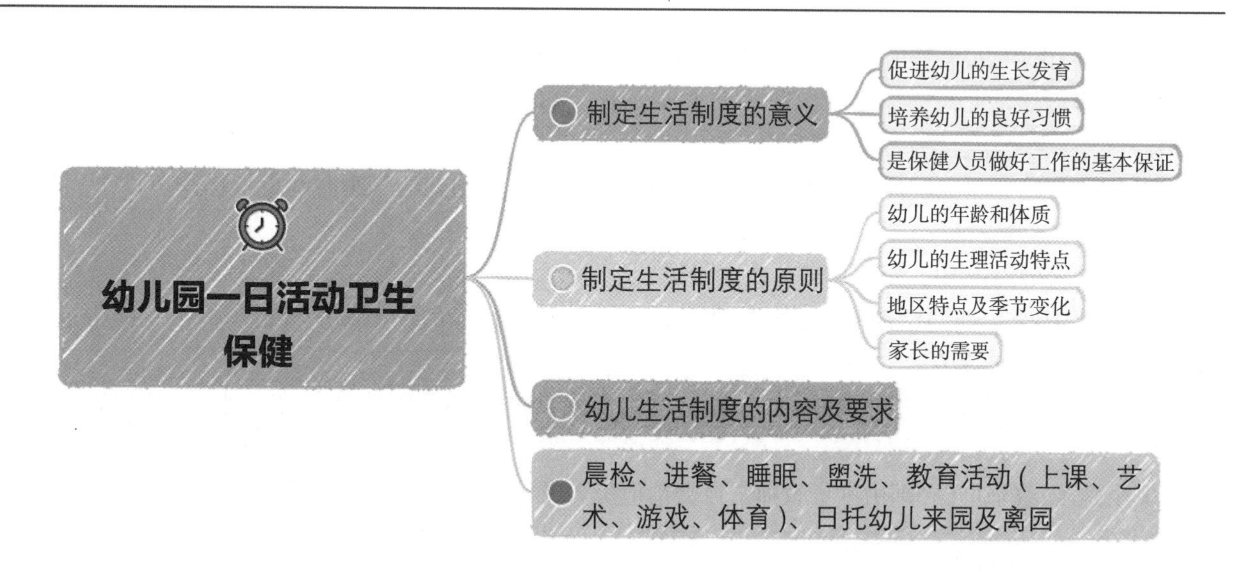

重点 1：根据幼儿的生理活动特点安排活动

早晨 7—10 时	学习、活动，接受教育效果最佳，安排上课
上午 10—11 时	轻松愉快的游戏
午餐后	兴奋已降至最低，需要午睡
午睡后	做体操、游戏
晚上睡眠前	安排安静的活动

重点 2：晨检

一问	有无不舒服，在家的饮食、睡眠、排便
二摸	额部（体温）；颈部淋巴结及腮腺（有无肿大）
三看	咽喉、脸色、皮肤、精神状况
四查	物品

重点 3：教育活动时间安排

小班	1 节课	10 ~ 15 分钟
中班	2 节课	20 ~ 25 分钟
大班	2 节课	25 ~ 30 分钟 （末期可延长 5 分钟）

重点 4：户外游戏活动时间

春、夏、秋季每天不少于 3 ~ 4 小时；冬季不少于 2 小时；其中 1 小时为体育活动。

课后习题 7-2

一、判断题

1. 幼儿园大班的生活制度应逐步靠近小学的要求。（　　）

2. 幼儿园在周一和周二可安排较简单的教育活动、而在周三至周五可以安排一些有难度的教育活动。（　　）

3. 教会幼儿正确的睡眠姿势，一般以右侧卧位或仰卧位为宜，不要俯卧，不蒙头，要用鼻子呼吸。（　　）

4. 饭后 1 小时内或空腹状态下，以及患病幼儿不宜游泳。（　　）

5. 1 岁半以后幼儿每天应安排三餐两点（早、中、晚各一餐，再加两次点心）。正餐间隔的时间为 2 ~ 3 小时。（　　）

6.《托儿所幼儿园卫生保健工作规范》中明确指出 3 ~ 6 岁幼儿的午睡时间可根据季节以 1.5 ~ 2 小时每天为宜。（　　）

7. 每周剪一次手指甲，每两周剪一次脚指甲，避免残留污垢。（　　）

8. 在进行唱歌、朗诵活动时，教师应选择适合幼儿音域特点的歌曲和朗读材料，不宜演唱成人歌曲，以防止幼儿声带疲劳。（　　）

9. 日光浴后，应让幼儿休息 3 ~ 5 分钟，再用温水冲洗，还可喝些饮料和开水，可以马上进食。（　　）

10. 个别晚接的幼儿必须由本班教师亲自交给值班人员。（　　）

二、选择题

1. 下列不属于托幼园所制定生活制度意义的是（　　）。

A. 合理的生活制度能促进幼儿的生长发育

B. 正确执行生活制度，能培养幼儿的良好习惯

C. 根据幼儿的生理活动特点安排活动

D. 生活制度是保健人员做好工作的基本保证

2. 幼儿园小班每天安排（　　）节课，10 ~ 15 分钟，中班每天（　　）节课，每节 20 ~ 25 分钟；大班每天安排（　　）节课，每节 25 ~ 30 分钟，到大班末期每节课可延长 5 分钟。

A. 一；一；一　　B. 一；一；两

C. 一；两；两　　D. 两；两；两

3.（　　）锻炼能预防感冒，减少呼吸道疾病的发病率，提高幼儿对环境变化的适应性，增强肌体对外界不良因素的抵御能力。

A. 空气浴　　B. 日光浴　　C. 水浴　　D. 沐浴

4. 日光浴春秋季以上午（　　）为宜，夏季以上午（　　）为宜，冬季以上午（　　）为宜。

A. 8：00—9：00；9：00—10：00；10：00—12：00

B. 8：00—9：00；10：00—11：00；10：00—12：00

C. 10：00—12：00；8：00—9：00；10：00—11：00

D. 10：00—11：00；8：00—9：00；10：00—12：00

5. 户外游戏活动时间，春、夏、秋季每天不少于（　　）小时，夏季太阳过大时，可选择树荫下或凉棚下活动；冬季不少于（　　）小时；其中 1 小时为体育活动（　　）。

A. 2 ~ 3；1　　B. 2 ~ 3；2　　C. 3 ~ 4；1　　D. 3 ~ 4；2

三、案例分析

中班的波波刚吃完饭，老师就让他和其他几个幼儿到教室前的游乐场玩起了“抓坏蛋”的追逐游戏。这名老师的做法合理吗？为什么？幼儿园应如何组织幼儿进餐？

单元三　幼儿园常见的各项卫生保健制度

导学视频

【案例导入】

在某幼儿园大三班就读的悠悠最近几天老喊眼睛疼，且有脱皮现象。妈妈陈女士想带她去医院检查，便登录班级论坛准备向老师请假。论坛中一条“急呼！你家孩子喊眼睛疼吗?”的帖子让她的心立刻揪了起来。她看到这个帖子是三天前就发上去的，有十几个家长跟帖，每家孩子的症状都和悠悠的差不多。陈女士后来了解到先前已有多位家长向幼儿园反映这一情况，幼儿园认为只是部分孩子染上了红眼病，一直没有引起重视，更没有通知相关家长关注孩子。后来事态更加严重，该班23名幼儿全部出现类似症状。最终发现肇事的是一盏闲置多年被保育员误触打开的紫外线消毒灯。那么幼儿园室内是否可以安装紫外线消毒灯？幼儿园又该如何管理、使用紫外线消毒灯?

一、健康检查制度

托幼园所应建立和健全健康检查制度。健康检查的对象应包括新入园的幼儿、在园的幼儿以及托幼园所中的全体工作人员。

（一）幼儿的健康检查

对幼儿进行定期和不定期的健康检查，可以了解到每个幼儿的生长发育情况和健康状况，以便采取相应的措施，更好地促进幼儿健康地成长，同时，对疾病可以做到早发现、早隔离和早治疗。

1. 入园前的健康检查

即将进入托幼园所生活的幼儿，在入园前必须进行全面的健康检查，以鉴定该幼儿能否过集体生活，预防将某些传染病带入托幼园所中。入园前的健康检查还能为托幼园所更好地了解和掌握每名幼儿生长发育的特点以及健康状况提供重要的资料。

幼儿入园前健康检查的主要内容：

（1）了解幼儿的疾病史、传染病史、过敏史、家族疾病史等。

（2）检查幼儿当前的生长发育与健康状况，如身高、体重、胸围、头围、心肺功能、视力、听力、皮肤、牙齿的发育、脊柱的发育、血红蛋白、肝功能等。

（3）了解幼儿预防接种完成的情况等。

幼儿入园前的健康检查，通常是在当地的妇幼保健院进行，目前，许多城市都有统一规定的幼儿入园前健康检查的项目。幼儿入园前的健康检查，通常只在一个月内有效。儿童离开园（所）3个月以上需重新按照入园（所）检查项目进行健康检查。

2. 入园后的定期健康检查

幼儿入园后应定期进行健康检查。一般来说，1岁以内的婴儿，每季度应体检一次；1～3岁的婴儿，每半年体检一次，每季度量体重一次；3岁以上的幼儿，每年体检一次，每半年测量身高、视力一次，每季度量体重一次。

托幼园所应为每名幼儿建立健康档案，以便全面了解和判断每名幼儿生长发育的情况。

幼儿每次健康检查以后，医务保健人员都应对幼儿个人以及集体进行健康分析、评价以及疾病统计，并据此提出在促进幼儿健康成长方面的相应措施。

3. 每日的健康观察

幼儿每日入园以后，医务保健人员和保教人员应该对其进行每日的健康检查和观察，发现疾病及早进行隔离和治疗，防止疾病的加重或在园内传播。幼儿每日的健康观察主要包括入园晨检和全日观察。

（1）入园晨检。晨检是托幼园所卫生保健工作的一个重要环节。通过这一环节，不仅可以及早发现疾病，而且，对于一些不安全的因素，可以及时加以处理。同时，也能了解到幼儿在家庭中的生活情况，有利于保教人员更好地做好当日的工作以及密切家园的联系。

晨检工作应在幼儿每天清晨入园时进行，寄宿制幼儿园应在幼儿早晨起床以后进行。负责晨检工作的人员可以是医务保健人员，也可以是具有初步医学知识的保教人员。

晨检中如果发现幼儿有身体不适或疾病迹象，应劝说家长带幼儿去医院检查，或暂时将该幼儿隔离，请保健医生进一步检查，然后再确定是否入班。

（2）全日观察。幼儿入园以后，保教人员在对幼儿进行日常卫生保健和教育的过程中，应随时观察幼儿有无异常表现，重视疾病的早发现。全日观察的重点是：幼儿的精神状况、食欲状况、大小便状况、睡眠状况、体温等。

平时活泼爱动的幼儿，突然变得不爱说话、不爱活动、没精打采了；幼儿吃饭时没有食欲，甚至出现呕吐等现象；幼儿小便颜色加重、大便次数增多或拉稀了等，都反映出幼儿身体的异常，应进一步对幼儿进行身体检查，以确定幼儿是否生病。

（二）工作人员的健康检查

为了保证幼儿的健康，托幼园所的工作人员在进入托幼园所工作以前，都必须进行严格的健康检查，健康检查合格者方能进入到托幼园所中从事工作。在托幼园所中工作的全体人员，每年还必须进行一次全面的健康检查。

托幼园所工作人员的健康检查（表 7–2），除了一般性健康检查以外，还包括胸部 X 光透视、肝功能、阴道霉菌和滴虫以及淋病、梅毒等项目的检查。健康检查不合格者，应立即调离或暂时离开工作岗位；有些疾病待痊愈后，持有关的健康诊断证明方可恢复工作。

表 7–2 托幼机构工作人员健康检查表

<table>
<tr><td>姓名</td><td></td><td>性别</td><td></td><td>年龄</td><td></td><td>婚否</td><td></td><td>编号</td><td></td><td rowspan="4">照片</td></tr>
<tr><td>单位</td><td colspan="3"></td><td>岗位</td><td colspan="3"></td><td>民族</td><td></td></tr>
<tr><td>既往史</td><td colspan="9">1. 肝炎　2. 结核　3. 皮肤病　4. 性传播性疾病
5. 精神病　6. 其他　受检者确认签字：________</td></tr>
<tr><td colspan="2">身份证号</td><td colspan="8"></td></tr>
<tr><td rowspan="2">体格检查</td><td>血压</td><td colspan="2"></td><td>心肺</td><td colspan="3"></td><td>肝脾</td><td colspan="2"></td></tr>
<tr><td>皮肤</td><td colspan="2"></td><td>五官</td><td colspan="3"></td><td>其他</td><td colspan="2"></td></tr>
<tr><td rowspan="3">化验检查</td><td>丙氨酸氨基转移酶 (ALT)</td><td colspan="3"></td><td colspan="2">滴虫</td><td colspan="4"></td></tr>
<tr><td>淋球菌</td><td colspan="3"></td><td colspan="2">梅毒螺旋体</td><td colspan="4"></td></tr>
<tr><td>外阴阴道假丝酵母菌
（念珠菌）</td><td colspan="3"></td><td colspan="2">其他</td><td colspan="4"></td></tr>
<tr><td colspan="2">胸片检查</td><td colspan="9"></td></tr>
<tr><td colspan="2">其他检查</td><td colspan="9"></td></tr>
</table>

续表

<table>
<tr><td>检查结果</td><td></td><td>医生意见</td><td></td></tr>
<tr><td colspan="2">医生签名：
体检日期：　　年　　月　　日</td><td colspan="2">检查单位：
（检查单位盖章）</td></tr>
<tr><td colspan="4">备注：1. 滴虫、外阴阴道假丝酵母菌指妇科检查项目。
2. 胸片检查只限于上岗前及上岗后出现呼吸系统疑似症状者。
3. 凡体检合格者，由健康检查单位签发健康合格证。</td></tr>
</table>

二、膳食制度

幼儿园应建立并严格执行膳食管理制度，以保证提供给幼儿的膳食符合营养要求和卫生要求。

（一）幼儿的膳食制度

在幼儿园里，幼儿的膳食应由专人管理，伙食费专用，并做到计划开支、合理使用。工作人员的伙食应该和幼儿的分开，不能侵占幼儿的伙食。幼儿的膳食制度应包括：

（1）根据当地不同季节制定出适合幼儿饮食特点的食谱，并每周进行更换。

（2）科学合理地安排幼儿就餐时间和次数，一般是每日安排三餐一点。

（3）严格遵守开饭时间，不提早、不推迟，保证幼儿吃饱、吃好每餐饭。

（4）每天准确记录幼儿的出勤人数。

（5）对 1 岁半的幼儿，开始培养其自己用勺，2 岁学会独立吃饭，2 岁半时饭菜可分开，4 岁以上开始学用筷子吃饭，培养其独立进餐能力。

（二）厨房的管理制度

1. 厨房的卫生要求

（1）设置有盖的垃圾箱、污物箱，并及时处理；还要有防蝇、防鼠等设备。

（2）有排烟、排气装置，保持厨房光线充足、空气流通。

（3）定期清扫，保持厨房及厨房用具的清洁。有足够的清洁用水，有供工作人员洗手的设备。要保证厨房内无蝇、无蚊、无蚂蚁、无蟑螂、无老鼠等。洗菜池与洗餐具池要分开。

（4）切生、熟食品的刀和案板要分开。烹调操作应采用流水作业法，以防生食与熟食交叉感染。每餐使用过的用具和餐具应及时清洗和消毒。

（5）严禁外人出入，严禁吸烟等。

2. 厨房工作人员的卫生要求

（1）定期进行全面的体格检查。

（2）保持个人的清洁卫生，上班时不化妆、不涂指甲油、不戴首饰。

（3）坚持上岗前洗手、换上工作服、戴好帽子，尤其在制作面点及分饭、分菜前，以及便后或接触过污物、生食后应用肥皂洗净双手，再接触食物；在尝菜时要使用专用的筷子或匙；不能对着食物咳嗽、打喷嚏或说话等。

3. 食品的卫生要求

（1）严格执行《食品安全法》。

（2）生、熟食品，食品与杂物，熟食与天然冰要隔离，不要放在一起。外购的熟食，需经蒸煮消毒后再食用。

（3）要购买新鲜、质量好的食品，并做好食品的贮存和保鲜工作，不用、不食腐坏变质的食品。

（4）每日记录好幼儿到园人数，并按幼儿人数配膳，尽量少剩和不剩饭菜，所剩饭菜不给幼儿食用。

（5）生吃的瓜果，可先用洗涤剂洗净，再削去果皮食用，或洗净用开水烫后再吃。

（6）幼儿每天食用的食品在送往各班之前，应留样在冰箱保存 24 小时，以备随时检查。

三、卫生消毒制度

幼儿园要严格执行卫生消毒制度，做好室内外环境及个人卫生，严格执行消毒制度，做好日常消毒和防病隔离工作。

（一）环境卫生

1. 室内

每天在幼儿入园前做好清洁卫生工作，上音乐课和体育课前用湿拖把拖地，避免尘埃飞扬。要经常保持空气流通、阳光充足，冬天也要定时开窗通风换气，还要有防蚊、防蝇、防暑和取暖设备。

2. 室外

室外每天一小扫，每周一大扫。做到环境整洁，无杂草，无碎砖石。活动场地周围不堆放杂物，污物下水道畅通，无积水。垃圾箱要设在远离活动场地处，并要加盖。对环境还要进行定人、定点、定期检查。

3. 厕所

幼儿厕所要清洁通风，每天打扫干净，每周用消毒水消毒一次。幼儿用的便盆，每次用后要立即倾倒，刷洗干净，并每日用消毒液浸泡。三岁以上幼儿提倡用蹲式厕所。

4. 玩教具

玩教具要保持清洁，定期消毒、清洗。幼儿桌椅高度应符合要求。

5. 绿化

要有计划搞好绿化，以净化空气、美化环境、陶冶情操为宗旨，促进幼儿身心健康发展。

（二）个人卫生

（1）儿童日常生活用品专人专用，保持清洁。要求每人每日 1 巾 1 杯专用，每人 1 床位 1 被。

（2）培养儿童良好卫生习惯。饭前便后应用肥皂、流动水洗手，早晚洗脸、刷牙，饭后漱口，做到勤洗头洗澡换衣、勤剪指（趾）甲，保持服装整洁。

（3）工作人员应保持仪表整洁，注意个人卫生。饭前便后和护理儿童前应当用肥皂、流动水洗手；上班时不戴戒指，不留长指甲；不在园（所）内吸烟。

（三）消毒隔离制度

为了预防疾病发生，以及切断传染病的传播途径，防止传染病病原体侵入肌体，幼儿园应建立并严格执行消毒制度，对幼儿的饮食用具及用品进行经常性的消毒。具体要做到：

表 7–3 消毒方法

消毒对象	化学消毒法	物理消毒法	要求
餐具		煮沸	用完后要及时洗净，每日煮沸一次，一般 5 ~ 10 分钟，然后取出，注意保洁
水果	高锰酸钾溶液		食用前用清水洗净或用高锰酸钾溶液消毒，然后削皮
玩具	0.1% 过氧乙酸消毒	曝晒	玩具要定期在阳光下曝晒，或用 0.1% 过氧乙酸消毒
被褥床单	来苏水	煮沸法	幼儿的被褥、床单要定期洗晒，发生传染病时可用煮沸法或一定浓度的消毒剂消毒（来苏水）

续表

消毒对象	化学消毒法	物理消毒法	要求
图书		翻晒消毒、紫外灯消毒	儿童读物要定期在阳光下翻晒消毒或用紫外灯消毒
便盆	含氯石灰（原称为漂白粉）、过氧乙酸溶液浸泡		便盆要定期消毒，可用含氯石灰（原称为漂白粉）或过氧乙酸溶液浸泡
空气		通风换气、食醋蒸熏、漂白粉喷雾	幼儿的活动室和卧室要经常开窗，通风换气。传染病发生后可用食醋蒸熏或用漂白粉喷雾

四、体格锻炼制度

体格锻炼是增强幼儿体质的重要措施。幼儿正处于生长发育的关键时期，但因年龄小、体质弱，特别需要加强身体锻炼。体育锻炼不仅能促进肌肉、骨骼的发育，而且能促进神经系统的发育。幼儿园要认真制定与幼儿生理特点相适应的体格锻炼计划，根据幼儿年龄特点开展游戏及体育活动，保证幼儿每天参加适宜的体格锻炼。充分利用阳光、空气、水等自然因素让幼儿参加活动和锻炼，提高他们对外界气候变化的适应能力，增强对疾病的抵抗能力。幼儿园应制定以下体格锻炼制度：

（1）认真制订幼儿体格锻炼计划。卫生保健人员应当参与体格锻炼计划的制定，指导保教人员利用日光、空气、水和器械，有计划地进行幼儿体格锻炼。保证每日户外活动不少于 2 小时，户外体育活动不少于 1 小时。

（2）幼儿园应当根据幼儿的年龄及生理特点，有组织地开展各种形式的体格锻炼，保证幼儿适宜的运动量和运动密度，提高幼儿身体素质。要结合各年龄、季节变化，安排丰富多样的锻炼内容，如走、跑、跳、攀登、投掷、平衡、钻爬等。

（3）幼儿园要保证室内外运动场地的清洁、卫生、安全，做好场地布置和运动器械的准备，杜绝安全隐患。不断丰富和完善体育活动的设施、设备及器材，调动幼儿参与活动的积极性，满足幼儿锻炼的需要。

（4）保教人员应带领幼儿做好运动前的准备活动，加强运动中的保护，避免运动伤害。运动中注意观察幼儿面色、精神状态、呼吸、出汗量和幼儿对锻炼的反应，若有不良反应要及时采取措施或停止锻炼。运动后注意观察幼儿的精神、食欲、睡眠等状况，及时了解幼儿的身体反应。

（5）保教人员应当全面了解幼儿健康状况，针对幼儿的健康水平确定锻炼标准。有条件的幼儿园可进行 3 ~ 6 岁幼儿体质测试，了解幼儿的体质健康状况，以指导幼儿体格锻炼。患病幼儿应暂时停止锻炼；病愈恢复期的幼儿运动量要根据身体状况予以调整；体弱儿的体格锻炼进程应较健康儿缓慢，时间缩短，并要对幼儿进行仔细观察。

（6）体格锻炼要注意科学性和计划性，根据幼儿的生理特点循序渐进。教师要掌握幼儿的活动密度和负荷量，运动项目和运动量要适合各年龄组的特点。对个别体弱的幼儿要给以特殊照顾。在户外活动中，做到动静交替，对活动过度的幼儿要让其休息一会儿，炎热夏季要避免幼儿过多的跑跳，以防脱水或中暑。

五、预防疾病制度

（一）传染病预防与控制制度

幼儿园应密切配合卫生防疫部门，贯彻“预防为主”的方针，做好经常性的疾病预防工作并按时完成各项预防接种工作，以提高幼儿对各种传染病的免疫能力。

（1）接种前，要对家长和幼儿宣传预防接种的意义和注意事项，了解幼儿健康情况，有禁忌征和发热者不予注射。接种后注意观察幼儿的反应。一旦发现头晕、恶心、呕吐、面色苍白、心跳加速、脉搏增快、出冷汗等过敏反应要立即进行抢救。

应为每个幼儿建立预防接种卡，每次接种后要在预防接种卡上记载注射日期、剂量、初次免疫还是加强免疫，防止漏种、错种、重种。同时要保存好预防接种卡。

（2）幼儿园内发现传染病或疑似病例后，应当立即向属地疾病预防控制机构报告。

（3）幼儿园内发现疑似传染病例事，应当及时设立临时隔离室，对患儿采取有效的隔离控制措施。临时隔离室内环境、物品应当便于实施消毒，控制传染病在幼儿园内暴发和续发。

（4）发生传染病期间，幼儿园应当加强晨午检和全日健康观察，并采取必要的预防措施，保护易感幼儿。对发生传染病的班级按要求进行医学观察，医学观察期间该班与其他班相对隔离，不办理入园和转园手续。

在传染病流行期间不要带幼儿到公共场所，要及时了解疫情，发现传染病要及时报告，做到早预防、早发现、早报告、早诊断、早治疗、早隔离。

（5）患传染病的幼儿隔离期满后，凭医疗卫生机构出具的痊愈证明方可返回幼儿园。根据需要，来自疫区或有传染病接触史的幼儿，检疫期过后方可入园。

（二）常见病预防与管理制度

幼儿园应当通过健康教育普及卫生知识，培养幼儿良好的卫生习惯；提供合理平衡膳食；加强体格锻炼，增强幼儿体质，提高对疾病的抵抗能力。

（1）定期开展幼儿眼、耳、口腔保健，发现视力异常、听力异常、龋齿等问题进行登记管理，督促家长及时带患病幼儿到医疗卫生机构进行诊断及矫治。

（2）对贫血、营养不良肥胖等营养性疾病幼儿进行登记管理，对中重度贫血和营养不良幼儿进行专案管理，督促家长及时带患病幼儿进行治疗和复诊。

（3）对先心病、哮喘、癫痫等疾病幼儿，及对有药物过敏史或食物过敏史的幼儿进行登记，加强日常健康观察和保育护理工作。

（4）重视幼儿心理行为保健，开展幼儿心理卫生知识的宣传教育，发现有心理行为问题的幼儿应及时告知家长到医疗保健机构进行诊疗。

六、伤害预防制度

幼儿的安全关系到家庭的安宁和幸福，因此幼儿园所必须建立切实可行的伤害预防制度，使幼儿的生命安全得到保障。

（1）幼儿园的房屋、场地、家具、玩教具、生活设施等应当符合国家相关安全标准和规定。

（2）幼儿园应当建立重大自然灾害、食物中毒、踩踏、火灾、暴力等突发事件的应急预案，如果发生重大伤害时应当立即采取有效措施，并及时向上级有关部门报告。

（3）保教人员应当定期接受预防幼儿伤害相关知识和急救技能的培训，做好幼儿安全工作，消除安全隐患，预防跌落、溺水、交通事故、烧（烫）伤、中毒、动物致伤等伤害的发生。

七、健康教育制度

（1）幼儿园应根据不同季节、疾病流行等情况制订全年健康教育工作计划，并组织实施。

（2）健康教育的内容包括膳食营养、心理卫生、疾病预防、幼儿安全以及良好行为习惯的培养等。健康教育的形式包括举办健康教育课堂，发放健康教育资料、宣传专栏、咨询指导、家长开放日等。

（3）采取多种途径开展健康教育宣传。每季度对保教人员开展 1 次健康讲座，每学期至少举办 1 次家长讲座。每班有健康教育图书，并组织幼儿开展健康教育活动。

八、信息收集制度

（1）幼儿园应当建立健康档案，包括：托幼机构工作人员健康合格证、幼儿入园健康检查表、幼儿健康检查表或手册、幼儿转园健康证明。

（2）幼儿园应当对卫生保健工作进行记录，内容包括：出勤、晨午检及全日健康观察、膳食管理、卫生消毒、营养性疾病、常见病、传染病、伤害和健康教育等记录。

（3）工作记录和健康档案应当真实、完整、字迹清晰。工作记录应当及时归档，至少保存 3 年。

（4）定期对幼儿出勤、健康检查、膳食营养、常见病和传染病等进行统计分析，掌握幼儿健康及营养状况。

九、卫生保健相关制度

（一）卫生保健统计、登记制度

《托儿所幼儿园卫生保健管理办法》规定，幼儿园要做好各项卫生保健工作信息的收集、汇总和报告工作，因此幼儿园应做好以下工作：

首先，制定常规卫生保健工作登记表、记录表、统计表。主要包括健康检查记录表、体弱幼儿管理记录表、预防接种记录表、晨间检查记录表、生长发育情况记录表、疾病统计表、每月出勤记录表、缺勤情况统计表、传染病记录表、事故登记表、学期保健工作汇总表、工作人员健康登记表、家长联系簿、缺点矫治记录表、膳食调查记录表、体格锻炼观察表等。

其次，工作人员要按时填写有关表格，及时整理，分类存放，以备检查、分析、研究之用。每月或每学期对相关数据进行统计。如计算幼儿的出勤率、传染病的发病率、疑似病例比例、预防接种率，或对幼儿的生长发育情况进行评价等。有条件的幼儿园可建立幼儿健康档案，以更好地把握每个幼儿的健康状况，促进幼儿园卫生保健工作的开展。

（二）保健室的设置与管理

《托儿所幼儿园卫生保健管理办法》第十条规定："托幼机构应当根据规模、接收幼儿数量等设立相应的卫生室或者保健室，具体负责卫生保健工作。卫生室应当符合医疗机构基本标准，取得卫生行政部门颁发的《医疗机构执业许可证》。保健室不得开展诊疗活动，其配置应当符合保健室设置基本要求。"

1. 保健室的设备

幼儿园应设立卫生室或保健室，并且要有专职或兼职的卫生保健人员负责管理。一般情况下，保健室的设备包括一般设备、体重设备、消毒设备、常规医疗用品、常用药品等。如观察床、桌椅、资料柜、药柜、升高测量器、体重秤、对数视力表灯、消毒灯、消毒液、消毒柜、体温表、听诊器、血压计、敷料缸、各种常用药品等。上述各种医疗器械要按期进行常规消毒，药品要妥善保管。

2. 药品的管理

（1）药品的种类。幼儿园需配备的常用药品包括内服药和外用药，一般不备保健药。内服药和外用药要分开摆放，由专人管理。

内服药品有：感冒药、止痛退热药、镇咳化痰药、平喘药、消化道感染用药、消化不良用药、胃痛药、抗过敏药、食欲不佳伴恶心用药、咽炎、口腔溃疡用药、发热惊厥用药、便秘用药等。还应根据季节变化配备常用药品，如夏令季节药：十滴水、人丹等。

外用药品有：酒精、碘酊、创可贴、烫伤药、湿疹用药、急救包扎用品（纱布、药棉、绷带、胶布、止血海绵）。

（2）药品的管理。药品的管理应规范化、制度化、细致化，杜绝滥服药、服错药现象，更好地保障幼儿的身体健康。药品管理制度主要应包括以下方面：

首先，药品的选择和采购要严格把关，严禁不合格药物进入幼儿园。药品入园后要认真登记，做好标记，妥善保管，教师及幼儿领药服药均要登记。

其次，药品应放置在安全的地方，注意防潮、防霉变、防过期。过期的药物要及时清理，不能给幼儿服用。

防虫药品、剧毒药品和具有腐蚀性的药品，严格与食用药品分开，必须由专人保管，严禁放在班上。再次，对于带药入园的情况，要认真登记和询问。幼儿患病或未痊愈，但可以参加幼儿园正常活动时，家长可以为幼儿携带符合国家药品监督部门认定的口服药品来园，但不能携带保健药和滋补药。带药入园须认真填写登记表，包括填写幼儿姓名、所带药品名称、服用时间、服用剂量、服药方法及注意事项，签署家长姓名并向当班老师交代清楚。

教师或保健医生应对幼儿的情况进行询问了解，如幼儿病情，药物来源，幼儿对药物的过敏史，以及幼儿的先天性疾病，如癫痫、血友病、先天性易碎性骨折、习惯性脱臼等。保健室医生应尽力了解和掌握幼儿中有特殊体质者，以防患于未然，避免发生服药事故。

班级中不应存放任何药物，若家长当天带来的药品有剩余，应要求家长于当天带走，未带走的药品要做遗弃处理，次日不能将遗弃药喂幼儿。

最后，幼儿如需服药，应由保健人员负责喂药，不可让幼儿自行服药。保健人员给幼儿喂药前，要核对班级、姓名、药名、用药时间，认真检查药物是否变质，对于药物剂量要严格控制，保健人员必须看着幼儿把药服下后再离开。幼儿服药后，保健人员须填写“幼儿在园服药记录表”。

（三）卫生保健人员的配备与管理

幼儿园卫生保健人员的配备与管理应遵照《托儿所幼儿园卫生保健管理办法》执行。《托儿所幼儿园卫生保健管理办法》第十一条规定：“托幼机构当聘用符合国家规定的卫生保健人员。卫生保健人员包括医师、护士和保健员。在卫生室工作的医师应当取得卫生行政部门颁发的《医师执业证书》，护士应当取得《护士执业证书》。在保健室工作的保健员应当具有高中以上学历，经过卫生保健专业知识培训，具有托幼机构卫生保健基础知识，掌握卫生消毒、传染病管理和营养膳食管理等技能。”

《托儿所幼儿园卫生保健管理办法》第十二条、十三条规定：托幼机构聘用卫生保健人员应当按照收托 150 名幼儿至少设 1 名专职卫生保健人员的比例配备卫生保健人员。收托 150 名以下幼儿的，应当配备专职或者兼职卫生保健人员。幼儿园卫生保健人员应当定期接受当地妇幼保健机构组织的卫生保健专业知识培训。幼儿园卫生保健人员应当对机构内的工作人员进行卫生知识宣传教育、疾病预防、卫生消毒、膳食营养、食品卫生、饮用水卫生等方面的具体指导。

本章小结

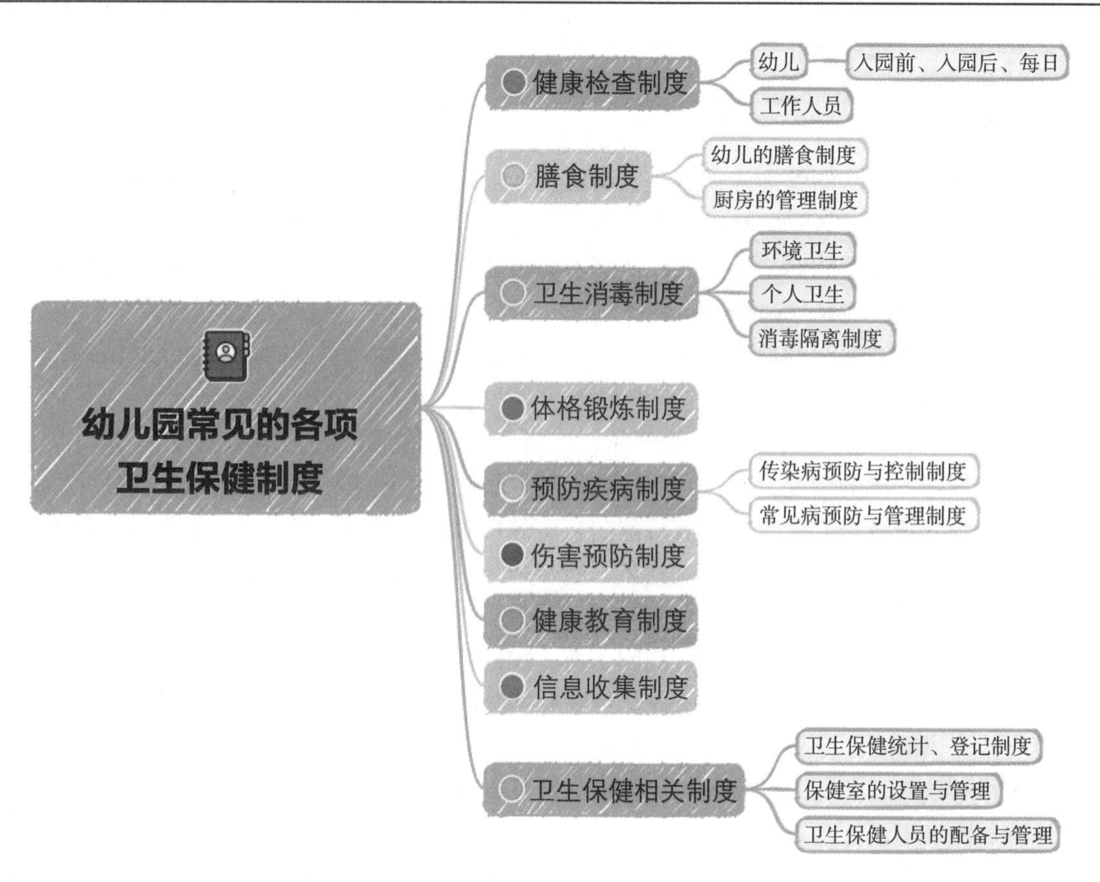

重点 1：入园后的定期健康检查

1 岁以内	每季度应体检一次
1～3 岁	每半年体检一次，每季度量体重一次
3 岁以上	每年体检一次，每半年测量身高、视力一次，每季度量体重一次

重点 2：消毒隔离制度

消毒对象	化学消毒法	物理消毒法
水果	高锰酸钾溶液	
玩具	0.1% 过氧乙酸消毒	曝晒
被褥床单	来苏水	煮沸法
图书		翻晒消毒、紫外灯消毒
便盆	含氯石灰（原称为漂白粉）、过氧乙酸溶液浸泡	
空气		通风换气、食醋蒸熏、漂白粉喷雾

课后习题 7-3

一、判断题

1. 幼儿每天食用的食品在送往各班之前，应留样在冰箱保存 48 小时，以备随时检查。（ ）

2. 食用水果前应用清水洗净或用高锰酸钾溶液消毒，然后削皮。（ ）

3. 便盆要定期消毒，可用含氯石灰（原称为漂白粉）或高锰酸钾溶液浸泡。（ ）

4. 一般来说，3 岁以上的幼儿，每年体检、测量身高一次，每半年测量视力一次，每季度量体重一次。（ ）

5. 对 1 岁半的幼儿，开始培养其自己用勺，2 岁学会独立吃饭，2 岁半时饭菜可分开，3 岁以上开始学用筷子吃饭，培养其独立进餐能力。（ ）

6. 烹调操作应采用流水作业法，以防生食与熟食交叉感染。每餐使用过的用具和餐具应及时清洗和消毒。（ ）

7. 上音乐课和体育课前用干拖把拖地，避免尘埃飞扬。（ ）

8. 儿童日常生活用品专人专用，保持清洁。要求每人每日 1 巾 1 杯专用，每人 1 床位 1 被。（ ）

9. 幼儿餐具，用完后要及时洗净，每日煮沸一次，一般 2 ~ 3 分钟，然后取出，注意保洁。（ ）

10. 在传染病流行期间不要带幼儿到公共场所，要及时了解疫情，发现传染病要及时报告，做到早预防、早发现、早报告、早诊断、早治疗、早隔离。（ ）

二、选择题

1. 儿童离开园（所）（ ）个月以上需重新按照入园（所）检查项目进行健康检查。

A. 1　　B. 3　　C. 6　　D. 9

2. 根据当地不同季节制定出适合幼儿饮食特点的食谱，并（ ）进行更换。

A. 每日　　B. 每周　　C. 每两周　　D. 每月

3. 下列不可以通过曝晒消毒的物品是（ ）。

A. 玩具　　B. 图书　　C. 床单被褥　　D. 便盆

4. 保教人员应当定期接受（ ）的培训

A. 预防幼儿伤害相关知识和急救技能　　B. 教育知识和保育技能

C. 五大领域活动知识和卫生保健知识　　D. 国家教育教学相关法律法规学习

5.（ ）以上幼儿提倡用蹲式厕所。

A. 2　　B. 3　　C. 4　　D. 5

三、案例分析

“在幼儿园，许多幼儿周一入园的时候，会表现出焦虑、情绪低落、拒绝入园等心理问题，有的孩子还会出现感冒、发烧等生理问题”，有人把种现象称之为“星期一病”，导致这种现象的原因是什么？作为一名幼教工作者，怎样做好家园配合，预防“星期一病”的发生？

模块八　幼儿园的环境卫生

学习目标： 了解幼儿园环境卫生所包含的内容及环境卫生的意义

理解幼儿园房舍、场地和设备的卫生要求

理解幼儿园精神环境的卫生要求

思维导图

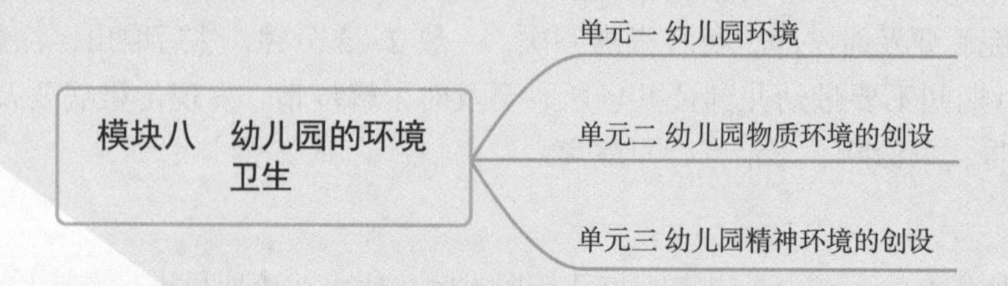

幼儿园是一种特别的社会环境，幼儿园环境给予幼儿的影响是有目的的、系统性的，幼儿身心发展的各方面无一不受环境的作用和影响。幼儿园建筑的位置及所处自然和社会环境，可以对幼儿产生积极的影响，如与整洁、安静的街道为邻，远离噪音，能使幼儿感受到文明、和谐、安宁的气氛。与幼儿人数相适宜的绿化面积，能净化空气，有益幼儿健康。丰富而充实的设备条件，如图书、玩具材料等，能激起幼儿学习的兴趣，积极去探索发现问题、解决问题。幼儿与教师、幼儿与幼儿之间友好和谐的关系，能使幼儿学习和体验人际交往的基本态度和社会行为规范，学习到适应社会生活的许多有益的经验。

本模块重点论述在幼儿园中，对幼儿身心发展产生影响的物质与精神要素的总和，如幼儿园房舍、场地和各项设备；幼儿园的人际关系及风气，幼儿学习、活动及生活的气氛等。

单元一　幼儿园环境

导学视频

【案例导入】

在物质条件并不匮乏的今天，越来越多的托幼园所以高档华丽的装修、软软的塑胶地垫、五彩缤纷的墙饰、琳琅满目的高价玩具等，来为婴幼儿创设舒适、温馨的环境。但片面追求“现代化”，反而让托幼园所远离自然、远离真实的客观世界，违背了婴幼儿天性。托幼园所一味追求形式上的美观和表面的高档，往往使环境只具有观赏性，而缺乏教育性，不仅不能对婴幼儿的发展起积极作用，反而容易引起婴幼儿注意的分散，甚至还会引起婴幼儿烦躁、不安的情绪以及其他不良行为。那么什么是幼儿园环境呢？如何去创设幼儿园环境呢？

一、幼儿园环境的含义

广义的幼儿园环境是指幼儿园教育赖以进行的一切条件的总和。它既包括幼儿园内部环境，又包括园外的家庭、社会、自然、文化等大环境。狭义的幼儿园环境是指在幼儿园中，对幼儿身心发展产生影响的物质与精神要素的总和。

二、幼儿园环境创设的意义

幼儿园环境按其性质可分为物质环境和精神环境。物质环境如幼儿园房舍、场地和各项设备，是幼儿学习、生活、娱乐的重要环境，它是满足幼儿的各种活动需求，促进幼儿身心全面发展，保证幼儿园各项教育、教学活动顺利进行的必要条件。精神环境是指符合幼儿的审美情趣，令其身心轻松愉快的亲切温馨的气氛，如幼儿园的人际关系及风气，幼儿学习、活动及生活的气氛等。它对幼儿的身心发展起着潜移默化的影响。创设符合幼儿身心成长特点以及具有幼儿园教育特色的环境是非常重要的。因此幼儿园在环境创设时，应考虑的各种环境因素对幼儿身心健康的影响，既要符合经济、适用的原则，又要符合安全、卫生、教育的要求。

本章小结

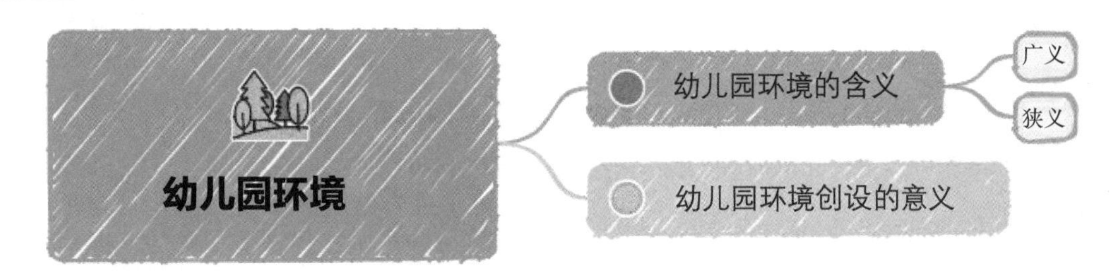

重点：幼儿园环境的含义

广义：幼儿园教育赖以进行的一切条件的总和。它既包括幼儿园内部环境，又包括园外的家庭、社会、自然、文化等大环境。

狭义：在幼儿园中，对幼儿身心发展产生影响的物质与精神要素的总和。

课后习题 8-1

一、判断题

1. 幼儿园在环境创设时，应考虑各种环境因素对幼儿身心健康的影响，既要符合经济、适用的原则，又要符合安全、卫生、教育的要求。（　　）

2. 幼儿园建筑的位置及所处自然和社会环境，可以对幼儿产生积极的影响，如与整洁、安静的街道为邻，远离噪音，能使幼儿感受到文明、和谐、安宁的气氛。（　　）

3. 与幼儿人数相适宜的绿化面积，能净化空气，有益幼儿健康。（　　）

4. 丰富而充实的设备条件，如图书、玩具材料等，能激起幼儿学习的兴趣，积极去探索发现问题、解决问题。（　　）

5. 幼儿与教师、幼儿与幼儿之间友好和谐的关系，能使幼儿学习和体验人际交往的基本态度和社会行为规范，学习到适应社会生活的许多有益的经验。（　　）

6. 物质环境对幼儿的身心发展起着潜移默化的影响。（　　）

7. 广义的幼儿园环境是指在幼儿园中，对幼儿身心发展产生影响的物质与精神要素的总和。（　　）

8. 幼儿园环境按其功能可分为物质环境和精神环境。（　　）

9. 物质环境是幼儿学习、生活、娱乐的重要环境。（　　）

10. 精神环境是满足幼儿的各种活动需求，促进幼儿身心全面发展，保证幼儿园各项教育、教学活动顺利进行的必要条件。（　　）

二、选择题

1. 幼儿园是一种特别的社会环境，幼儿园环境给予幼儿的影响是（　　），幼儿身心发展的各方面无一不受环境的作用和影响。

A. 有目的的、无系统性的　　B. 无目的的、有系统性的

C. 有目的的、有系统性的　　D. 无目的的、无系统性的

2. 广义的幼儿园环境是指幼儿园教育赖以进行的一切条件的总和。它包括（　　）。

A. 幼儿园内部环境

B. 园外的家庭、社会、自然、文化等大环境

C. 幼儿园内部环境精神环境和物质环境

D. 幼儿园内部环境和园外的家庭、社会、自然、文化等大环境

3. 下列不属于幼儿园物质环境的是（　　）。

A. 幼儿园风气　　B. 幼儿园房舍　　C. 幼儿园场地　　D. 幼儿园各项设备

4. 下列不属于精神环境的是（　　）。

A. 幼儿园的人际关系及风气　　B. 幼儿园房舍

C. 幼儿学习、活动　　D. 幼儿生活的气氛

5. 幼儿园在环境创设时，应考虑的各种环境因素对幼儿身心健康的影响，既要符合（　　）的原则，又要符合（　　）的要求。

A. 经济、卫生；安全、适用、教育　　B. 安全、适用；经济、卫生、教育

C. 经济、教育；安全、卫生、适用　　D. 经济、适用；安全、卫生、教育

三、案例分析

现在很多家长在选择幼儿园时，特别看重幼儿园的环境和设施，很少考虑其他因素。

请问：家长的这种选择对吗？为什么？

单元二　幼儿园物质环境的创设

【案例导入】

在幼儿园的教育活动中，环境作为一种“隐性课程”，在开发幼儿智力、促进幼儿良好个性方面，越来越引起人们的重视，环境创设已渐渐成为幼儿园工作的热点。而在物质环境创设方面还存在很多误区，如幼儿园园舍、设备条件超越人们的现实生活经济条件，追求幼儿园建设和设备的超豪华；活动角的材料只是简单投入，游戏的主题和内容没任何变化等。从卫生学的角度来看，幼儿园物质环境创设到底有哪些要求呢？

一、幼儿园物质环境的基本要素

幼儿园物质环境主要包括园舍建筑、设施设备、活动场地、教学器材、玩具学具、图书声像资料、环境布置、空间布置以及绿化等有形的东西，是保证幼儿园各项教育、教学活动顺利进行的必要条件。幼儿园物质环境具有保育和教育的功能。

幼儿园内建筑物的主体是幼儿的直接用房，主体建筑物最好南北朝向，以 2 ~ 3 层为宜。附属建筑如教师用房、隔离室、医务室、厨房、贮藏室等最好与主体建筑分开。要注意排除各种不安全因素，如房门不要做成落地玻璃门，以避免意外事故的发生。

二、幼儿园的规划及园址选择

幼儿园作为社会公共设施之一，其规划设计应纳入城市或农村的总体规划，既有利于幼儿健康成长，又能更好地服务家长。

（一）幼儿园的规模

1. 幼儿园规模的分类

目前幼儿园的规模可划分下列三类：小型幼儿园——6 个班以下；中型幼儿园——6 ~ 9 个班；大型幼儿园——10 个班以上。

2. 幼儿园规模的确定

幼儿园规模以有利于幼儿身心健康、便于管理为原则，通常以中型规模幼儿园为宜，每班人数为 20 ~ 30。幼儿园规模过小，会使设施、师资利用率低，经济效益较差；幼儿园规模过大，易造成管理上不方便，幼儿人数过多也会影响教育质量，同时使幼儿发病率增高，传染病难以控制。确定幼儿园规模时也应考虑所在地区的居民数量，兼顾幼儿园的性质及体制等方面因素，每个幼儿园的服务半径一般不超过 400 ~ 500 米。

（二）幼儿园的园址选择

幼儿园设置应按照“因地制宜、规模适度，就近入园、方便接送”的原则，合理布局。选址是成功开办幼儿园的重要因素，必须考虑到幼儿园的周边环境、交通情况、居民居住情况等问题。规划时还要将近期状况与远期发展结合起来。

1. 环境安静、安全

噪声对幼儿最直接的危害是听力损伤。幼儿园应设在周围环境安静、安全的地方，噪声污染既会对幼儿的听力和神经系统产生有害的影响，又会干扰幼儿园正常的生活和学习秩序，污水、臭气、高压供电线等也会给幼儿造成危险或影响其身心健康发展。因此，幼儿园应远离喧闹的交通要道、车站、码头、机场、工厂、市场等。

2. 空气清新

幼儿园应建在空气清新、环境优美的地区。新鲜的空气是幼儿利用自然因素进行锻炼的重要条件之一，大气污染容易引起幼儿呼吸道疾病，因此幼儿园应远离医院和工业区，如属这类单位的自建园亦应将园址定于常年主导风向的上风处，并有足够的防护距离或可靠的隔离措施。

3. 地势平坦

园内场地应平坦、干燥，保证幼儿活动时的安全，不应设在低凹处，以免排水不畅而影响幼儿活动。

4. 日照充分

幼儿园主体建筑与四周的建筑物应保持一定的距离，在东、南两个方向距离不得小于最高建筑物的2倍；在西、北两个方向距离不得小于最高建筑物的1.5倍。

5. 面积充足

幼儿园的面积应符合《托儿所、幼儿园建筑设计规范》中的规定。保证幼儿园有必需的建筑场地及绿化面积，为幼儿园各种户外设施的设置提供条件，为幼儿的户外活动提供足够的空地。

城市新建住宅区应规划建设与居住人口相适应的幼儿园，原则上每5000人口的住宅小区应配建1所规模为6～8个班的幼儿园；每10000人口的住宅小区应配建1所规模为12～15个班的幼儿园。城市幼儿园规模以6～12个班为宜，一般不宜超过15个班，乡镇中心幼儿园和农村幼儿园规模略小，每班幼儿人数按照大中小班递减，大班为35人。

幼儿园应独立设置，有围墙、大门和传达（警卫）室，适量配备安保人员，以防止外来人员和车辆随便进入，并应设有易于儿童识别的标志、意外事故紧急出口和通道。

三、幼儿园户外环境的卫生要求

（一）建筑物（房舍）

生活用房是园内的主体建筑，它包括活动室、寝室、卫生间（含厕所、盥洗、沐浴）、衣帽贮藏室、功能活动室等。最好坐北朝南，与附近高层建筑保持一定的距离，不宜建成高层建筑。一般将年龄较小班级安排在较低楼层，功能活动室可安排在较高层次。

服务用房与供应用房是园内的附属建筑物，其中服务用房包括医务保健室、隔离室、晨检室（宜设在出入口）、教职工办公室、会议室、值班室、教职工厕所等；供应用房包括厨房、消毒室、洗衣房及库房等。附属建筑物与主体建筑宜分开，厨房与生活用房不宜距离太远，应有能遮雨的走廊将两者相连接，并有通向街道的单独出口。

（二）户外游戏场地

幼儿园必须设置各班专用的室外游戏活动场地。人均面积应不小于2m^2，为防止园内传染病的流行，各班的游戏活动场地之间宜采取分隔措施。应有全园共用的室外游戏活动场地，以供节假日集会或组织集体活动之用。应设置游戏器具、跑道、沙坑、洗手池和戏水池等。

（三）绿化带

幼儿园应有充分的绿化面积，理想标准是达到全园总面积的40%～50%。在幼儿园建筑物周围、道路两旁、场地周围都应栽培花卉、树木，如有可能还应有一定面积的草坪。最好做到春季有花、夏季有荫、秋季有果、冬季有青，把幼儿园建成环境优美的儿童乐园。绿化、美化应是幼儿园户外环境的突出特色。绿化不仅能美化环境、陶冶情操，还能净化空气、调节小环境气候。场地周围可以种植四季花草，用来点缀场地环境。建筑物的周围，可种植品种、花色丰富的低矮灌木和绿篱作为隔离，但要低于窗子。场地四周临街的地方，应多种茂密的常青树，构成绿化保护带，以防风沙和减少噪声。但要注意不宜在幼儿园种植多刺、有臭味、有毒汁和毒果及飞絮多、病虫害多的树种。

四、幼儿园户内环境的卫生要求

幼儿园房舍的空间规划与布置、室内的用具和设备主要构成了幼儿园的户内环境。户内环境应尽可能采用自然光，以自然通风为主。要保证适当的空间密度，因为拥挤的空间会导致幼儿较多的攻击性行为，活动的参与性与社会交往降低。

（一）幼儿园房舍配置的卫生原则

第一，以幼儿为中心，符合幼儿特点，确保为幼儿一日生活的正常进行提供便利条件。便于幼儿的睡眠、进餐、户外活动、教学活动、游戏等各项活动的顺利开展。

第二，应能有效控制传染病在机构内蔓延或流行。各班应有一套单独使用的房间，组成独立的单元，主要包括活动室、寝室、卫生间及贮藏室。

第三，应有安全防范措施。

注意防火：幼儿园生活用房应布置在三层及以下。托儿所生活用房应布置在首层。当布置在首层确有困难时，可将托大班布置在二层，其人数不应超过 60 人，并应符合有关防火安全疏散的规定。

注意用电安全：设置带接地孔的、安全紧闭的、安装高度不低于 1.8m 的电源插座。

注意防止外伤：室内避免明显凸出的物件，墙角、窗台、暖气罩、窗口竖边等棱角部位必须做成小圆角；1.3m 以下的墙面以及地面不应粗糙，而应采用光滑且易清洁的材料；阳台及屋顶平台的护栏净高不应低于 1.3m；幼儿经常出入的门应在距地面 0.6m 处加设幼儿专用拉手；楼梯两侧都应安装幼儿扶手，高度为 60cm；楼梯要有保护栏杆，栏杆高度不得低于 9cm，每根栏杆之间的距离不大于 9cm；楼梯高度以幼儿自然抬腿为宜，高宜为 13cm，宽度宜为 26cm；使用玻璃材料时，应采用安全玻璃；不应设置门槛和弹簧门。

（二）幼儿园房舍的卫生要求

1. 活动室

（1）有足够的空间。《幼儿园工作规程》第二章第十一条提出：“幼儿园规模应当有利于幼儿身心健康，便于管理，一般不超过 360 人。幼儿园每班幼儿人数一般为：小班（3 周岁至 4 周岁）25 人，中班（4 周岁至 5 周岁）30 人，大班（5 周岁至 6 周岁）35 人，混合班 30 人。寄宿制幼儿园每班幼儿人数酌减。”

活动室是幼儿直接用房中的主体部分，是幼儿园幼儿活动的中心。卧室、盥洗室、厕所、更衣室都应围绕活动室安排。为保证幼儿上课、游戏和进餐等活动的进行，活动室应有足够的空间，通道清晰且无障碍物，面积不小于 $70m^2$，层高不低于 3m，每个幼儿至少能得到 $8m^3$ 的空气。

每间活动室要有两个出口，其宽度不应小于 1.2m。门扇要向外开，不要有门槛，并经常保持通畅无阻，以避免意外事件的发生。材料应采用较为坚固的木制门，双面均宜平滑、无棱角。

（2）有充足的光线。幼儿园主体建筑物不应采用东西朝向，最好采用南北向的双侧采光；南外廊北活动室时，应以北向窗为主要采光面，教师应将小黑板、贴绒板等置于室内东面，以使幼儿作业时大部分桌面能形成左侧采光。窗台距地面高度不宜大于 0.6m，窗高（由地面至窗上缘）不低于 2.8m。窗的开启方式尤其应给予足够的重视，因为活动室窗台较低，窗扇开启方式稍不注意，就易使幼儿碰头，造成危险，因此在距地 1.3m 以内不得设有平开窗扇，最好采用推拉式窗扇，开启方便、安全可靠。

阴雨天光线不足，早晨、晚间活动，需用人工照明来辅助教室采光的不足。人工照明时，活动室照度的大小主要取决于灯的种类、功率和数量，而照度的均匀程度则取决于灯的数量和悬挂高度。一般 50 ~ 60m^2 的活动室，可安装 6 盏 40W 的日光灯，各灯间的距离为 2m，灯与墙、灯与桌面间的距离也为 2m。天花板、墙壁的颜色对室内照明有一定影响，宜用浅色。

（3）良好的通风。通风的目的在于排出室内的混浊空气，换进新鲜空气，并调节室内的温度与湿度。通风的形式主要采用自然通风，即通过门、窗、通风孔及建筑材料的缝隙，使室内外空气交流。为了加强室内通风，可加大窗户面积，并可在对侧开窗。幼儿园应按不同季节的天气，规定合理的开窗通风制度，冬季可使用通风小窗。在自然通风的情况下，室内气温仍然达到 30℃时，应采用人工通风。

最热月平均室外气温大于和等于 25℃地区托儿所、幼儿园建筑，宜设置空调设备或预留安装空调的条件，并应符合相关规定。使用空调时，注意不要门窗紧闭，可开一通风小窗进行换气，并注意保湿。

（4）防寒保暖。托幼机构的活动室、卧室、办公室、保健医室和隔离室的室内温度不得低于 20℃，盥洗室、卫生间的温度不得低于 24℃，浴室和更衣室的温度不得低于 25℃。室内的相对湿度为 30% ~ 80%，风速不超过 0.2m/s。室内温度还应尽量保持均匀，室内水平面各点的温度差以及垂直各点（头部和足部）的温度差最好不超过 2℃，卧室内昼夜的温度差不超过 2 ~ 6℃。

冬季，幼儿活动室内应维持一定的温度。在北方需要有取暖的设施，没有暖气的地方也可用火炉、火炕、火墙等，使用这些取暖设备时，要特别注意安全。利用火炉取暖时，应安装烟囱以便排烟，炉子周围应有炉档，防止幼儿玩火。空气干燥时。炉子上要放上水壶，以调节室内空气的湿度。利用取暖器取暖时，也要告诉幼儿不要靠得太近，以免烫伤。

地面要保暖、富有弹性，最好是木地板，不宜采用水泥和水磨石地面，那样触感太硬、缺少弹性，易使幼儿摔伤，冬季对幼儿腿部保暖也不利。墙面用乙烯基材料、可洗性墙纸、油漆涂料做其表面较为合适。活动室内的噪声级不应大于 50 dB。

2. 卧室

寄宿制幼儿园或全日制幼儿园应设专门的幼儿卧室，幼儿卧室最小使用面积为 60m^2。为了避免幼儿卧床时的紧密接触，并考虑方便教师和幼儿在床间行走，床与床之间要有一定的距离，床头间距应为 0.5m 左右，两行床间距离为 0.9m 左右；寝室墙面的色调宜用淡色；应配质地较厚且颜色较深的窗帘，使幼儿午睡时能较好遮光。寝室地面最好铺设木地板。寝室内要注意防潮和通风，为幼儿创设适宜的睡眠环境，宜做到“三开三关”：幼儿睡觉前提前开窗通风，幼儿进入寝室入睡前关好窗；幼儿睡觉时适当开窗以利于室内空气新鲜，幼儿起床前关好窗，以免幼儿起床时受凉；幼儿起床结束后开窗一段时间再关好窗。被褥应经常清洗、曝晒，根据气候及时更换。寝室内应安装紫外线灭菌灯，以便于经常进行室内的空气消毒。

3. 盥洗室和厕所

盥洗室每班一间，最小使用面积为 8m^2 左右，一般设在厕所与活动室及卧室之间，室内设盥洗台和 5 ~ 6 个水龙头，盥洗台最好设在室中央，避免洗涤时的拥挤，利于保持墙壁的清洁。寄宿制托幼机构还应在盥洗室设置淋浴池。幼儿的盥洗用具应分开使用，挂毛巾的架子要注意使每条毛巾之间有一定的距离，避免互相接触。没有自来水的地区，可利用水桶、水缸并凿孔制成流动盥洗设备。

厕所内可设大便池 2 ~ 5 个，小便池 1 个，小班幼儿可使用便盆。厕所必须通风良好，避免臭气直接进入活动室或卧室。

卫生间应有独立的、专门的污水池，用于冲洗抹布或倒污水。

4. 厨房

厨房是幼儿园进行主副食加工的主要场所，不可避免会产生油烟、气味和噪声，因此应将厨房和生活用房分开单独设置，但又不宜过远。厨房内应有各种必备的烹调设备，洗切食物、贮存生熟食物和洗刷食具的设备以及防蝇、防鼠、防蟑螂等卫生设备。配餐间应有专人负责，加强卫生管理。

5. 保健室、隔离室和晨检室

为便于保健老师开展园内卫生保健工作，全园应设保健室一间，其最小使用面积按幼儿园规模大小，一般为 12 ~ 15m^2，保健室内应有盥洗设备和简单的医疗器械及常用药品。

隔离室供隔离传染病患儿及临时观察、治疗患儿所用，故出入口要远离活动室，其使用面积一般为 10 ~ 16m^2，设有 1 ~ 3 个床位，并有专用的盥洗用具和独立的厕所。保健室和隔离室宜相邻设置，与幼儿生活用房有适当的距离。

晨检室应设在建筑物的主出入口。

（三）幼儿园用具设备的卫生原则

合乎卫生要求的用具设备是幼儿教育得以实施的必要物质基础，尤其是与幼儿生活关系密切的桌椅家具、玩具、书籍、文具等，对幼儿的健康发展影响甚大。用具设备总的卫生要求是：舒适美观、便于清洗、安全无害、布置合理。

1. 玩具

幼儿玩具的基本卫生要求是：无毒、安全、牢固、耐玩、易于保洁与消毒，对幼儿身心的健康发展能起到良好的促进作用。

选购玩具时，要考虑到玩具的材料应便于洗涤和消毒。通常以塑料玩具为好，其表面光滑，不易污染，又容易消毒。布玩具、毛皮制的玩具易污染，又不易消毒，幼儿园不宜购置。其次注意玩具上的涂料不能含有铅、砷、汞等有毒物质。此外，还要注意玩具的表面必须无锐利的尖角，以免刺伤幼儿。口琴类的玩具不卫生，极易传播疾病，就不宜在幼儿园里使用。玩具的大小、重量要适合幼儿的体力。玩具应经常保洁和定期消毒。

2. 书籍

幼儿阅读的图书常以图画为主，并配以必要的文字说明。幼儿读物的文字、插图及符号要大而清晰，文字与纸张之间在色调上要有明显的对比，如用黑色油墨印刷，纸张就应当是白色的。纸张要耐用，不易破损，纸面要平坦、光滑，而又不反光。书籍及重量适于幼儿使用。过脏过破的图书不宜继续使用。

3. 文具

幼儿应选用不含有毒色素或有毒物质的铅笔、蜡笔、绘画颜料、墨水等。铅笔杆上所涂颜色部分应有不脱落、不溶于水的透明漆膜。铅笔芯不宜太硬，否则字迹太浅，易造成幼儿视力疲劳。幼儿书包宜选择较轻便的双肩背包。

4. 黑板

黑板应平坦，不反光，最好使用磁性的，磁性黑板表面平整、无裂缝、不反光，使用方便卫生。使用一般黑板应尽可能用湿的抹布拭去粉笔印记；在使用贴绒教具时，也应注意颜色的反差度。书写在黑板上的字，要使幼儿都能看清楚。尽量使用无尘粉笔。少用彩色粉笔，因为彩色粉笔中多含有毒物质。

5. 桌椅

合适的桌椅有助于幼儿保持良好的坐姿，防止脊柱弯曲，保护视力，有利于幼儿的生长发育。桌椅的配置应以幼儿的身高及上、下肢比例为依据。

（1）正确的坐姿。正确的坐姿应不使视觉紧张，不使胸腔和腹腔的器官受压制，要使呼吸自如，身体各器官的血液循环通畅，骨骼肌肉的负担应尽量减轻。幼儿正确的坐姿是：脊柱正直，头不歪；大腿水平，两足着地（脚掌平放于地面上）。在写字、画画时，身体可微前倾；在听讲或手持书本阅读时，身体可微后倾。

（2）桌椅的卫生要求。桌椅的卫生要求是：适合就座幼儿的身材，有利于良好坐姿的形成，减少疲劳的产生，有助于保护视力，不妨碍幼儿正常的生长发育；安全、坚固、物美价廉，不妨碍活动室的彻底打扫。其中以良好的坐姿为最基本的卫生要求。

①椅子的具体要求。

椅高：指椅面前缘的最高点距离地面的垂直高度。合适的椅高应与小腿高相适应，或略低于小腿高1cm。幼儿就座时，大腿大部分平放于椅面上，脚掌平放在地板上，与小腿成直角，腘窝部不受压力，脚底着地，下肢可着力于整个脚掌上，两脚也可前后移动。

椅深：指椅面的前后宽度。适宜的椅深应使大腿长的 2/3 ~ 3/4 置于椅面上，幼儿就座时小腿后面应留有空隙。

椅宽：指椅面左右两侧的距离。应是幼儿臀部的宽度再加 5 ~ 6cm。

椅背：椅背的高度应略高于幼儿肩胛骨的下缘，在腰部设有横挡，横挡以上应向后侧倾斜 7° 为宜，这样的椅背使幼儿腰背部有两个支点，坐时可使腰背部肌肉得到休息。

②桌子的具体要求。

桌子：幼儿用的桌子必须与椅子相配套，使桌椅间的高度差适宜，并注意桌子本身的结构和大小。桌椅的颜色应选用浅色，但不宜使用白色，因白色反射率太高，易伤眼睛，同时极易污染，不易清洁。桌面、椅面要每天擦抹，其余部分要定期擦抹，以保证清洁、卫生。桌椅的重量应适中，便于幼儿自己安全搬动。

表 8-1　幼儿园桌椅的高度标准

身高/cm	椅高/cm	桌高/cm
100 以下	24	44.5
100 ~ 110	27	48.5
110 ~ 120	30	53.0

桌椅高度差：合适的桌椅高度差（桌面与椅面间垂直距离）约等于人体的 1/3 坐高。当幼儿坐在桌旁，以两臂自然地放在桌面上，两肩齐平，背部挺直为宜。过大或过小的高度差都会造成幼儿脊柱弯曲。

桌面：宜用平面桌，最好选用双人桌，避免几个幼儿同用一张桌子，相互干扰。用双人桌，使幼儿都能得到来自左上方的光线。因幼儿桌面较低，不要设抽屉，以免影响幼儿下肢的活动。

6. 床具

幼儿用床必须坚固、稳定，以木板床为宜。幼儿不宜用弹簧床、沙发床、柔软的席梦思床，因为这类床不利于幼儿保持正确的睡姿。帆布床较为轻便，也可采用，但使用时必须扯紧帆布，否则也不利幼儿保持正确的睡姿。为了方便幼儿就寝，保证幼儿的安全，要尽量避免使用双层床，尤其是小班不宜采用。

卧室中应为每个幼儿配备一张小床。幼儿床的大小、长短以及结构等一定要适合幼儿的身材。具体地说：床的长度应为幼儿的身高再加上 15 ~ 25cm，床宽应是幼儿肩宽的 2 ~ 2.5 倍。床高一般为 30 ~ 40cm。床的周围应设有栏杆，并在一侧留出上下床的空隙。

若卧室较小，或将幼儿的睡眠安排在活动室内，可以使用双层床或幼儿折叠床，其尺寸大小以及结构等方面的设计，也应适合于幼儿的身体以及考虑到幼儿的健康。

7. 多媒体设备

随着多媒体设备在幼儿园教育活动中的广泛运用，多媒体逐渐成为现代幼儿园教育教学过程中不可缺少的辅助工具。多媒体教学可以充分显示生动、活泼、直观、形象的特点，为幼儿所喜爱。

多媒体设备主要由移动电子白板支架、电子白板、音响、展台、电脑组成。多媒体教学是“辅助”而不是“代替”，多媒体不能完全取代其他教学手段，多媒体设备运用一定要精不能滥。运用多媒体设备时要注意：

（1）多媒体设备配置要合理，屏幕不是越大越好，电子白板支架要牢固。多媒体设备要定期进行维护和更新，如投影机老化，文字、图片、图像模糊不清，会影响幼儿的学习效果。设备故障太多，则会影响教学活动的正常进行。

（2）在运用多媒体设备时，要求幼儿离多媒体设备保持适度的距离，最前排距电视机不得少于 2 米，最后一排不得超过 5 米。观看的时间不宜过长，要注意保护幼儿的视力，一般每周以 1 ~ 2 次为宜，3 ~ 4 岁每次以 10 ~ 15 分钟为宜，5 ~ 7 岁每次以 25 ~ 30 分钟为宜。同时，音量也不宜过大，以免幼儿的听力受到损伤。

（3）教师要提高运用多媒体的技能，并能进行多媒体课件制作。课件要具有科学性和艺术性，色彩搭配协调，界面及内容简洁、美观，符合幼儿的视觉心理。文字、图片、音频、视频、动画等配合恰当，符合课件主题。

8. 体育设备

幼儿园要准备各种供幼儿运动的体育设备，体育设备要适合幼儿的身心特点，促进幼儿身体健康地发展。幼儿园的运动器械有大、中型的，如滑梯、秋千、转椅、荡船、攀登架、摇马、平衡板、投掷架等，也有小型的运动器械，如小三轮车、手推车、塑料圈、哑铃、各种球等。

幼儿运动器械应符合下列卫生要求：

（1）坚固、耐用、光滑、使用安全，高矮、大小、坡度等均适合于幼儿的年龄特点，有利于幼儿的身心健康与发展。

（2）在每次活动以前，要仔细检查器械的关键部位是否安全。

（3）当发现有破损、脱落、变锈等现象时，应立即停止使用该器械，并及时加以处理。

（4）定期进行检修，加强安全与清洁管理等。

幼儿体育活动场地以草地或泥地为宜，必须清洁、平坦，不得有任何会给幼儿带来损伤的异物，如玻璃、石块、碎砖、木桩等，场地内也不得有积水。

本章小结

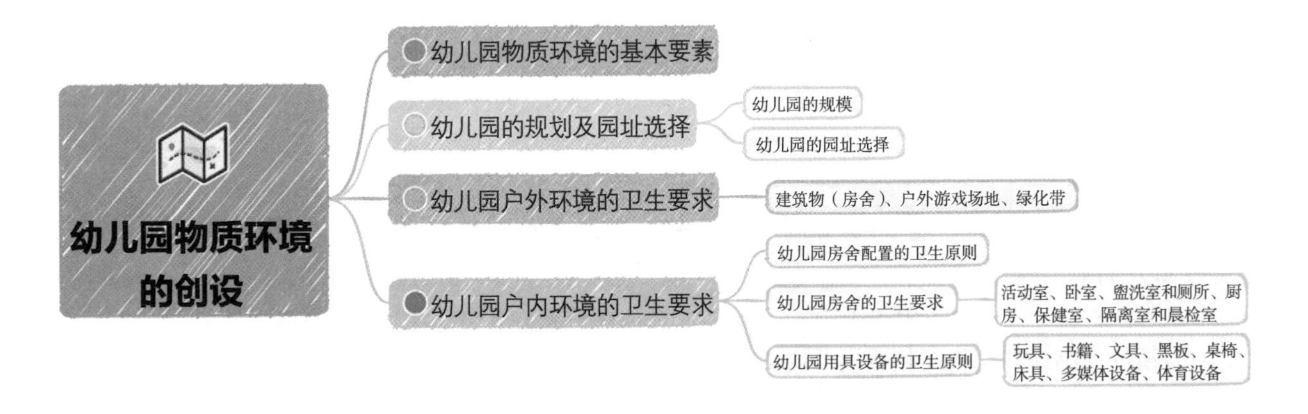

重点 1：幼儿园的园址选择

（1）环境安静、安全。

（2）空气清新。

（3）地势平坦。

（4）日照充分。

（5）面积充足。

重点 2：幼儿园房舍的卫生要求

（1）活动室：面积不小于 70m^2，层高不低于 3m，每个幼儿至少能得到 8m^3 的空气。窗台距地面高度不宜大于 0.6m，窗高（由地面至窗上缘）不低于 2.8m。

（2）卧室：不小于 60m^2 床头间距应为 0.5m 左右，两行床间距离为 0.9m 左右。

重点 3：幼儿园桌椅的具体要求

椅高：椅高应与小腿高相适应，或略低于小腿高 1cm。

椅深：大腿长的 2/3 ~ 3/4 置于椅面上。

椅宽：幼儿臀部的宽度再加 5 ~ 6cm。

桌椅高度差：人体的 1/3 坐高。

课后习题 8-2

一、判断题

1. 活动室应有足够的空间，通道清晰且无障碍物，面积不小于 20m^2，层高不低于 3m，每个幼儿至少能得到 8m^3 的空气。（　　）

2. 活动室的窗应向南，不应向北或向西，窗台距地面高度不宜大于 0.6m，窗高（由地面至窗上缘）不低于 2.8m，以保证足够的采光。（　　）

3. 口琴类的玩具不宜在幼儿园里使用。（　　）

4. 幼儿园应有充分的绿化面积，最好做到春季有花、夏季有荫、秋季有果、冬季有青。（　　）

5. 场地中心可以种植四季花草，用来点缀场地环境。（　　）

6. 铅笔芯不宜太软，否则字迹太浅，易造成幼儿视力疲劳。（　　）

7. 活动室门扇要向内开，不要有门槛，并经常保持通畅无阻，以避免意外事件的发生。（　　）

8. 通风的形式主要采用人工通风，即通过门、窗、通风孔及建筑材料的缝隙，使室内外空气交流。（　　）

9. 书写在黑板上的字，要使幼儿都能看清楚。尽量使用无尘粉笔。多用彩色粉笔，因为彩色粉笔更能吸引幼儿注意。（　　）

10. 口琴类的玩具不卫生，极易传播疾病，就不宜在幼儿园里使用。（　　）

二、选择题

1. 幼儿园内建筑物的主体是幼儿的直接用房，主体建筑物最好南北朝向，以（　　）层为宜。

A. 1 ~ 2　　B. 2 ~ 3　　C. 3 ~ 4　　D. 4 ~ 5

2. 幼儿园卧室的床与床之间要有一定的距离，床头间距应为（　　）m 左右，两行床间距离为（　　）m 左右。

A. 0.3；0.5　　B. 0.3；0.9　　C. 0.5；0.5　　D. 0.5；0.9

3. 合适的椅高应与小腿高相适应，或略（　　）于小腿高（　　）cm。

A. 低；0.5　　B. 低；1　　C. 高；0.5　　D. 高；1

4. 合适的桌椅高度差（桌面与椅面间垂直距离）约等于人体的（　　）坐高

A. 1/2　　B. 1/3　　C. 1/4　　D. 2/5

5. 床的长度应为幼儿的身高再加上 15 ~ 25cm，床宽应是幼儿肩宽的（　　）倍。

A. 1 ~ 1.5　　B. 1.5 ~ 2.5　　C. 2 ~ 2.5　　D. 2.5 ~ 3

三、案例分析

王老师发现菲菲闭嘴不言，于是走到她跟前，发现菲菲嘴里含着一颗小纽扣。原来，菲菲特别喜欢毛绒玩具上用小红扣做的“小眼睛”，于是就从毛绒玩具上抠下来放在嘴里。幸好王老师发现得及时，否则后果不堪设想。

请问：该案例给我们哪些启发？

单元三　幼儿园精神环境的创设

导学视频

【案例导入】

在教育过程中，有的教师对精神环境的创设认识不足，不把婴幼儿放在与自己平等的位置上，认为他们什么都不懂，动辄训斥。这种师幼关系往往很紧张，婴幼儿怕教师，认为教师是可敬而不可亲的，幼儿缺乏自信，不敢表达自己的需要、好恶等。还有的教师偏爱、喜欢漂亮、聪明、听话的婴幼儿，厌恶调皮好动的婴幼儿，歧视能力差、体质弱的婴幼儿。被宠的婴幼儿易骄傲、奉承、讨好；失宠的婴幼儿易自卑，而且可能引发出嫉妒、怨恨等不良心理。

那么什么是精神环境？你认为精神环境会影响婴幼儿的身心健康吗？以上教师的做法合理吗？作为未来的保教工作者，你认为应为婴幼儿创设什么样的精神环境呢？

在幼儿园教育环境创设中，普遍存在着重物质环境轻精神环境的现象，这会阻碍幼儿的身心健康发展。

幼儿教育从本质上讲就是一种环境的创造。幼儿更需要在相互信任、相互平等、相互尊重的环境中生活，这样的环境会使他们感到安全、温暖、宽松和愉快，也只有这样，幼儿才能积极主动地活动与学习、探索与创造，从而获得最佳的发展。依据幼儿的年龄特点，创设符合幼儿发展和教育要求的精神环境，必须做好以下工作：

一、树立现代幼儿观和教育观，建立良好的教师与幼儿交往关系

幼儿观是对幼儿总的认识，即各种对待幼儿观点的总和；教育观是在一定的幼儿观指导下，对幼儿的态度和所施行的教育思想，它是在幼儿观的基础上产生的。

教师应树立体现现代教育思想的幼儿观和教育观，首先，要热爱、尊重并了解幼儿，为幼儿营造一种安全、温馨、轻松、愉快的精神环境。教师热爱幼儿是其热爱教育事业的直接表现，是教育的灵魂，是教师对幼儿进行教育的基础。这种爱是原则的、公正的、有理智的和有分寸的。教师要以宽宏的胸怀去爱全体幼儿，而不只是爱几个幼儿。教师要善于设身处地地体验幼儿的所作所为，耐心细致地观察、了解幼儿的内心世界，以真诚、热爱和关怀的态度去对待每一个幼儿，做到一视同仁。

其次，教师应当以民主的态度来对待幼儿，善于疏导而不是压制，允许幼儿表达自己的想法和建议，而不以权威的命令去要求幼儿。这种自由而不放纵、指导而不支配的民主教养态度和方式体现了对幼儿的尊重，能使幼儿具有较强的社会适应能力，使幼儿能够积极、主动、大胆、自信，同时，自我接纳和自我控制能力得到较好的发展。

再次，在教师与幼儿的交往中，要尽量采用多种适宜的身体语言动作。例如，微笑、点头、注视、肯定性手势、抚摸、轻拍脑袋和肩膀等。在师生交往中，应尽量采用这类“此时无声胜有声”的方式，用身体接触、表情、动作等来表示自己对幼儿的关心、接纳、爱抚、鼓励或者不满意、希望停止当前行为等。教师在与幼儿交谈时，最好保持较近的距离和视线的接触。

二、培养幼儿群体，建立良好的幼儿与幼儿交往关系

随着年龄的增长，幼儿的社会意识也随之增强，他们不会仅仅满足于与双亲、老师之间的情感交流。幼儿园中伙伴之间的情感交流会使幼儿产生安全感，而这种心理感受又是幼儿喜爱幼儿园并接受良好教育的心理基础。因此，在幼儿园的精神环境创设中，要力求为幼儿提供一个平等、和谐、团结、友爱的班集体，并充分利用集体的教育力量。

教师初建班集体时，应坚持正面教育和集体教育的原则，使幼儿个体的才能在集体中得到充分表现，逐渐使幼儿产生自信和自主感。教师要注意引导、鼓励和帮助幼儿参加各种活动，并随时肯定、表扬他们的积极性，这将会激励他们的主动精神。

教师要引导幼儿学会相互交流思想和感情，在平时应让幼儿相互说说对某件事情的感受，学会观察他人的喜怒哀乐，了解他人的情绪情感状态等，建立同伴间相互关心、友爱的气氛。这样的教育应贯穿于日常教育活动的每一个细小的环节中。

三、以身示范，建立良好的教师与教师交往关系

教师与教师之间的人际交往对幼儿的社会性培养具有多重的影响。首先，教师间的交往是幼儿同伴交往的重要榜样。教师教育幼儿要互相关心、帮助、抚慰、合作，如果教师自己做到了，那幼儿就很容易产生这种行为方式并且长期稳定下来。其次，教师间的交往对班级、幼儿园的良好的气氛产生影响。教师间如果相互关心、相互帮助，就会给班、园带来一种温情的气氛，幼儿耳濡目染，容易激发出积极的社会性行为。

四、沟通交流，建立良好的教师与家长交往关系

《幼儿园教育指导纲要（试行）》指出家庭是幼儿园重要的合作伙伴。应本着尊重、平等、合作的原则，争取家长的理解、支持和主动参与，并积极支持、帮助家长提高教育能力。幼儿园的各项教育离不开家长的配合，要建立良好的精神环境同样也离不开家长的支持和帮助，教师要经常和家长交流，互相学习、取长补短，共同教育好幼儿，教师和家长的关系直接影响到教师和幼儿的关系。

除此之外，还应形成良好的幼儿园风气，幼儿园的日常规则、一般行为标准也是幼儿园精神环境创设的重要部分。

我们可以从以下各方面对幼儿园的精神环境予以评估：①师生间、同伴间是否充满爱与温暖的情感气氛；②是否富于智力的、体力的、语言的、社会的、美学的、道德的各种刺激；③是否有助于发展幼儿积极的自我概念与自信心；④是否能够经常满足幼儿的各种需要；⑤是否鼓励探索与创新；⑥是否有利于幼儿自己选择、独立操作与开发自主性活动；⑦是否鼓励互助、合作、轮流与分享；⑧能否激发幼儿兴趣和内在学习动机等。

《幼儿园教育指导纲要（试行）》第三部分“组织与实施”中第八条明确指出：“环境是重要的教育资源，应通过环境的创设和利用，有效地促进幼儿的发展。”物质环境如同硬件，精神环境如同软件，而软件的建设重于一切。因为教育是塑造人的灵魂的工作。因此，作为一名幼教工作者，要为幼儿创设良好的园内环境，就要硬件、软件一同抓，从而使环境整体教育功能得以发挥，有效促进幼儿的全面发展。

本章小结

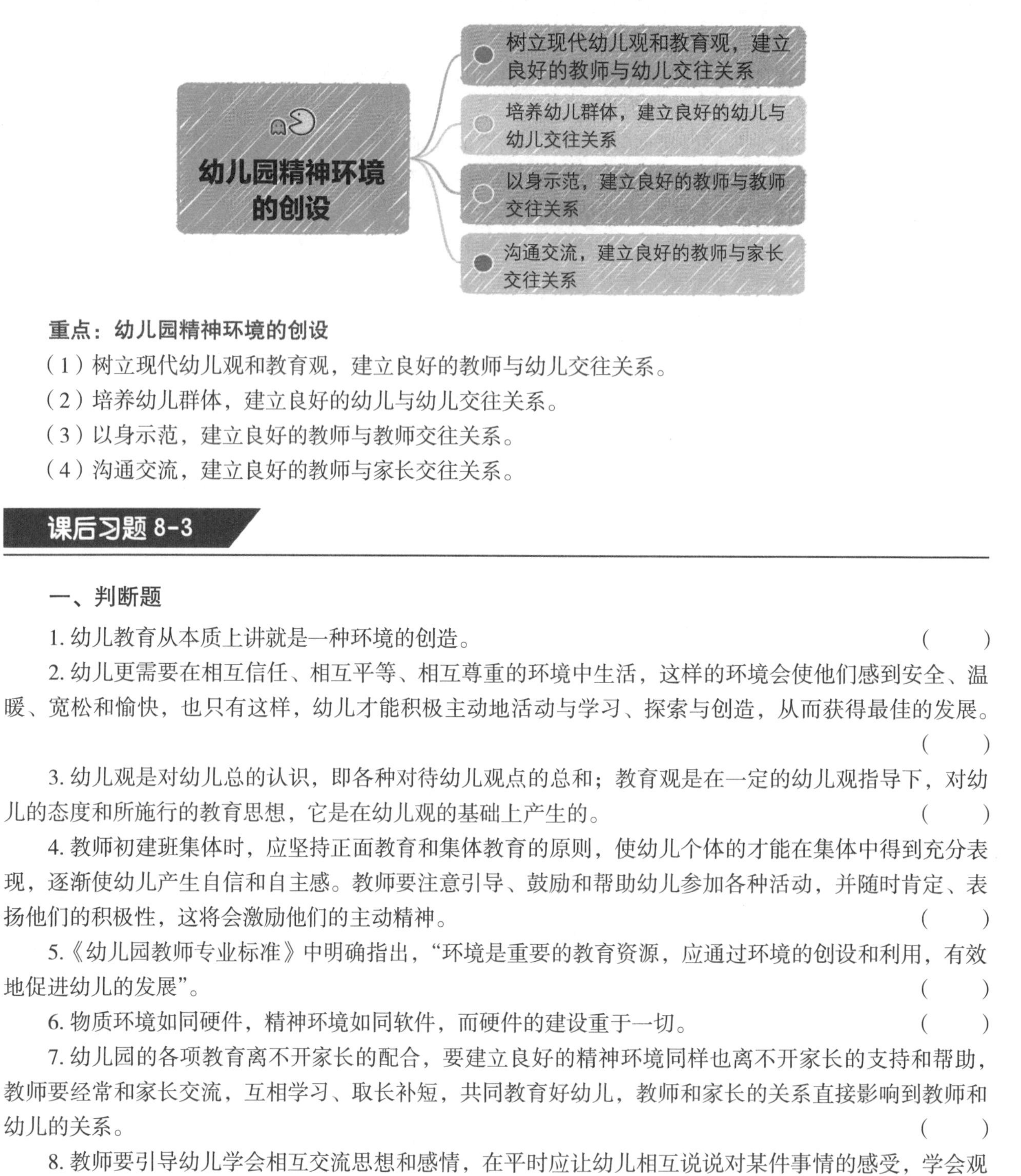

重点：幼儿园精神环境的创设

（1）树立现代幼儿观和教育观，建立良好的教师与幼儿交往关系。

（2）培养幼儿群体，建立良好的幼儿与幼儿交往关系。

（3）以身示范，建立良好的教师与教师交往关系。

（4）沟通交流，建立良好的教师与家长交往关系。

课后习题 8-3

一、判断题

1. 幼儿教育从本质上讲就是一种环境的创造。（　　）

2. 幼儿更需要在相互信任、相互平等、相互尊重的环境中生活，这样的环境会使他们感到安全、温暖、宽松和愉快，也只有这样，幼儿才能积极主动地活动与学习、探索与创造，从而获得最佳的发展。（　　）

3. 幼儿观是对幼儿总的认识，即各种对待幼儿观点的总和；教育观是在一定的幼儿观指导下，对幼儿的态度和所施行的教育思想，它是在幼儿观的基础上产生的。（　　）

4. 教师初建班集体时，应坚持正面教育和集体教育的原则，使幼儿个体的才能在集体中得到充分表现，逐渐使幼儿产生自信和自主感。教师要注意引导、鼓励和帮助幼儿参加各种活动，并随时肯定、表扬他们的积极性，这将会激励他们的主动精神。（　　）

5.《幼儿园教师专业标准》中明确指出，"环境是重要的教育资源，应通过环境的创设和利用，有效地促进幼儿的发展"。（　　）

6. 物质环境如同硬件，精神环境如同软件，而硬件的建设重于一切。（　　）

7. 幼儿园的各项教育离不开家长的配合，要建立良好的精神环境同样也离不开家长的支持和帮助，教师要经常和家长交流，互相学习、取长补短，共同教育好幼儿，教师和家长的关系直接影响到教师和幼儿的关系。（　　）

8. 教师要引导幼儿学会相互交流思想和感情，在平时应让幼儿相互说说对某件事情的感受，学会观察他人的喜怒哀乐，了解他人的情绪情感状态等，建立同伴间相互关心、友爱的气氛。这样的教育应贯穿于日常教育活动的每一个细小的环节中。（　　）

9. 在教师与幼儿的交往中，要尽量采用多种适宜的语言。（　　）

10. 教师在与幼儿交谈时，最好保持较远的距离和视线的接触。（　　）

二、选择题

1. 依据幼儿的年龄特点，创设符合幼儿发展和教育要求的精神环境，必须做好以下工作：（　　）

①树立现代幼儿观和教育观，建立良好的教师与幼儿交往关系

②培养幼儿群体，建立良好的幼儿与幼儿交往关系

③以身示范，建立良好的教师与教师交往关系

④沟通交流，建立良好的教师与家长交往关系

A. ①②③④　　B. ①②③　　C. ①②④　　D. ②③④

2. 下列不属于幼儿园精神环境创设的重要部分的是（　　）。

A. 良好的幼儿园风气　　B. 幼儿园的日常规则

C. 一般行为标准　　D. 干净整齐的教室

3. 下列不属于教师与教师之间的人际交往对幼儿的社会性培养具有多重影响的是（　　）。

A. 教师间的交往是幼儿同伴交往的重要榜样

B. 有利于幼儿自己选择、独立操作与开发自主性活动

C. 教师间的交往对班级、幼儿园的良好的气氛产生影响

D. 教师间温情的气氛容易激发出幼儿积极的社会性行为

4. 我们可以从以下哪些方面对幼儿园的精神环境予以评估（　　）。

①师生间、同伴间是否充满爱与温暖的情感气氛；②是否富于智力的、体力的、语言的、社会的、美学的、道德的各种刺激；③是否有助于发展幼儿积极的自我概念与自信心；④是否能够经常满足幼儿的各种需要；⑤是否鼓励探索与创新；⑥是否有利于幼儿自己选择、独立操作与开发自主性活动；⑦是否鼓励互助、合作、轮流与分享；⑧能否激发幼儿兴趣和内在学习动机等。

A. ①②③④⑤⑥⑦　　B. ②③④⑤⑥⑦⑧

C. ①②③④⑤⑥⑧　　D. 以上都是

5.（　　）是其热爱教育事业的直接表现，是教育的灵魂，是教师对幼儿进行教育的基础。这种爱是原则的、公正的、有理智的和有分寸的。

A. 教师关心幼儿　　B. 教师热爱幼儿

C. 教师遵守职业道德　　D. 教师为人师表

三、案例分析

小一班的丹丹在一次舞蹈课上，由于动作没有达到老师的要求而受到了老师的严厉批评和同伴的嘲笑。从那以后，丹丹就不肯去幼儿园了。过了一段时间，丹丹的父母把她转到另外一所幼儿园。该幼儿园的孙老师得知这一情况后，在舞蹈课上尽量给丹丹做一些示范和指导，对丹丹的每一个小进步都给予表扬。后来，丹丹也能很好地完成一些舞蹈动作。慢慢地，丹丹喜欢上了孙老师，也喜欢去幼儿园了。

请问：

（1）丹丹对于上幼儿园态度的转变来自哪里？

（2）幼儿园教师应如何为幼儿创设良好的精神环境？

附录：托儿所幼儿园卫生保健工作规范

为贯彻落实《托儿所幼儿园卫生保健管理办法》（以下简称《管理办法》），加强托儿所、幼儿园（以下简称托幼机构）卫生保健工作，切实提高托幼机构卫生保健工作质量，特制定《托儿所幼儿园卫生保健工作规范》（以下简称《规范》）。

托幼机构卫生保健工作的主要任务是贯彻预防为主、保教结合的工作方针，为集体儿童创造良好的生活环境，预防控制传染病，降低常见病的发病率，培养健康的生活习惯，保障儿童的身心健康。

第一部分　卫生保健工作职责

一、托幼机构

（一）按照《管理办法》要求，设立保健室或卫生室，其设置应当符合本《规范》保健室设置基本要求。根据接收儿童数量配备符合相关资质的卫生保健人员。

（二）新设立的托幼机构，应当按照本《规范》卫生评价的要求进行设计和建设，招生前应当取得县级以上卫生行政部门指定的医疗卫生机构出具的符合本《规范》的卫生评价报告。

（三）制订适合本园（所）的卫生保健工作制度和年度工作计划，定期检查各项卫生保健制度的落实情况。

（四）严格执行工作人员和儿童入园（所）及定期健康检查制度。坚持晨午检及全日健康观察工作，卫生保健人员应当深入各班巡视。做好儿童转园（所）健康管理工作。定期开展儿童生长发育监测和五官保健，将儿童体检结果及时反馈给家长。

（五）加强园（所）的传染病预防控制工作。做好入园（所）儿童预防接种证的查验，配合有关部门按时完成各项预防接种工作。建立儿童传染病预防控制制度，做好晨午检，儿童缺勤要追查，因病缺勤要登记。明确传染病疫情报告人，发现传染病病人或疑似传染病人要早报告、早治疗，相关班级要重点消毒管理。做好园（所）内环境卫生、各项日常卫生和消毒工作。

（六）加强园（所）的伤害预防控制工作，建立因伤害缺勤登记报告制度，及时发现安全隐患，做好园（所）内伤害干预和评估工作。

（七）根据各年龄段儿童的生理、心理特点，在卫生保健人员参与下制订合理的一日生活制度和体格锻炼计划，开展适合儿童年龄特点的保育工作和体格锻炼。

（八）严格执行食品安全工作要求，配备食堂从业、管理人员和食品安全监管人员，制订各岗位工作职责，上岗前应当参加食品安全法律法规和儿童营养等专业知识培训。做好儿童的膳食管理工作，为儿童提供符合营养要求的平衡膳食。

（九）卫生保健人员应当按时参加妇幼保健机构召开的工作例会，并接受相关业务培训与指导；定期对托幼机构内工作人员进行卫生保健知识的培训；积极开展传染病、常见病防治的健康教育，负责消毒隔离工作的检查指导，做好疾病的预防与管理。

（十）根据工作要求，完成各项卫生保健工作记录的填写，做好各种统计分析，并将数据按要求及时上报辖区内妇幼保健机构。

二、妇幼保健机构

（一）配合卫生行政部门，制订辖区内托幼机构卫生保健工作规划、年度计划并组织实施，制订辖区内托幼机构卫生保健工作评估实施细则，建立完善的质量控制体系和评估制度。

（二）依据《管理办法》，由卫生行政部门指定的妇幼保健机构对新设立的托幼机构进行招生前的卫生评价工作，并出具卫生评价报告。

（三）受卫生行政部门委托，妇幼保健机构对取得办园（所）资格的托幼机构每 3 年进行 1 次卫生保健工作综合评估，并将结果上报卫生行政部门。

（四）地市级以上妇幼保健机构负责对当地托幼机构卫生保健人员进行岗前培训及考核，合格者颁发培训合格证。县级以上妇幼保健机构每年至少组织 1 次相关知识的业务培训或现场观摩活动。

（五）妇幼保健机构定期对辖区内的托幼机构卫生保健工作进行业务指导。内容包括一日生活安排、儿童膳食、体格锻炼、健康检查、卫生消毒、疾病预防、伤害预防、心理行为保健、健康教育、卫生保健资料管理等工作。

（六）协助辖区内食品药品监督管理、卫生监督和疾病预防控制等部门，开展食品安全、传染病预防与控制宣传教育等工作。

（七）对辖区内承担托幼机构儿童和工作人员健康检查服务的医疗卫生机构进行相关专业技术的指导和培训。

（八）负责定期组织召开辖区内托幼机构卫生保健工作例会，交流经验、学习卫生保健知识和技能。收集信息，掌握辖区内托幼机构卫生保健情况，为卫生行政部门决策提供相关依据。

三、相关机构

（一）疾病预防控制机构负责定期为托幼机构提供疾病预防控制的宣传、咨询服务和指导。

（二）卫生监督执法机构依法对托幼机构的饮用水卫生、传染病预防和控制等工作进行监督检查。

（三）食品药品监督管理机构中负责餐饮服务监督管理的部门依法加强对托幼机构食品安全的指导与监督检查。

（四）乡镇卫生院、村卫生室和社区卫生服务中心（站）应通过妇幼卫生网络、预防接种系统以及日常医疗卫生服务等多种途径掌握辖区中的适龄儿童数，并加强与托幼机构的联系，取得配合，做好儿童的健康管理。

第二部分　卫生保健工作内容与要求

一、一日生活安排

（一）托幼机构应当根据各年龄段儿童的生理、心理特点，结合本地区的季节变化和本托幼机构的实际情况，制订合理的生活制度。

（二）合理安排儿童作息时间和睡眠、进餐、大小便、活动、游戏等各个生活环节的时间、顺序和次数，注意动静结合、集体活动与自由活动结合、室内活动与室外活动结合，不同形式的活动交替进行。

（三）保证儿童每日充足的户外活动时间。全日制儿童每日不少于 2 小时，寄宿制儿童不少于 3 小时，寒冷、炎热季节可酌情调整。

（四）根据儿童年龄特点和托幼机构服务形式合理安排每日进餐和睡眠时间。制订餐、点数，儿童正餐间隔时间 3.5 ~ 4 小时，进餐时间 20 ~ 30 分钟 / 餐，餐后安静活动或散步时间 10 ~ 15 分钟。3 ~ 6 岁儿童午睡时间根据季节以 2 ~ 2.5 小时 / 日为宜，3 岁以下儿童日间睡眠时间可适当延长。

（五）严格执行一日生活制度，卫生保健人员应当每日巡视，观察班级执行情况，发现问题及时予以纠正，以保证儿童在托幼机构内生活的规律性和稳定性。

二、儿童膳食

（一）膳食管理。

（1）托幼机构食堂应当按照《食品安全法》《食品安全法实施条例》以及《餐饮服务许可管理办法》《餐饮服务食品安全监督管理办法》《学校食堂与学生集体用餐卫生管理规定》等有关法律法规和规章的要求，取得《餐饮服务许可证》，建立健全各项食品安全管理制度。

（2）托幼机构应当为儿童提供符合国家《生活饮用水卫生标准》的生活饮用水。保证儿童按需饮水。每日上、下午各 1 ~ 2 次集中饮水，1 ~ 3 岁儿童饮水量 50 ~ 100 毫升 / 次，3 ~ 6 岁儿童饮水量 100 ~ 150 毫升 / 次，并根据季节变化酌情调整饮水量。

（3）儿童膳食应当专人负责，建立有家长代表参加的膳食委员会并定期召开会议，进行民主管理。工作人员与儿童膳食要严格分开，儿童膳食费专款专用，账目每月公布，每学期膳食收支盈亏不超过 2%。

（4）儿童食品应当在具有《食品生产许可证》或《食品流通许可证》的单位采购。食品进货前必须采购查验及索票索证，托幼机构应建立食品采购和验收记录。

（5）儿童食堂应当每日清扫、消毒，保持内外环境整洁。食品加工用具必须生熟标识明确、分开使用、定位存放。餐饮具、熟食盛器应在食堂或清洗消毒间集中清洗消毒，消毒后保洁存放。库存食品应当分类、注有标识、注明保质日期、定位储藏。

（6）禁止加工变质、有毒、不洁、超过保质期的食物，不得制作和提供冷荤凉菜。留样食品应当按品种分别盛放于清洗消毒后的密闭专用容器内，在冷藏条件下存放 48 小时以上；每样品种不少于 100 克以满足检验需要，并作好记录。

7. 进餐环境应当卫生、整洁、舒适。餐前做好充分准备，按时进餐，保证儿童情绪愉快，培养儿童良好的饮食行为和卫生习惯。

（二）膳食营养。

（1）托幼机构应当根据儿童生理需求，以《中国居民膳食指南》为指导，参考“中国居民膳食营养素参考摄入量（DRIs）”和各类食物每日参考摄入量（见表），制订儿童膳食计划。

（2）根据膳食计划制订带量食谱，1 ~ 2 周更换 1 次。食物品种要多样化且合理搭配。

（3）在主副食的选料、洗涤、切配、烹调的过程中，方法应当科学合理，减少营养素的损失，符合儿童清淡口味，达到营养膳食的要求。烹调食物注意色、香、味、形，提高儿童的进食兴趣。

（4）托幼机构至少每季度进行 1 次膳食调查和营养评估。儿童热量和蛋白质平均摄入量全日制托幼机构应当达到“DRIs”的 80% 以上，寄宿制托幼机构应当达到“DRIs”的 90% 以上。维生素 A、B1、B2、C 及矿物质钙、铁、锌等应当达到“DRIs”的 80% 以上。三大营养素热量占总热量的百分比是蛋白质 12 ~ 15%，脂肪 30 ~ 35%，碳水化合物 50 ~ 60%。每日早餐、午餐、晚餐热量分配比例为 30%、40% 和 30%。优质蛋白质占蛋白质总量的 50% 以上。

（5）有条件的托幼机构可为贫血、营养不良、食物过敏等儿童提供特殊膳食。不提供正餐的托幼机构，每日至少提供 1 次点心。

表　儿童各类食物每日参考摄入量

食物种类	1 ~ 3 岁	3 ~ 6 岁
谷类	100 ~ 150 克	180 ~ 260 克
蔬菜类	150 ~ 200 克	200 ~ 250 克

续表

食物种类	1～3岁	3～6岁
水果类	150～200克	150～300克
鱼虾类	100克	40～50克
禽畜肉类		30～40克
蛋类		60克
液态奶	350～500毫升	300～400毫升
大豆及豆制品	—	25克
烹调油	20～25克	25～30克

注：《中国孕期、哺乳期妇女和0～6岁儿童膳食指南》（中国营养学会妇幼分会，2010年）。

三、体格锻炼

（一）托幼机构应当根据儿童的年龄及生理特点，每日有组织地开展各种形式的体格锻炼，掌握适宜的运动强度，保证运动量，提高儿童身体素质。

（二）保证儿童室内外运动场地和运动器械的清洁、卫生、安全，做好场地布置和运动器械的准备。定期进行室内外安全隐患排查。

（三）利用日光、空气、水和器械，有计划地进行儿童体格锻炼。做好运动前的准备工作。运动中注意观察儿童面色、精神状态、呼吸、出汗量和儿童对锻炼的反应，若有不良反应要及时采取措施或停止锻炼；加强运动中的保护，避免运动伤害。运动后注意观察儿童的精神、食欲、睡眠等状况。

（四）全面了解儿童健康状况，患病儿童停止锻炼；病愈恢复期的儿童运动量要根据身体状况予以调整；体弱儿童的体格锻炼进程应当较健康儿童缓慢，时间缩短，并要对儿童运动反应进行仔细的观察。

四、健康检查

（一）儿童健康检查。

1. 入园（所）健康检查

（1）儿童入托幼机构前应当经医疗卫生机构进行健康检查，合格后方可入园（所）。

（2）承担儿童入园（所）体检的医疗卫生机构及人员应当取得相应的资格，并接受相关专业技术培训。应当按照《管理办法》规定的项目开展健康检查，规范填写“儿童入园（所）健康检查表（见附件1）”，不得违反规定擅自改变健康检查项目。

（3）儿童入园（所）体检中发现疑似传染病者应当“暂缓入园（所）”，及时确诊治疗。

（4）儿童入园（所）时，托幼机构应当查验“儿童入园（所）健康检查表”“0～6岁儿童保健手册”“预防接种证”。

发现没有预防接种证或未依照国家免疫规划受种的儿童，应当在30日内向托幼机构所在地的接种单位或县级疾病预防控制机构报告，督促监护人带儿童到当地规定的接种单位补证或补种。托幼机构应当在儿童补证或补种后复验预防接种证。

2. 定期健康检查

（1）承担儿童定期健康检查的医疗卫生机构及人员应当取得相应的资格。儿童定期健康检查项目包括：测量身长（身高）、体重，检查口腔、皮肤、心肺、肝脾、脊柱、四肢等，测查视力、听力，检测血红蛋白或血常规。

（2）1～3岁儿童每年健康检查2次，每次间隔6个月；3岁以上儿童每年健康检查1次。所有儿童每年进行1次血红蛋白或血常规检测。1～3岁儿童每年进行1次听力筛查；4岁以上儿童每年检查1次视力。体检后应当及时向家长反馈健康检查结果。

（3）儿童离开园（所）3个月以上需重新按照入园（所）检查项目进行健康检查。

（4）转园（所）儿童持原托幼机构提供的“儿童转园（所）健康证明”“0～6岁儿童保健手册”可直接转园（所）。“儿童转园（所）健康证明”有效期3个月。

3. 晨午检及全日健康观察

（1）做好每日晨间或午间入园（所）检查。检查内容包括询问儿童在家有无异常情况，观察精神状况、有无发热和皮肤异常，检查有无携带不安全物品等，发现问题及时处理。

（2）应当对儿童进行全日健康观察，内容包括饮食、睡眠、大小便、精神状况、情绪、行为等，并做好观察及处理记录。

（3）卫生保健人员每日深入班级巡视2次，发现患病、疑似传染病儿童应当尽快隔离并与家长联系，及时到医院诊治，并追访诊治结果。

（4）患病儿童应当离园（所）休息治疗。如果接受家长委托喂药时，应当做好药品交接和登记，并请家长签字确认。

（二）工作人员健康检查。

1. 上岗前健康检查

（1）托幼机构工作人员上岗前必须按照《管理办法》的规定，经县级以上人民政府卫生行政部门指定的医疗卫生机构进行健康检查（见附件2），取得《托幼机构工作人员健康合格证》后方可上岗。

（2）精神病患者或者有精神病史者不得在托幼机构工作。

2. 定期健康检查

（1）托幼机构在岗工作人员必须按照《管理办法》规定的项目每年进行1次健康检查（见附件2）。

（2）在岗工作人员患有精神病者，应当立即调离托幼机构。

（3）凡患有下列症状或疾病者须离岗，治愈后须持县级以上人民政府卫生行政部门指定的医疗卫生机构出具的诊断证明，并取得“托幼机构工作人员健康合格证”后，方可回园（所）工作。

1）发热、腹泻等症状。

2）流感、活动性肺结核等呼吸道传染性疾病。

3）痢疾、伤寒、甲型病毒性肝炎、戊型病毒性肝炎等消化道传染性疾病。

4）淋病、梅毒、滴虫性阴道炎、化脓性或者渗出性皮肤病等。

（4）体检过程中发现异常者，由体检的医疗卫生机构通知托幼机构的患病工作人员到相关专科进行复查和确诊，并追访诊治结果。

五、卫生与消毒

（一）环境卫生。

（1）托幼机构应当建立室内外环境卫生清扫和检查制度，每周全面检查1次并记录，为儿童提供整洁、安全、舒适的环境。

（2）室内应当有防蚊、蝇、鼠、虫及防暑和防寒设备，并放置在儿童接触不到的地方。集中消毒应在儿童离园（所）后进行。

（3）保持室内空气清新、阳光充足。采取湿式清扫方式清洁地面。厕所做到清洁通风、无异味，每日定时打扫，保持地面干燥。便器每次用后及时清洗干净。

（4）卫生洁具各班专用专放并有标记。抹布用后及时清洗干净，晾晒、干燥后存放；拖布清洗后应当晾晒或控干后存放。

（5）枕席、凉席每日用温水擦拭，被褥每月曝晒 1～2 次，床上用品每月清洗 1～2 次。

（6）保持玩具、图书表面的清洁卫生，每周至少进行 1 次玩具清洗，每 2 周图书翻晒 1 次。

（二）个人卫生。

（1）儿童日常生活用品专人专用，保持清洁。要求每人每日 1 巾 1 杯专用，每人 1 床位 1 被。

（2）培养儿童良好卫生习惯。饭前便后应当用肥皂、流动水洗手，早晚洗脸、刷牙，饭后漱口，做到勤洗头洗澡换衣、勤剪指（趾）甲，保持服装整洁。

（3）工作人员应当保持仪表整洁，注意个人卫生。饭前便后和护理儿童前应用肥皂、流动水洗手；上班时不戴戒指，不留长指甲；不在园（所）内吸烟。

（三）预防性消毒。

（1）儿童活动室、卧室应当经常开窗通风，保持室内空气清新。每日至少开窗通风 2 次，每次至少 10～15 分钟。在不适宜开窗通风时，每日应当采取其他方法对室内空气消毒 2 次。

（2）餐桌每餐使用前消毒。水杯每日清洗消毒，用水杯喝豆浆、牛奶等易附着于杯壁的饮品后，应当及时清洗消毒。反复使用的餐巾每次使用后消毒。擦手毛巾每日消毒 1 次。

（3）门把手、水龙头、床围栏等儿童易触摸的物体表面每日消毒 1 次。坐便器每次使用后及时冲洗，接触皮肤部位及时消毒。

（4）使用符合国家标准或规定的消毒器械和消毒剂。环境和物品的预防性消毒方法应当符合要求（见附件 3）。

六、传染病预防与控制

（一）督促家长按免疫程序和要求完成儿童预防接种。配合疾病预防控制机构做好托幼机构儿童常规接种、群体性接种或应急接种工作。

（二）托幼机构应当建立传染病管理制度。托幼机构内发现传染病疫情或疑似病例后，应当立即向属地疾病预防控制机构（农村乡镇卫生院防保组）报告。

（三）班级老师每日登记本班儿童的出勤情况。对因病缺勤的儿童，应当了解儿童的患病情况和可能的原因，对疑似患传染病的，要及时报告给园（所）疫情报告人。园（所）疫情报告人接到报告后应当及时追查儿童的患病情况和可能的病因，以做到对传染病人的早发现。

（四）托幼机构内发现疑似传染病例时，应当及时设立临时隔离室，对患儿采取有效的隔离控制措施。临时隔离室内环境、物品应当便于实施随时性消毒与终末消毒，控制传染病在园（所）内暴发和续发。

（五）托幼机构应当配合当地疾病预防控制机构对被传染病病原体污染（或可疑污染）的物品和环境实施随时性消毒与终末消毒。

（六）发生传染病期间，托幼机构应当加强晨午检和全日健康观察，并采取必要的预防措施，保护易感儿童。对发生传染病的班级按要求进行医学观察，医学观察期间该班与其他班相对隔离，不办理入托和转园（所）手续。

（七）卫生保健人员应当定期对儿童及其家长开展预防接种和传染病防治知识的健康教育，提高其防护能力和意识。传染病流行期间，加强对家长的宣传工作。

（八）患传染病的儿童隔离期满后，凭医疗卫生机构出具的痊愈证明方可返回园（所）。根据需要，来自疫区或有传染病接触史的儿童，检疫期过后方可入园（所）。

七、常见病预防与管理

（一）托幼机构应当通过健康教育普及卫生知识，培养儿童良好的卫生习惯；提供合理平衡膳食；加强体格锻炼，增强儿童体质，提高对疾病的抵抗能力。

（二）定期开展儿童眼、耳、口腔保健，发现视力低常、听力异常、龋齿等问题进行登记管理，督促家长及时带患病儿童到医疗卫生机构进行诊断及矫治。

（三）对贫血、营养不良、肥胖等营养性疾病儿童进行登记管理，对中重度贫血和营养不良儿童进行专案管理，督促家长及时带患病儿童进行治疗和复诊。

（四）对先心病、哮喘、癫痫等疾病儿童，及对有药物过敏史或食物过敏史的儿童进行登记，加强日常健康观察和保育护理工作。

（五）重视儿童心理行为保健，开展儿童心理卫生知识的宣传教育，发现心理行为问题的儿童及时告知家长到医疗保健机构进行诊疗。

八、伤害预防

（一）托幼机构的各项活动应当以儿童安全为前提，建立定期全园（所）安全排查制度，落实预防儿童伤害的各项措施。

（二）托幼机构的房屋、场地、家具、玩教具、生活设施等应当符合国家相关安全标准和规定。

（三）托幼机构应当建立重大自然灾害、食物中毒、踩踏、火灾、暴力等突发事件的应急预案，如果发生重大伤害时应当立即采取有效措施，并及时向上级有关部门报告。

（四）托幼机构应当加强对工作人员、儿童及监护人的安全教育和突发事件应急处理能力的培训，定期进行安全演练，普及安全知识，提高自我保护和自救的能力。

（五）保教人员应当定期接受预防儿童伤害相关知识和急救技能的培训，做好儿童安全工作，消除安全隐患，预防跌落、溺水、交通事故、烧（烫）伤、中毒、动物致伤等伤害的发生。

九、健康教育

（一）托幼机构应当根据不同季节、疾病流行等情况制订全年健康教育工作计划，并组织实施。

（二）健康教育的内容包括膳食营养、心理卫生、疾病预防、儿童安全以及良好行为习惯的培养等。健康教育的形式包括举办健康教育课堂、发放健康教育资料、宣传专栏、咨询指导、家长开放日等。

（三）采取多种途径开展健康教育宣传。每季度对保教人员开展 1 次健康讲座，每学期至少举办 1 次家长讲座。每班有健康教育图书，并组织儿童开展健康教育活动。

（四）做好健康教育记录，定期评估相关知识知晓率、良好生活卫生习惯养成、儿童健康状况等健康教育效果。

十、信息收集

（一）托幼机构应当建立健康档案，包括：托幼机构工作人员健康合格证、儿童入园（所）健康检查表、儿童健康检查表或手册、儿童转园（所）健康证明。

（二）托幼机构应当对卫生保健工作进行记录，内容包括：出勤、晨午检及全日健康观察、膳食管理、卫生消毒、营养性疾病、常见病、传染病、伤害和健康教育等记录（见附件 4）。

（三）工作记录和健康档案应当真实、完整、字迹清晰。工作记录应当及时归档，至少保存 3 年。

（四）定期对儿童出勤、健康检查、膳食营养、常见病和传染病等进行统计分析，掌握儿童健康及营养状况（见附件 5）。

（五）有条件的托幼机构可应用计算机软件对儿童体格发育评价、膳食营养评估等卫生保健工作进行管理。

第三部分　新设立托幼机构招生前卫生评价

一、卫生评价流程

（一）新设立的托幼机构，应当按照本《规范》卫生评价的标准进行设计和建设，招生前须向县级以上地方人民政府卫生行政部门指定的医疗卫生机构提交“托幼机构卫生评价申请书”（见附件 6）。

（二）由县级以上地方人民政府卫生行政部门指定的医疗卫生机构负责组织专业人员，根据“新设立托幼机构招生前卫生评价表”（见附件 7）的要求，在 20 个工作日内对提交申请的托幼机构进行卫生评价。根据检查结果出具“托幼机构卫生评价报告”（见附件 8）。

（三）凡卫生评价为“合格”的托幼机构，即可向教育部门申请注册；凡卫生评价为“不合格”的托幼机构，整改后方可重新申请评价。

二、卫生评价标准

（一）环境卫生。

（1）园（所）内建筑物、户外场地、绿化用地及杂物堆放场地等总体布局合理，有明确功能分区。

（2）室外活动场地地面应平整、防滑，无障碍，无尖锐突出物。

（3）活动器材安全性符合国家相关规定。园（所）内严禁种植有毒、带刺的植物。

（4）室内环境的甲醛、苯及苯系物等检测结果符合国家要求。

（5）室内空气清新、光线明亮，安装防蚊蝇等有害昆虫的设施。

（6）每班有独立的厕所、盥洗室。每班厕所内设有污水池，盥洗室内有洗涤池。

（7）盥洗室内有流动水洗手装置，水龙头数量和间距设置合理。

（二）个人卫生。

（1）保证儿童每人每日 1 巾 1 杯专用，并有相应消毒设施。寄宿制儿童每人有专用洗漱用品。

（2）每班应当有专用的儿童水杯架、饮水设施及毛巾架，标识清楚，毛巾间距合理。

（3）儿童有安全、卫生、独自使用的床位和被褥。

（三）食堂卫生。

（1）食堂按照《餐饮服务许可审查规范》建设，必须获得《餐饮服务许可证》。

（2）园（所）内应设置区域性餐饮具集中清洗消毒间，消毒后有保洁存放设施。应当配有食物留样专用冰箱，并有专人管理。

（3）炊事人员与儿童配备比例：提供每日三餐一点的托幼机构应当达到 1∶50，提供每日一餐二点或二餐一点的 1∶80。

（四）保健室或卫生室设置。

（1）根据《托儿所幼儿园卫生保健管理办法》要求，设立保健室或卫生室。卫生室需有《医疗机构执业许可证》。

（2）保健室面积不少于 12 平方米，设有儿童观察床、桌椅、药品柜、资料柜、流动水或代用流动水等设施。

（3）保健室应配备儿童杠杆式体重秤、身高计（供 2 岁以上儿童使用）、量床（供 2 岁及以下儿童使用）、国际标准视力表或标准对数视力表灯箱、体围测量软尺等设备，以及消毒压舌板、体温计、手电筒等晨检用品。

（4）保健室应配备消毒剂、紫外线消毒灯或其他空气消毒装置。

（五）卫生保健人员配备。

（1）托幼机构的法定代表人或者负责人是本机构卫生保健工作的第一责任人。

（2）根据预招收儿童的数量配备符合国家规定的卫生保健人员。按照收托 150 名儿童至少设 1 名专职卫生保健人员的比例配备卫生保健人员，收托 150 名以下儿童的可配备兼职卫生保健人员。

（3）卫生保健人员上岗前应当接受当地妇幼保健机构组织的卫生保健专业知识培训并考核合格。

（六）工作人员健康检查。

（1）托幼机构工作人员上岗前应当经县级以上卫生行政部门指定的医疗卫生机构进行健康检查，并取得“托幼机构工作人员健康合格证”。

（2）炊事人员上岗前须取得“食品从业人员健康证”。

（七）卫生保健制度。

托幼机构应根据实际情况建立健全卫生保健制度，并具有可操作性。卫生保健制度包括一日生活安排、膳食管理、体格锻炼、卫生与消毒、入园（所）及定期健康检查、传染病预防与控制、常见疾病预防与管理、伤害预防、健康教育、卫生保健信息收集的制度。

第四部分　附　件

附件 1

儿童入园（所）健康检查表

<table>
<tr><td colspan="2">姓名</td><td></td><td>性别</td><td></td><td colspan="2">年龄</td><td></td><td>出生日期</td><td colspan="4">年　月　日</td></tr>
<tr><td colspan="2">既往病史</td><td colspan="11">1. 先天性心脏病；2. 癫痫；3. 高热惊厥；4. 哮喘；5. 其他</td></tr>
<tr><td colspan="2">过敏史</td><td colspan="5"></td><td colspan="2">儿童家长确认签名</td><td colspan="4"></td></tr>
<tr><td rowspan="5">体格检查</td><td>体重</td><td>kg</td><td>评价</td><td></td><td colspan="2">身长（高）</td><td>cm</td><td>评价</td><td colspan="2"></td><td>皮肤</td><td></td></tr>
<tr><td rowspan="2">眼</td><td>左</td><td rowspan="2">视力</td><td>左</td><td colspan="2" rowspan="2">耳</td><td>左</td><td rowspan="2">口腔</td><td colspan="2">牙齿数</td><td colspan="2"></td></tr>
<tr><td>右</td><td>右</td><td>右</td><td colspan="2">龋齿数</td><td colspan="2"></td></tr>
<tr><td>头颅</td><td></td><td>胸廓</td><td colspan="3"></td><td>脊柱四肢</td><td></td><td colspan="2">咽部</td><td colspan="2"></td></tr>
<tr><td>心肺</td><td></td><td>肝脾</td><td colspan="2"></td><td colspan="2">外生殖器</td><td></td><td>其他</td><td colspan="3"></td></tr>
<tr><td rowspan="2">辅助检查</td><td colspan="2">血红蛋白（Hb）</td><td colspan="4"></td><td colspan="2">丙氨酸氨基转移酶（ALT）</td><td colspan="4"></td></tr>
<tr><td colspan="2">其他</td><td colspan="10"></td></tr>
<tr><td colspan="2">检查结果</td><td colspan="4"></td><td colspan="2">医生意见</td><td colspan="5"></td></tr>
<tr><td colspan="13">医生签名：　　　　检查单位：　　　　体检日期：　年　月　日（检查单位盖章）</td></tr>
</table>

填表说明：

1. 基本情况

既往病史：在对应的疾病上划“√”，“其他”栏中填写未注明的疾病；

过敏史：注明过敏的药物或食物等；

家长签字：儿童既往病史和过敏史须经家长确认后签字。

2. 体格检查

体重、身长（高）：填写检查实测数值，评价按离差法（上、中、下）或百分位数法（<P3，P3 ~ P97，>P97）填写；

皮肤：未见异常填写（–），异常填写阳性体征；

眼：按左右眼填写，未见异常填写（–），眼外观异常，填写阳性体征；

视力：4 岁以上儿童应测查视力，填写实测数值，未进行视力检查应注明“未测”，测查不合作者填写“不合作”；

耳：按左右耳填写，未见异常填写（–），外耳异常填写阳性体征；

口腔：填写牙齿萌出数，按牙位填写龋齿位置；

咽部：咽部检查未见异常填写（–），异常填写阳性体征；

头颅、胸廓、脊柱四肢：相关项目中未见异常填写（–），异常填写阳性体征；

心肺：听诊未见异常填写（–），异常注明阳性体征；

肝脾：填写肝脾触诊情况，未触及填写（–），触及肋下肝脾，按厘米填写；

外生殖器：检查男童，未见异常填写（–），异常者填写阳性体征；

其他：填写表格上未列入的其他阳性体征。

3. 辅助检查

血红蛋白（Hb）、丙氨酸氨基转移酶（ALT）：填写实际检测数值，并将化验报告贴附于儿童入园

（所）健康检查表背面。

其他：根据需要，填写相关辅助检查结果，并将化验报告贴附于儿童入园（所）健康检查表背面。

4. 检查结果：注明检查中发现的疾病或阳性体征，如未见异常填写（－）。

5. 医生意见：根据检查结果，注明“体检合格”“暂缓入园（所）”。

6. 医生签名：由主检医生签字，并填写日期。

7. 检查单位：加盖检查单位体检专用章。

附件 2

托幼机构工作人员健康检查表

<table>
<tr><td>姓名</td><td colspan="2"></td><td>性别</td><td></td><td>年龄</td><td></td><td>婚否</td><td></td><td>编号</td><td></td><td rowspan="4">照片</td></tr>
<tr><td>单位</td><td colspan="4"></td><td>岗位</td><td colspan="3"></td><td>民族</td><td></td></tr>
<tr><td>既往史</td><td colspan="10">1. 肝炎（甲肝、戊肝等消化道传染病）；2. 结核；3. 皮肤病 4. 性传播性疾病；5. 精神病；6. 其他
受检者确认签字：</td></tr>
<tr><td colspan="2">身份证号</td><td colspan="9"></td></tr>
<tr><td rowspan="2">体格检查</td><td>血压</td><td colspan="3"></td><td>心肺</td><td colspan="3"></td><td>肝脾</td><td colspan="2"></td></tr>
<tr><td>皮肤</td><td colspan="3"></td><td>五官</td><td colspan="3"></td><td>其他</td><td colspan="2"></td></tr>
<tr><td rowspan="3">化验检查</td><td colspan="3">丙氨酸氨基转移酶（ALT）</td><td colspan="3"></td><td colspan="2">滴 虫</td><td colspan="3"></td></tr>
<tr><td colspan="3">淋球菌</td><td colspan="3"></td><td colspan="2">梅毒螺旋体</td><td colspan="3"></td></tr>
<tr><td colspan="3">外阴阴道假丝酵母菌（念珠菌）</td><td colspan="3"></td><td colspan="2">其他</td><td colspan="3"></td></tr>
<tr><td colspan="2">胸片检查</td><td colspan="10"></td></tr>
<tr><td colspan="2">其他检查</td><td colspan="10"></td></tr>
<tr><td colspan="2">检查结果</td><td colspan="4"></td><td colspan="2">医生意见</td><td colspan="4"></td></tr>
<tr><td colspan="12">医生签名：　　　　检查单位：　　　　体检日期：　年　月　日（检查单位盖章）</td></tr>
<tr><td colspan="12">备注：1. 滴虫、外阴阴道假丝酵母菌指妇科检查项目。
2. 胸片检查只限于上岗前及上岗后出现呼吸系统疑似症状者。
3. 凡体检合格者，由健康检查单位签发健康合格证。</td></tr>
</table>

填表说明：

托幼机构工作人员健康检查表为工作人员上岗前和定期健康检查使用。

1. 基本情况

编号：根据工作需要排序编号；

单位：填写所在任职单位的全称；

岗位：按所在实际岗位填写，如园（所）长、教师、保育员、炊事人员、保健人员等；

身份证号：如实填写受检者身份证号；

照片：受检者本人近期照片贴于右上角。

2. 既往史：在对应的疾病上划“√”；“其他”栏中填写未注明的疾病；既往史经受检者确认后签字。

3. 体格检查

血压：填写检查实测数值，单位为 mmHg；

皮肤：未见异常填写（－），异常填写阳性体征；

五官：未见异常填写（－），异常填写阳性体征；

心肺：听诊未见异常填写（–），异常填写阳性体征；

肝脾：填写肝脾触诊情况，未触及填写（–），触及肋下肝脾，按厘米填写；

其他：填写表格上未列入的其他阳性体征。

4. 辅助检查

丙氨酸氨基转移酶（ALT）、梅毒螺旋体：填写实际血清检测数值；

滴虫、淋球菌、外阴阴道假丝酵母菌：按照阴道分泌物实际检测结果填写“(–)”或“(+)”；

胸片检查：上岗前必须检查，上岗后出现呼吸系统疑似症状时检查，未见异常填写“(–)”，异常填写阳性体征；

其他：根据需要填写相关辅助检查结果；

将所有辅助检查报告及复查报告单贴附于托幼机构工作人员健康检查表背面。

5. 检查结果：注明检查中发现的疾病或阳性体征，如未见异常填写（–）。

6. 医生意见：根据检查结果，符合上岗条件者，填写“体检合格”及日期；发现不符合上岗条件者填写“体检不合格”，并及时离岗诊断治疗。

7. 医生签名：由主检医生签字，并填写日期。

8. 检查单位：加盖检查单位体检专用章。

附件 3

托幼机构环境和物品预防性消毒方法

消毒对象	物理消毒方法	化学消毒方法	备注
空气	开窗通风每日至少2次；每次至少10～15分钟		在外界温度适宜、空气质量较好、保障安全性的条件下，应采取持续开窗通风的方式
	采用紫外线杀菌灯进行照射消毒每日1次，每次持续照射时间60分钟		1. 不具备开窗通风空气消毒条件时使用。2. 应使用移动式紫外线杀菌灯。按照每立方米1.5瓦计算紫外线杀菌灯管需要量。3. 禁止紫外线杀菌灯照射人体体表。4. 采用反向式紫外线杀菌灯在室内有人环境持续照射消毒时，应使用无臭氧式紫外线杀菌灯
餐具、炊具、水杯	煮沸消毒15分钟或蒸汽消毒10分钟		1. 对食具必须先去残渣、清洗后再进行消毒。2. 煮沸消毒时，被煮物品应全部浸没在水中；蒸汽消毒时，被蒸物品应疏松放置，水沸后开始计算时间
	餐具消毒柜、消毒碗柜消毒。按产品说明使用		1. 使用符合国家标准规定的产品。2. 保洁柜无消毒作用。不得用保洁柜代替消毒柜进行消毒
毛巾类织物	用洗涤剂清洗干净后，置阳光直接照射下曝晒干燥		曝晒时不得相互叠夹。曝晒时间不低于6小时
	煮沸消毒15分钟或蒸汽消毒10分钟		煮沸消毒时，被煮物品应全部浸没在水中；蒸汽消毒时，被蒸物品应疏松放置
		使用次氯酸钠类消毒剂消毒。使用浓度为有效氯250～400 mg/L、浸泡消毒20分钟	消毒时将织物全部浸没在消毒液中，消毒后用生活饮用水将残留消毒剂冲净
抹布	煮沸消毒15分钟或蒸汽消毒10分钟		煮沸消毒时，抹布应全部浸没在水中；蒸汽消毒时，抹布应疏松放置
		使用次氯酸钠类消毒剂消毒。使用浓度为有效氯400 mg/L、浸泡消毒20分钟	消毒时将抹布全部浸没在消毒液中，消毒后可直接控干或晾干存放；或用生活饮用水将残留消毒剂冲净后控干或晾干存放

续表

消毒对象	物理消毒方法	化学消毒方法	备注
餐桌、床围栏、门把手、水龙头等物体表面		使用次氯酸钠类消毒剂消毒。使用浓度为有效氯 100 ~ 250 mg/L、消毒 10 ~ 30 分钟	1. 可采用表面擦拭、冲洗消毒方式。2. 餐桌消毒后要用生活饮用水将残留消毒剂擦净。3. 家具等物体表面消毒后可用生活饮用水将残留消毒剂去除
玩具、图书	每两周至少通风晾晒一次		适用于不能湿式擦拭、清洗的物品。曝晒时不得相互叠夹。曝晒时间不低于 6 小时
		使用次氯酸钠类消毒剂消毒。使用浓度为有效氯 100 ~ 250 mg/L、表面擦拭、浸泡消毒 10 ~ 30 分钟	根据污染情况，每周至少消毒 1 次
便盆、坐便器与皮肤接触部位、盛装吐泻物的容器		使用次氯酸钠类消毒剂消毒。使用浓度为有效氯 400 ~ 700 mg/L、浸泡或擦拭消毒 30 分钟	1. 必须先清洗后消毒。2. 浸泡消毒时将便盆全部浸没在消毒液中。3. 消毒后用生活饮用水将残留消毒剂冲净后控干或晾干存放
体温计		使用 75% ~ 80% 乙醇溶液、浸泡消毒 3 ~ 5 分钟	使用符合《中华人民共和国药典》规定的乙醇溶液

备注：

1. 表中有效氯剂量是指使用符合卫生部《次氯酸钠类消毒剂卫生质量技术规范》规定的次氯酸钠类消毒剂；
2. 传染病消毒根据国家法规《中华人民共和国传染病防治法》规定，配合当地疾病预防控制机构实施。

附件 4

卫生保健工作记录（登记）表

表 1 晨午检及全日健康观察记录表

日期	姓名	班级	晨检情况 家长主诉与检查	全日健康观察（症状与体检）	处理	检查者

备注：

记录晨午检和全日健康观察中发现的儿童异常情况。

表 2 在园（所）儿童带药服药记录表

日期	班级	姓名	药物名称	服用剂量和时间	家长签字	喂药时间及签字

表 3 儿童出勤登记表

班级：　　　　　　　　　　　　　　　　　　　　　　年　月

姓名	日期							备注
	1	2	3	4	5	……	31	

备注：

1. “√”代表出勤，“○”代表缺勤；
2. 缺勤儿童查明原因后在“○”内补全相应的符号：“×”代表病假，“—”代表事假；
3. 因病缺勤，需在备注栏注明疾病名称。

表 4 儿童传染病登记表

姓名	性别	年龄	发病日期	传染病名称											诊断单位	诊断日期	处置
				手足口病	水痘	流行性腮腺炎	猩红热	急性出血性结膜炎	痢疾	麻疹	风疹	传染性肝炎	其他				
合计																	

备注：
患某种传染病在该栏内划“√”。

表 5　儿童营养性疾病及常见疾病登记表

班级	姓名	疾病名称	确诊日期	干预与治疗	转归

备注：
登记范围包括营养不良、贫血、单纯性肥胖、先心病、哮喘、癫痫、听力障碍、视力低常、龋齿等。

表 6　班级卫生消毒检查记录表

日期	班级	消毒物体										
		开窗通风	餐桌	床围栏	门把手	水龙头	图书晾晒	玩具	被褥晾晒	厕所	其他	---

备注：
以“√”的方式完成此表。

表 7　健康教育记录表

日期	地点	对象	形式	内容

备注：
1. 对象是指儿童、家长、保教人员等；
2. 形式是指宣传专栏、咨询指导、讲座、培训、发放健康教育资料等；
3. 内容是指园（所）内各项健康教育活动的主要内容。

表 8　膳食委员会会议记录表

时间：
出席会议人员：
主持人：
会议议题：
会议记录：

备注：
1. 由负责召开膳食委员会会议的人员记录；
2. 会议议题：简单注明主要讨论及需解决的问题；
3. 会议记录：记录围绕会议议题讨论的主要内容。

表 9 儿童伤害登记表

年 月 日

姓名： 性别： 年龄： 班级：
伤害发生日期： 年 月 日 伤害发生时间：__________ ：__________（用 24 小时计时法）
当班责任人： 填表人：
伤害类型：1= 交通事故 2= 跌伤（跌、摔、滑、绊）3= 被下落物击中（高处落下物）4= 锐器伤（刺、割、扎、划） 5= 钝器伤（碰、砸）6= 烧烫伤（火焰、高温固 / 液体、化学物质、锅炉、烟火、爆竹炸伤）7= 溺水（经医护人员救治存活）8= 动物伤害（狗、猫、蛇等咬伤、蜜蜂、黄蜂等刺蜇）9= 窒息（异物，压、闷、捂窒息，鱼刺 / 骨头卡喉）10= 中毒（药品、化学物质、一氧化碳等有毒气体，农药，鼠药，杀虫剂，腐败变质食物除外）11= 电击伤（触电、雷电） 12= 他伤 / 攻击伤
伤害发生地点：1= 户外活动场 2= 活动室 3= 寝室 4= 卫生间 5= 盥洗室 6= 其他（请说明 ）
伤害发生时活动：1= 玩耍娱乐 2= 吃饭 3= 睡觉 4= 上厕所 5= 洗澡 6= 行走 7= 乘车 8= 其他（请说明__________）9= 不知道
伤害发生时和谁在一起：1= 独自一人 2= 老师 3= 小伙伴 4= 其他（请说明 ）5= 不知道
受伤后处理方式（最后处理方式）：1= 自行处理（保健人员）且未再就诊 2= 医疗卫生机构就诊 3= 其他（请说明 ）
如果就诊，诊断是：______________
因伤害休息多长时间（包括节日、假期及周末）：__________天
转归：1= 痊愈 2= 好转 3= 残疾 4= 死亡
简述伤害发生经过（对损伤过程作综合描述）：

附件 5

卫生保健资料统计表

表 1 儿童出勤统计分析表

托幼机构名称：

年份	月份	在册儿童数（1）	应出勤日数（2）	出勤情况			缺勤原因分析				
				应出勤人次数（3）	实际出勤人次数（4）	出勤率（%）（5）	缺勤人次数（6）	因病	因事	寒暑假	其他
	9 月										
	10 月										
	11 月										
	12 月										
	1 月										
	2 月										
	3 月										
	4 月										
	5 月										
	6 月										
	7 月										
	8 月										

备注：

1. 出勤率 =（实际出勤人次数 / 应出勤人次数）×100%；
2. 缺勤人次数 = 应出勤人次数—实际出勤人次数；
3. 各项百分率要求保留小数点后 1 位。

表 2 ________学年（上、下）儿童健康检查统计分析表

托幼机构名称：

年龄组	在册人数	体检人数	体检率（%）	体格评价（人数）				血红蛋白			视力		听力		龋齿	
				低体重	生长迟缓	消瘦	肥胖	检测人数	轻度贫血人数	中重度贫血人数	检查人数	视力不良人数	检查人数	听力异常人数	检查人数	患龋人数
0 岁 ~																
1 岁 ~																
2 岁 ~																
3 岁 ~																
4 岁 ~																
5 岁 ~																
6 ~ 7 岁																
总计																

备注：

1. 体检率 =（体检人数 / 在册人数）× 100%；
2. 某病患病率 =（某病患病人数 / 检查人数）× 100%。

表 3 传染病发病统计表

托幼机构名称：

年份	月份	在册儿童数	传染病发病数	各类传染病发病人数									
				手足口病	水痘	流行性腮腺炎	猩红热	急性出血性结膜炎	痢疾	麻疹	风疹	传染性肝炎	其他
	9 月												
	10 月												
	11 月												
	12 月												
	1 月												
	2 月												
	3 月												
	4 月												
	5 月												
	6 月												
	7 月												
	8 月												
合计													

表 4 膳食营养分析表

一、平均每人进食量 年 月

食物类别	细粮	杂粮	糕点	干豆类	豆制品	蔬菜总量	绿橙蔬菜	水果	乳类	蛋类	肉类	肝	鱼	糖	食油	
数量（g）																

二、营养素摄入量

	热量		蛋白质（克）	脂肪（克）	视黄醇当量（微克）	维生素A（微克）	胡萝卜素（微克）	维生素B_1（毫克）	维生素B_2（毫克）	维生素C（毫克）	钙（毫克）	锌（毫克）	铁（毫克）	
	（千卡）	（千焦）												
平均每人每日														
DRIs														
比较 %														

三、热量来源分布

		脂肪		蛋白质	
		要求	现状	要求	现状
摄入量	（千卡）				
	（千焦）				
占总热量 %		30～35%		12～15%	

四、蛋白质来源

	优质蛋白质		
	要求	动物性食物	豆类
摄入量（克）			
占蛋白质总量 %	≥ 50%		

五、膳食费使用： 当月膳食费： /人

本月总收入：	元
本月支出：	元
盈亏：	元
占总收入：	%

附件 6

托幼机构卫生评价申请书

______________：

本园（所）拟于 年 月开始招生，依据《托儿所幼儿园卫生保健管理办法》的要求，特向您单位申请对我园（所）进行卫生评估。

申请单位地址：

申请单位电话：

申请单位（签章）：

申请人：

申请日期：

附件 7

新设立托幼机构招生前卫生评价表

评价内容	分值	评价标准	评价方法	得分	备注
环境卫生	20 分	园（所）内建筑物、户外场地、绿化用地及杂物堆放场地等总体布局合理，有明确功能分区（2 分）室外活动场地地面应平整、防滑，无障碍，无尖锐突出物（2 分）活动器材安全性符合国家相关规定（1 分）未种植有毒、带刺的植物（1 分）	查看现场		
		室内环境的甲醛、苯及苯系物等检测结果符合国家要求（4 分）	查验检测报告		
		室内空气清新、光线明亮（2 分）有防蚊蝇等有害昆虫的设施（2 分）	查看现场		
		每个班级有独立的厕所和盥洗室（2 分）每班厕所内有污水池，盥洗室内有洗涤池（2 分）			
		盥洗室内有流动水洗手装置（必达项目）盥洗室内水龙头数量和间距设置合理（2 分）	查看现场		
个人卫生	15 分	保证儿童每日 1 巾 1 杯专用，寄宿制儿童每人有专用洗漱用品（必达项目）	查看现场		
		每班有专用水杯架，标识清楚，有饮水设施（4 分）每班有专用毛巾架，标识清楚，毛巾间距合理（3 分）有专用水杯、毛巾消毒设施（4 分）			
		儿童有安全、卫生、独自使用的床位和被褥（4 分）			
食堂卫生	10 分	食堂获得《餐饮服务许可证》（必达项目）	查验证件		
		园（所）内应设置区域性的餐饮具集中清洗消毒间，消毒后有保洁存放设施（4 分）配有食物留样专用冰箱，有专人管理（3 分）	查看现场		
		炊事人员与儿童配备比例：提供每日三餐一点的托幼机构应达 1∶50，提供每日一餐二点或二餐一点的 1∶80（3 分）	查看资料		
保健室或卫生室设置	20 分	设立保健室或卫生室（必达项目）卫生室需有《医疗机构执业许可证》（必达项目）	查看现场查验证件		
		保健室面积不少于 12 平方米（2 分）	查看现场		
		保健室设有儿童观察床（2 分）配备桌椅、药品柜、资料柜（3 分）有流动水或代用流动水的设施（2 分）			
		配备儿童杠杆式体重秤、身高计（供 2 岁以上儿童使用）、量床（供 2 岁及以下儿童使用）、国际标准视力表或标准对数视力表灯箱、体围测量软尺等设备（4 分）配备消毒压舌板、体温计、手电筒等晨检用品（3 分）			
		有消毒剂（2 分）配备紫外线消毒灯或其他空气消毒装置（2 分）			
卫生保健人员配备	15 分	配备符合国家规定的卫生保健人员（必达项目）	查看资料		
		卫生保健工作的第一责任人是托幼机构的法定代表人或负责人（5 分）			
		按照收托 150 名儿童设 1 名专职卫生保健人员的比例配备（收托 150 名以下儿童的可配备兼职卫生保健人员）（5 分）卫生保健人员上岗前接受培训并考核合格（5 分）			